中国中医科学院中医药信息研究所自主选题科研成果

民国名中医临证教学讲义选粹丛书

恽铁樵医学史讲义

孟凡红　杨建宇　李莎莎　主编

中国医药科技出版社

图书在版编目（CIP）数据

恽铁樵医学史讲义/孟凡红，杨建宇，李莎莎主编．—北京：中国医药科技出版社，2017.5

（民国名中医临证教学讲义选粹丛书）

ISBN 978－7－5067－9064－2

Ⅰ.①恽…　Ⅱ.①孟…②杨…③李…　Ⅲ.①中国医药学－医学史　Ⅳ.①R－092

中国版本图书馆CIP数据核字（2017）第023584号

美术编辑　陈君杞

版式设计　麦和文化

出版　中国医药科技出版社

地址　北京市海淀区文慧园北路甲22号

邮编　100082

电话　发行：010－62227427　邮购：010－62236938

网址　www.cmstp.com

规格　889×1194mm 1/32

印张　13

字数　206千字

版次　2017年5月第1版

印次　2017年5月第1次印刷

印刷　三河市航远印刷有限公司

经销　全国各地新华书店

书号　ISBN 978－7－5067－9064－2

定价　33.00元

民国名中医临证教学讲义选粹丛书

编委会

院士寄语

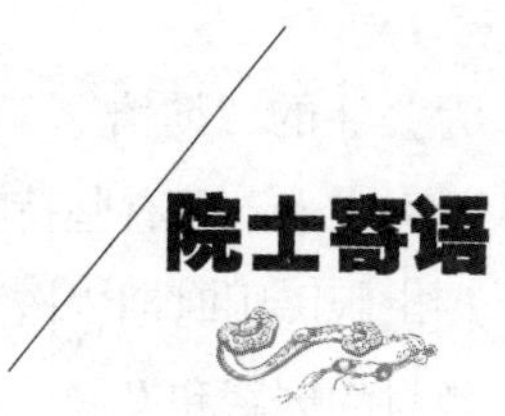

近年来，关于中医药高等教育改革问题的讨论比较多，不但涉及中医药高等教育模式改革问题，而且涉及中医药高等教育教材创新问题。新中国成立以来，自从吕老（原卫生部中医司第一任司长吕炳奎主任中医师）组织编辑我国第一套中医药高等教育教材以来，中医药高等教育教材先后做了一些创新和适度修订。上个世纪80年代，又是在吕老的倡导、指导、组织下，由光明中医函授大学编辑了我国第一套中医药高等教育函授教材。此后，中医药高等教育函授教材和自学教材陆续出版了不少。但是，总体来讲，大家对目前的中医药高等教育教材并不是十分满意，已引起了广泛的关注。因此，中医药高等教育教材的改革创新是目前全国中医药教育的重点研究课题之一。

中国中医科学院和光明中医杂志社等单位的教学和研究人员联合选辑点校民国时期中医教学讲义，是利国利民、振兴中医之举！正当大家努力探索中医药高等教育教材创新之时，选辑点校民国时期中医教学讲义，这是“以史为鉴”之举，是继承创新之必需！这必将对中医药高等教育教材改革有新的启迪。

“创新”是时代的最强音，也是科技界尤其是中医界近来最为关注的“词语”。然而，没有继承的创新，必然是无源之水，无本之木。只有坚持在继承基础上创新，才能求得新的发展，整理出版民国时期中医教学讲义，必将有助于当前中医药高等教育教材的创新和发展。对中医界来讲，这次选辑、点校出版民国时期中医教学讲义，是新中国成立以来的第一次重大创举！是实实在在的在继承基础上的“创新”！

民国时期中医教学讲义有不少，我们这一代有很多老大夫在初学中医时读的就是这些教材（讲义），这些讲义和现代中医药教育教材相比较，最大的特点是——重实用、重经典，但又决不泥古，并且及时把握最新科研成果，把临床病案直接纳入教材，而且学习模式大多是边读书学习，边跟师实践。这次重新校辑这些讲义，不但可以给全国中医药高等教育教材改革提供参考，而且也给全国中医药高校教师提供新的教学参考书，也给中医药院校的在校生及社会自学人员提供新的学习辅导用书。同时，对临床医师有重要的临床指导意义，无疑，也是临床中医师继续教育的参考用书。换言之，民国时期中医教学讲义精选的出版，必会有大量的读者群，必将给中医界提供一套实用的教学和临床参考用书。

这套教材选辑了“铁樵函授医学讲义”“承淡安针灸学讲义”“秦伯未国医讲义”“兰溪中医专门学校讲义”和“伯坛中医专科学校讲义”5部分，当然这并不是民国时期中医教学讲义的全部，但是，这是“精华”，这是见微知著，窥“斑”知“豹”。因此，这次能再版这些讲义教材，实属不易，这是科研人员和出版人员的心血和汗水的结晶！

民国时期中医教学讲义的选辑点校出版，是诸多民国时期讲义第一次从图书馆阁楼书架上走下来，与现代中医学子、广大师生和医务工作者见面，肯定会得到广泛的欢迎和喜爱。我相信，今后会有更多的民国时期中医教学讲义陆续再版。这次开拓创新之举，必将对中医教材改革起到促进作用，对中医学术发展起到推动作用，必将有助于中医药学的再创辉煌！

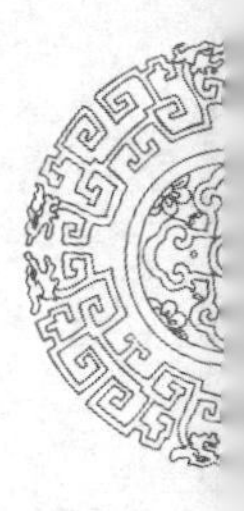

中国工程院院士

程莘农

2012年5月于北京

余　序

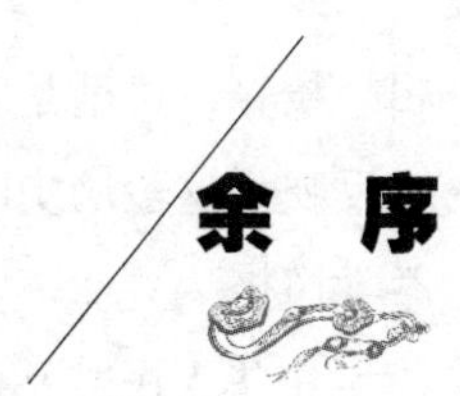

中国中医科学院和光明中医杂志社等单位的相关专家，他们合作纂辑点校了《民国名中医临证教学讲义选粹丛书》，我在展阅后不胜欣悦。此选辑刊行是对以儒学奠基的中华传统医药文化领域一项新的贡献。

在中医药学传承、发展的历史长河中，民国时期处于“西学东渐”益趋鲜明、旺盛的岁月。当时全国的中医院校当然不能与新中国成立后相比，但名医名著亦较为昭著、丰富，而医药教学则以“师带徒”“父传子女”作为“主旋律”，但在一些较大的城市或某些地区，也创办了若干中医院校。回忆在上世纪三四十年代，我在上海读中小学阶段，市内有中国医学院、新中医医学院、上海中医专科学校、中国医学专修馆等校；在此以前的民国前期，上海有丁甘仁先生主办的“上海中医专门学校”，在当时是卓有影响的中医名校，培育了众多的后继杰出人才，该校前辈们所编撰的教学讲义，惜已流散失传殆尽。先师秦伯未先生是丁甘仁先生的高足，他从事中医教学数十年，早年成立“秦氏同学会”，自编了多种中医教材，传世者几希。现《民国名中医临证教学讲义选粹丛书》的编者们，能从多种渠道探索授求，并予选辑、校释，可谓是对我国优秀传统文化传承的历史性贡献，因为它反映了这段历史时期的中医教学讲义不同于今古的学术内涵和教学风格。

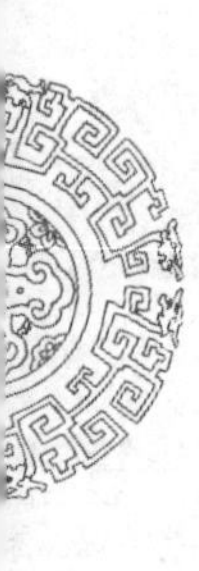

中华人民共和国成立后，中医的临床、教学渐趋正规。1955年，原卫生部组建了中医研究院（现中国中医科学院），组织专家们主编了九种中医教材，江苏省中医进修学校也编纂了多种中医教材。1956年，我国部分地区建立了中医高等院校，在原卫生部中医司首任司长吕炳奎同志的倡导下，组织各院校编写了基础与临床的各科教材，经过多次审订、修改，产生了全国中医高校统一应用的多种教学讲义，并在数十年中多次修订、改版，教学内容趋于系统、全面而丰盈。当然也存在一些不同的看法，但鄙见认为：不同历史时期的中医教学课本内容仍有相互交流、取长补短的学术价值。民国时期的教学讲义，其中的“重经典、重临床”以及部分教材中的中西医学术融会，是其主要学术特色，也是它所展示具有重要参阅价值的学术平台，值得予以深入研究。

我在阅习了《民国名中医临证教学讲义选粹丛书》后，为编者们的精心纂辑和出版社同仁们的慧眼相识通力协作，感触良深，并殊多欣慰，遂漫笔以为序。

中国中医科学院

余瀛鳌

2016年12月

总前言

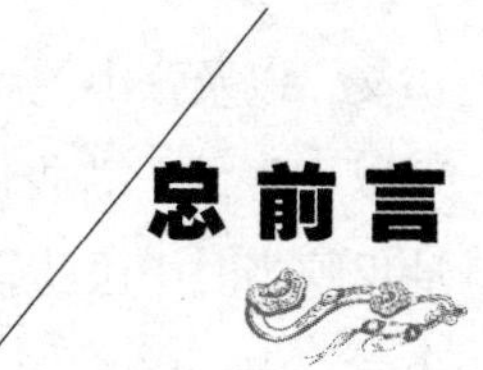

民国时期（1911—1949）是中医学发展独特的、多难的时期，然而，由于人为地分类，民国时期的中医典籍未被划到古医籍中，故而不被列入中医古籍整理出版之列。因此，民国时期的许多中医著作一直没能与广大读者见面，尤其是民国时期中医教学讲义。随着许多老前辈、老中医的退休、仙逝，很有可能就被淹没。现在，中医学教学模式、中医学教材的改革被提到当前中医教育改革重要的议事日程，此时此刻，选辑点校整理出版民国时期中医教学讲义，一可填补民国时期中医书籍讲义类出版之空白，二可为当前中医教改和教材编写提供参考、启迪思路。这也是这次选辑民国时期中医教学讲义的意义所在！

民国初期，由于当时的北洋政府将中医教育在整个国家教育体系中漏列，导致中医界的奋起抗争，中医界有志之士积极筹办中医学校，以期既成事实，希望当时的政府承认中医教育的合法性。由此，服务于学校面授及函授教育的教材就应运而生了。然而，由于历经国内战乱和抗日战争，再加之印刷技术的局限和信息交通不便，使许多优秀的中医学讲义未能幸存。本次我们收集了恽铁樵全部医学教学讲义、秦伯未国医讲义、承淡安针灸学讲义，以及张山雷和陈伯坛编著的部分中医教材讲义进行点校整理以类汇编，共收讲义39种，按类分为15个分册，以期尽可能地反映当时中医药教学的情况。这些讲义分属中医基础理论、针灸学、内科学、中医经典类、临床类等，还有充分体现衷中参西的内容。

2006年，我们就开始了对民国时期中医药文献的现存状况进行调研，并对文献整理和保护加以研究，提出“民国中医药文献抢救整理的思路及设想”，论文发表于中国科技核心期刊《中国中医药信息杂志》2006年第11期，引起同行专家的关注。在众多医史文献专家的支持、指导、帮助下，我们开始了民国时期中医教学讲义的收集、整理工作。近几年间，由于工作繁忙，收集、点校整理工作在艰难地持续地缓慢进行着，我们始终坚持着，为了中医梦，不抛弃，不放弃！天道酬勤，柳暗花明，我们的工作终于得到中国中医科学院中医药信息研究所领导的重视，使我们更有了干劲，信心更足，从而促成本套丛书得以顺利面世。

本套丛书是中国中医科学院自主选题研究项目“民国中医药教材调研及代表性教材整理研究”（项目编号：ZZ070326）成果之一，在此衷心感谢中国中医科学院中医药信息研究所领导对本项目的支持；感谢众多医史文献、教育、临床专家的悉心指导；感谢全国各地图书馆对我们工作资料收集等方面的帮助。同时，对各位参与丛书点校、整理和研究的工作者的辛勤劳动、无私奉献精神和干劲，表示敬佩和谢意！对中国医药科技出版社的鼎力出版，表示感动、感激和感谢！

最后还是要说明一下，本丛书仅是民国时期优秀中医讲义的“豹斑”而已，还需要我们继续努力，收集、整理、点校、出版更多更好的民国时期名中医教学讲义，以飨读者。毋庸讳言，本丛书中或许存在着这样那样的不足和疏漏，恳请各位专家、同仁、广大读者批评指正，以求修订和完善！为了实现美好的中医梦而共同努力！共同进步！

《恽铁樵临证基础讲义》

《脉学讲义》

《十二经穴病候撮要》

《医学入门》

《病理概论》

《病理各论》

《神经系病理治要》

《恽铁樵医学史讲义》

《医学史》

《医家常识》

《恽铁樵内经讲义》

《内经讲义》

《群经见智录》

《课艺选刊》

《答问汇编》

《恽铁樵伤寒论讲义》（上）

《伤寒论讲义》

《恽铁樵伤寒论讲义》（下）

《伤寒广要》

《恽铁樵金匮要略讲义》

《金匮要略辑义》

《金匮翼方选按》

《金匮方论》

《恽铁樵温病讲义》

《温病明理》

《热病讲义》

附：《热病简明治法》

《章太炎先生霍乱论》

《霍乱新论》

《梅疮见垣录》

《恽铁樵临证各科与药学讲义》

《杂病讲义》

《妇科大略》

《幼科讲义》

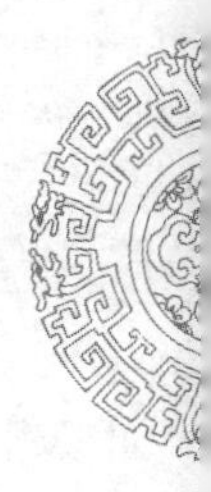

《药物学讲义》

《验方新按》

《恽铁樵临证医案讲义》

《药盦医案》

《临证笔记》

《秦伯未国医基础讲义》

《生理学讲义》

《诊断学讲义》

《药物学讲义》

《秦伯未国医临证讲义》

《内科学讲义》

《妇科学讲义》

《幼科讲义》

《张山雷脉学讲义》

《脉学正义》

《张山雷中风讲义》

《中风斠诠》

《陈伯坛金匮要略讲义》

《读过金匮论》

《承淡安中国针灸学讲义》

《中国针灸学讲义》

编者

2016年12月

于北京·中国中医科学院

整理凡例

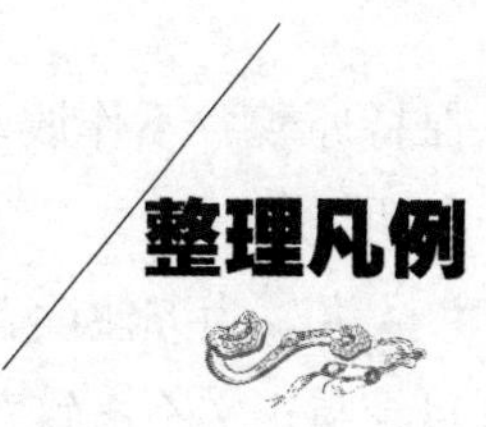

一、原书系繁体字本，今统一使用简体字；通假字或异体字径改，如“藏府”一律改为“脏腑”，“纎微”均改为“纤维”。

二、原书系竖排本，现易为横排本，依照惯例，书中的“右”或“左”字，径改为“上”或“下”字，不出注。

三、正文按内容分段，并按现代汉语规范进行标点断句。

四、本书以点校为主，凡书中明显刊刻错误，予以径改，不出注。如：本与末，已与己，岐与歧，大与太，佗与陀，臀与臂，隔与膈，温与湿，热与熟，炮与泡，等等。对个别疑难字词酌加注释。校注及注释均采用页下注形式。

五、原底本中的双行小字，今统一改为单行，字号较正文小一号。

六、原书中的医学名词，有与现代不一致处，仍依其旧，保留原貌。如白血球、阿司匹灵等。

七、原书药名错误径改，不出注。如芫花（误为“莞花”），辛夷（误为“辛荑”），蒺藜（误为“夕利”）等。

八、原文所提及的书名一律加书名号。书名为简称时，为保持原貌，不作改动。个别比较生僻、容易产生歧义的加注说明。

九、为方便读者查阅，原书有目录的照录，补上序号；原目录与正文不一致者，则依照正文改正；原书无目录的，依据正文补上序号和目录。

十、书中的一些观点与提法，有的带有明显的时代局限性，但为保持原著的完整性，本次均不作删改，希望读者研读时有分析地加以取舍。

十一、本丛书的整理和点校严格按照古籍整理原则进行，尊重历史，忠实原著，除上述说明外，凡改动之处，均出注说明。

本册总目录

医 学 史

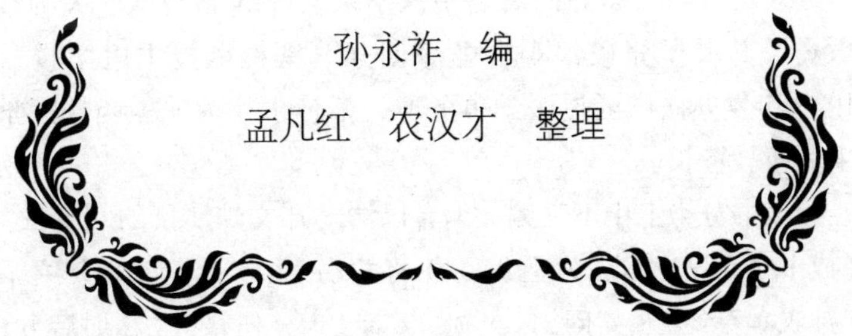

孙永祚　编

孟凡红　农汉才　整理

内容提要

《医学史》，孙永祚编著，该书初刊于1922年，是《铁樵函授医学讲义二十种》的第10种。恽铁樵（1878—1935），是近代具有创新思想的著名中医学家，1925年与国学大师章太炎及其弟子张破浪等在上海创办“铁樵函授中医学校”，1933年复办铁樵函授医学事务所，招孙永祚为铁樵函授医学事务所教务长。

该书分为上中下三编。编者以清·郑文焯所撰的《医故》（成书于1890年）为上编，并将之分为5期。该编介绍了《神农本草经》《素问》《灵枢》《难经》《伤寒论》《肘后方》《千金方》《外台秘要》等我国唐以前的医学经典及著作，详述了这些著作的成书过程、特点、贡献以及后世流传情况。同时，还讨论了药剂、炮炙、禁术、祝由、按摩、针灸、房中等医术的渊源、发展、应用及流传情况。中篇，编者介绍了历代一些医家的生平、学术思想及贡献。如张元素、刘完素、张从正、李杲、罗知悌、朱震亨、王好古、罗天益、葛乾孙、滑寿、吕复、王履、戴思恭、张介宾、李时珍、吴有性、叶天士、徐灵胎等。下编（缺）。

本书依据《铁樵函授医学讲义二十种》1933年铅印本点校整理。

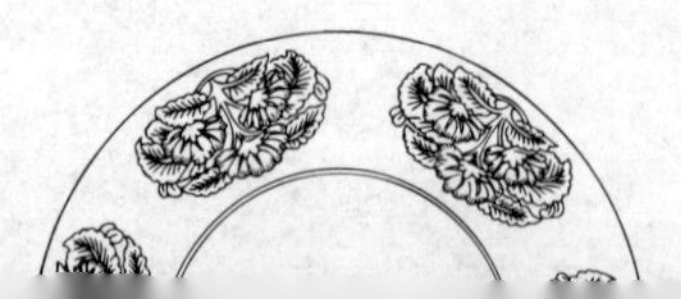

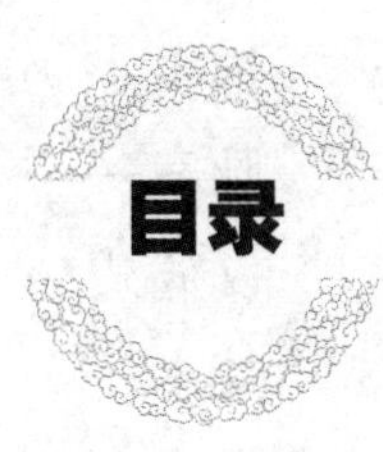

目录

① 此条目以下至“杂记”共6篇，原书正文脱。

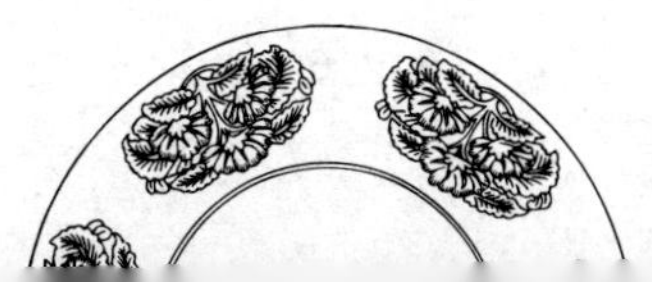

医学史　上编　第一期

孙永祚　编

案：《医故》作者，北海郑文焯，字叔问，为近代词学大家。医术特其余事，然其考据功夫，亦黄元同冯梦香之比。此书次叙经方之精要。近古者，辨其本末，复取经籍传注所纪杂家言，疏通证明之，以治经之义例，名之曰医故。虽其持论疑《灵枢》、薄仲景方未为至当，然能穷方术之原流，别古籍之真伪，实为医林仅见之作。今辄用为《医学史讲义》上编，续以历代医术名流列传为中编，历代医政为下编，庶几择善而从，胜于不知而作尔。

孙永祚识

《医故》

北海郑文焯　撰

原医

许慎《说文》，曰："医，治病工也；殹，恶姿也；医之性然，得酒而使，从酉。王育说：一曰殹，病声；酒，所以治病也。《周礼》有医、酒，古者巫彭初作医。"案，酉酒并训就也。人有病其声殹，殹以药石就人血理治之，故谓之医也。《山海经·海内西经》：开明东有巫彭、巫抵、巫阳、巫履、巫凡、巫相，郭注皆神医也。《世本》曰：巫彭作医，今《太平御览》《玉海》引《世本》并作巫，咸误。《说文·巫部》巫，咸初作巫，显然二人。顾古者有疾则祷，巫医并行，等诸方技。《论语》："南人有言曰：'人而无恒，不可以作巫医'。"南人信鬼，草木、百药多产于南方，故今巫医之术犹盛行于江淮。《史记》云："病有六不治，其六曰：信巫不信医，是知降神事鬼课诸虚，不若达脉处方征诸实也。近世扶乩①求仙，托诸妖妄，皆能操药，病者辄有所委制，以夭枉其生，其害可胜言哉。

① 乩（jī）：占卜问疑。扶乩：一种迷信活动，亦称"扶箕"。

案：《说文》释：医从殹、从酉之故，至为明白。殹，训恶姿、训病声并为之省，酉即古酒字。扁鹊曰：疾居腠理，汤液所及；在血脉，针石所及；在肠胃，酒醪所及；其在骨髓，虽司命无奈之何。然则酒醪之治最深，故医字从酉。郑君必以声训就，转觉迂远。巫彭初作医，明医之始出于巫，故《周·官》马医亦名巫马。然自和缓以降，医事已与巫术分离，至仲景元化而其道益远，唯《肘后方》《千金方》兼及神仙禁祝。《素问·五脏别论》曰：拘于鬼神者，不可与言至德。则知二书之可贵，在彼不在此。

本草

本草之名，始《汉书·平帝纪楼护传》。《艺文志》以为《黄帝内外经》，故著录无本草书名也，汉诏言《方术本草》。楼护诵医经、本草、方术数十万言，班固叙言《黄帝内外经》本草石之寒温，原疾病之浅深。今所传有《黄帝内经》乃原疾病之书，则《本草》其外经与？《淮南子》云：神农尝百草，盖金、石、木、果，灿然各别，惟草为难识，炎黄之传惟别草而已。后遂本之以分百品，故曰《本草》。其言郡县，皆合汉名，而以吴郡为大吴。其药有禹余粮、王不留行、徐长卿、石下长卿，亦非周秦之文，其言铅、锡正合《书》《礼》，而与魏晋后反异，然则其书出于张机、华佗同时无疑也。梁《七录》始载《神农本草》三卷，陶弘景云存四卷，是其本经，韩保升云上、中、下并叙录合四卷也。陶分七卷，始改旧编，首列玉石类，言炼饵之术，历著轻身延年之效。盖当时其主多好神仙清虚，在俗士大夫著书，率贵道家之言。弘景少耽黄老，旁通医经，所撰《真诰》十卷，“协昌期”篇中，有合初神丸及炼麻腴法治术三方，太极真人遗带散，其方托诸仙真授受，世士罕津逮焉。夫道家所以服饵金石者，皆取其性多沉寒，能制炼狂魄，故方书中多于风疾、恶创、虫毒、狂痫诸证用之。今人不究阴阳盈缩，累剂杂投，既失炼化之方，徒伐神明之府。所谓一利大重竭其精液也。余尝疑《本草》名出于汉而书乱于梁，自通明修纂，始以朱墨别之，代有增广。至宋唐慎微撰《证类本草》三十卷，名物大备，愈失本经。陈振孙书录解题载其名《大观本草》三十卷，晁公武《读书志》作《证类本草》三十二卷，并题慎微撰，是宋时已有两本。《玉海》纪：绍兴二十七年八月十五日，王继先上校定《大观本草》三十二卷、《释音》一卷，诏秘书省修润，付胄监镂版行之，则南宋且有官本，今皆不可见。近行于世者，亦有两本。一为明万历丁丑刻，元大德壬寅宗文书院本，前有大观二年仁和县尉艾晟序；一为明成化戊子刻，金泰和甲子晦明轩本，前有宋政和六年提举医学曹孝忠序，称钦奉玉音使臣扬戬总工刊写，又命孝忠校正润色之，其改称《政和本草》，盖昉于此，实一书也。考大德中所刻大观本作三十一卷，与艾晟所言合。泰和中所刻政和本则以第三十一卷移于三十卷之前，合为一卷，已非大观之旧。又有大定已酉麻革叙及刘祁跋，并称平阳张存惠增入寇宗奭《本草广义》，则益非慎微之旧。然大德所刊大观本亦增入宗奭《广义》，与泰和本同，盖元代重刻又从金本录入也。明李时珍著《本草纲目》五十二卷，就诸家本草旧有者千五百十八种，又补入三百七十四种，意在炫博而疏于考古。今业医者家有一编，以为鸿宝，甚亡谓也。湘潭王壬秋尝以所订嘉祐官本见示，其书以三品为三卷，尚有圈别，如陶朱墨之异，且在大观政和以前，未经慎微诸人所增羼，故其言简要。药名视《千金方》所录转多六十八种，其数合乎旧经。余复取《尔雅》郭注所引《本草》十事、陆玑《诗疏》引一事、陆德明《经典释文》引二十四事、欧阳询《艺文类聚》引十二事，证以魏·贾思勰《齐民要术》，晋·张华《博物志》，稽含《南方草木状》，崔豹《古今注》，郭璞《山海经》注，诸书依类定名，多所考见。凡杂列于方书中者皆不录，其与嘉祐本异同得失之故，悉为标举旁证而博疏之。大抵唐初本经旧文未大移改，别录之增广者尚少，故《释文》但补陶注，《类聚》间引吴编，其后异本杂出，名义无征，并失梁以来之仿佛矣。

永祚闻之余杭章公："药品之众，药性之微，神农、黄帝固不能物物而明之。是诸药者，或日用饮食而知之，若姜桂施于腶脩①、地黄以作芼菜是也；或偶然发见而传之，若楚惠王之吞水蛭是也；或医工臆度而得之，若徐文伯之用死人枕是也。然必展转试验，历千百年，始成本草之书。”陶弘景已说《本草》郡县为仲景、元化所记，德清俞君复依《中经簿》说，云扁鹊弟子子仪作，即令其书出自子仪、仲景、元化方伎之事，取决于国工，不取决于神圣，何必赭鞭②所得。太乙小子所授，然后贵耶。

《素问》

《汉·艺文志》载：《黄帝内经》十八篇，无“素问”之名。今所传汉·张机《伤寒论》引之，始云“撰用《素问》”。晋·皇甫谧《甲乙经·序》称《针经》九卷，《素问》九卷，皆为《内经》，与《汉志》十八篇之数合。其名盖起于汉晋之间，故隋唐《经籍志》始著录也。愚以为班志所纪“内外经”者，必当时方术之士相承之师说，托诸皇古，非黄帝故有其书也。太史公所谓百家言黄帝，其文不雅驯，良其风轨由来旧矣。若今日本景宋椠《素问》廿四卷，号为善本，篇中所列《金匮真言》《灵兰秘典》《玉版论要》

---

① 腶脩：指捣碎加以姜桂之干肉。

② 赭鞭：即是赤色的鞭。因神农氏有圣德，为火德之帝，故用赤鞭。

《玉机真脏》诸论，其立名显为六朝人之伪托，且自《天元纪大论》以下，卷帙独多，所载之事与余篇绝不相通。宋林亿等校正，疑此七篇乃“阴阳大论”之文。唐王冰注：是书取以补所亡之卷是也，考之周秦诸子，并无黄帝问医于岐伯之说。《汉志》有《黄帝岐伯按摩》十卷，《方技》叙云：大古有岐伯、俞拊。是岐伯固黄帝时善医者也，皇甫谧《帝王世纪》曰：黄帝使岐伯尝味草木，典医疗疾，今经方本草之书出焉。又曰：黄帝有熊氏命雷公、岐伯论经脉旁通，问难八十一为《难经》，教制九针，著《内外术经》十八卷。《搜神记》乃演其事，谓黄帝赭鞭鞭百草，尽知其平毒寒温之性，其辞尤荒诞不经。固伪书而托名张华者，余以谧撰世纪，言岐伯典医事，未尝及《素问》，其《甲乙经》序始称今有《素问》九卷，亦不言所自出。谧又以《素问》第九卷名为《针经》。杨玄操云：《黄帝内经》二帙，帙各九卷。按，《隋唐志》止称“素问”，宋《中兴书目》始云《黄帝内经素问》，盖本王冰说《素问》即其经之九卷也。国朝绩谿胡澍篡《素问校义》，谓素者法也。郑注《士丧礼》曰：形法定为素。宣十一年，《左传》曰：不愆于素，并训素为法。素问者，法问也，犹扬雄著书谓之法言也。审是则《素问》之名，当始于汉季，而篇目窜乱于晋，别本盛行于隋唐。今惟王冰注本行世，颇有增补，其每篇下所注全元起本第几字，虽可考见其旧次，而晋隋以上之本文仅亦十存其五六尔。至张机《伤寒论》所引，未为佳证，汉书无机传。其《伤寒论》十卷又皆晋王叔和所编，其称述《素问》之言，安知非叔和之悬解乎？

《灵枢》

晁公武《读书志》曰：王冰谓《灵枢经》即汉志《黄帝内经十八卷》之九，或谓好事者于皇甫谧所集《内经·仓公论》中钞出之，名为古书，未知孰是。案：是书汉、隋、唐志皆不录，唐有灵宝注《黄帝九灵经》十二卷，今所传《灵枢》卷数亦同。元·吕复《群经古方论》谓：王冰以《九灵》更名为《灵枢》；又谓：《九灵》尤详于针，故皇甫谧名为《针经》。苟一经而二名，不应《唐志》别出《针经》十二卷，是《灵枢》不及《素问》之古，宋元人已言之。杭世骏《道古堂集》跋《灵枢经》亦云，王冰以《九灵》名《灵枢》，不知所本。观其文义浅短，似窃取《素问》而铺张之，其为冰所伪托可知，后人莫有传其书者。至宋绍兴中锦官史崧乃云家藏旧本《灵枢》九卷，除已具状经所属申明外，准使府指挥依条申转运司选官详定，具书送秘书省国子监，是此书至宋中世始出，未经高保衡、林亿等校定也。其中“十二经水”一篇，黄帝时无此名，冰特据所见而妄臆度之云云，其考证至为显确。史崧叙称旧本《九卷》八十一篇，盖附会《难经》篇数而为之者。宋·王应麟纂《玉海》谓：王冰以《针经》为《灵枢》，故席延赏云《灵枢》之名时最后出。金·李杲博究方书，使罗天益作《类经》，兼采《素问》《灵枢》。明·马莳亦据《汉志》《内经》十八篇之文，以《素问》《灵枢》各九卷当之。复引《素问·离合真邪论》中《九针》九篇，因而九之，九九八十一篇数语，定为《素问》旧编。岂黄帝三书并皆八十一篇，而《汉志》不载其一，是可疑也。今人见《素问》注中多引《灵枢》之言，遂以《灵》《素》并尊为古经，不知冰既伪托，从而繁引，以冀其传，注中或云具在《灵枢》经，此为错简，殆欲自圆其说，故抑此以申彼与。

案：皇甫谧取黄帝三部撰为《甲乙经》。三部者，《素问》一也，《九卷》二也，《明堂》三也。杨上善合《素问》、《九卷》二部为《太素经》。王冰注《素问》不注《九卷》，不信《明堂》。《九卷》者，《汉艺文志》：《黄帝内经》十八卷，医家取其九卷，别名《素问》，其余九卷，无专名。张仲景叙《伤寒》、王叔和《脉经》皆称曰《九卷》，皇甫谧又谓之《针经》，王冰据当时有《九灵》之名，称为《灵枢》。林亿等校《素问》颇引《灵枢》，而未见全书。至宋哲宗元祐八年正月庚子，诏颁高丽所献《黄帝针经》于天下，乃得全帙。此事为余杭章公所考得，前此无人知之。史崧所为音释，宜即元祐颁行之本《灵枢》之来历，大略如此。定海黄氏校《太素》叙云：余得是书，以校《内经》，知史崧所传《灵枢》虽歧误错出，实汉魏旧物，不得疑为晚出书。

《难经》

《难经》名，始见于《世纪》，曰："黄帝命岐伯论经脉旁通，问难八十一为《难经》。"《隋志》始载《难经》二卷，《唐志》遂属之越人。晁公武云："吴太医令吕广注，则其文当出三国以前。"又称："唐·杨元操编次为十三类，则其书已非吕氏之旧。"然张守节注《史记·扁鹊仓公列传》，所引十三条并吕杨注悉与今合，是唐本旧文犹可见也。考《扁鹊传》："姓秦氏，名越人。"《难经》叙云："秦越人与轩辕时扁鹊相类，仍号之为扁鹊，又家于卢国，因命之曰卢医也，是为战国时之扁鹊，长桑君所传与禁方书者。"《仓公传》又称："元里公乘阳庆年七十余，无子，使意尽去其故方，更悉以禁方予之，传黄帝、扁鹊之脉书，五色诊病，知人死生，决嫌疑，定可治，及药论，甚精。"观于扁鹊与黄帝并称，其非越人之扁鹊可知。顾黄帝臣有扁鹊善医，其事见于古史者绝少，《汉志》有《泰始黄帝扁鹊俞拊方》二十三卷。应劭曰："黄帝时医，其轩辕时之扁鹊亦有传方与。"太史公云：至今天下言脉者由扁鹊也，是谓越人。虽以伎见殃，而其伎终传。然则，越人之为方，当时固有其书也，而传中叙列綦详，未尝言其有《难经》之作。"《汉志》但有《扁鹊内外经》，今考，《扁鹊传》所论脉法颇足与《难经》相发明，或其遗经之什一与。张机《伤寒论·平脉篇》中所称"经说"：今在第五难中，唐人并引以注经史。贾公彦《周礼·疾医》疏称：《黄帝八十一难经》张居节《史记正义》所引，并及吴·吕广、唐·杨玄操之注，所见者当是隋唐旧本。若王勃序所称：岐伯授黄帝递传至于文王，历九师以授医和，和历六师以授秦越人，始定立章句。说甚荒唐，然其书虽非出之越人，犹为方书之近古者尔。

案：《难经》所称经云，有为《素问》《灵枢》所无者。又，脉法专主寸口，以寸、关、尺为三部，浮、中、沉为九候，不合《素问》三部九候之法，是知《难经》虽与《素问》同出黄帝，实别为一派。

《甲乙经》

《甲乙经》者盖皆汉魏间方家传述之遗，后乃杂见于《针经》《素问》《明堂孔穴针灸治要》诸书中。皇甫谧所见已失旧第，故其叙云三部同归，文多重复，错互非一。又云：撰集三部，使事类相从，删其浮词，除其重复，为十二卷。是知书本丛残，复经士安删订裒合而成。甲乙者，次第之谓，意即谧名之者，所谓撰集三部事类相从也。宋·王应麟亦言其刺《内经》而为《甲乙》，信然。《隋志》以为古逸之余，故冠以黄帝，而不云谧撰。《梁志》则不著撰人姓名。《旧唐书·经籍志》称《黄帝三部针经》十三卷，始署谧名，较梁本多其一卷，盖并音一卷计之。《新唐书·艺文志》既有《黄帝甲乙经》十二卷，又有皇甫谧《黄帝三部针经》十三卷，兼袭二志之文，讹舛滋甚。书凡一百二十八篇，各分上中下，句中夹注多引杨上善《太素经》、孙思邈《千金方》、王冰《素问注》、王惟德《铜人图》，参考异同。其书皆在谧后，盖宋·林亿等校正所加非谧之旧也。是编今仅有明·吴勉学刻《古今医统本》，踳驳不免，考订莫繇。宋·林亿等校《千金要方·针灸上下篇》及《素问注》，新校正往往引之，可知其书至宋治平间乃盛行也。书中论孔穴、针灸之道可与《素问》"刺要""针解"诸篇参观其旨。谧叙谓皆黄帝岐伯遗事，则亦附会之词尔。

案：《甲乙经》首有皇甫谧自序曰，按《七略》《艺文志》：《黄帝内经》十八卷。今有《针经》九卷、《素问》九卷，二九十八卷，即《内经》也。又有《明堂》《孔穴》《针灸治要》，皆黄帝岐伯选事也。三部同归，文多重复，错互非一，乃撰集三部，使事类相从，删其浮辞，除其重复，论其精要，为十二卷。是士安明言取《黄帝素问》《针经》《明堂》三部撰为《甲乙经》。郑君乃谓《甲乙经》是古书，《素问》《针经》乃晚出书，有取于《甲乙经》，非

《甲乙经》有取于《素问》《针经》，故为颠倒尔。

《金匮玉函经》

《金匮玉函经》旧传汉张仲景撰，晋王叔和集。设答问杂病形证脉理，参以疗治之方。晁公武、陈振孙并载八卷，谓此书乃王洙于馆阁蠹简中得之，曰《金匮玉函要略方》，上卷论伤寒，中论杂病，下载其方，并疗妇人，乃录而传之。今书以逐方次于证候之下，以便检用，其所论伤寒文多节略，故但取杂病以下，止服食禁忌，二十五篇，二百六十二方，而仍其旧名。《四库书目提要》云："是书叔和所编，本为三卷。洙钞存其后二卷，后又以方一卷散附于二十五篇内。已非叔和之旧。然自宋以来，医家奉为典型，与《素问》《难经》并重。"余考《汉书》既无仲景之名，《晋书》又缺叔和之传，《隋唐·官志》不载其书，晁陈私录，始论其世，方家依托，等诸无征其书，至宋始传，又未经林亿等校进，仅于《千金方·伤寒注》中称引《要略》云云。且《名医录》但称仲景著《伤寒论》二十二篇，未及此书，或即其论中逸篇，叔和裒集以传者。康熙间嘉兴徐彬为之论注，次二十四卷，并失洙本之旧矣。

案：郑君云《金匮》未经林亿等校进，此言最为疏缪。今按明刊《古今医统正脉》本《金匮玉函要略方论》，首有林亿等校定序，曰：臣奇先校定《伤寒论》，次校定《金匮玉函经》，今又校成此书云云，不知郑君何以不见此序。考《宋史·艺文志》：张仲景《伤寒论》十卷，又《金匮要略方》三卷，注张仲景撰，王叔和集。又《金匮玉函》八卷，注王叔和集。《绍兴秘书目》有《金匮玉函》八卷，《金匮玉函》即《伤寒论》别本。自晁公武《读书志》以《金匮玉函经》与《金匮要略方》混为一书，马端临、徐镕皆不能分别。至清修《四库》，竟无《金匮玉函经》之目，然其书见在。有清康熙末何焯所钞宋本，而陈世杰校刻者，其编次与《伤寒论》小异。先列证治总例，删“平脉篇”，增“热病”“阴阳交并生死证”篇，出“厥利”“呕哕”于“厥阴篇”外，自为一篇。又汗吐下可不可诸条外，更有可温、可火、可灸、可刺、可水，而火、水、灸、刺复有不可诸条。明·赵开美所刻《伤寒论》方下有林亿等校语。《玉函》作某云云，即引《金匮玉函经》也。《千金方·诊候篇》引张仲景曰“欲疗诸病，当先以汤荡涤五脏六腑云云”，即《金匮玉函经·证治总例》之文也。

《伤寒论》

仲景《伤寒论》十卷，梁以前无称者。孙思邈《千金方》论伤寒，多引仲景之说，而云江南诸师秘仲景要方不传。《千金翼方》又曰：“尝见太医疗伤寒，惟大青、知母等诸冷物投之，极与仲景本意相反，汤药虽行，百无一效。伤其如此，遂披《伤寒大论》，鸠集要钞，以为其方。行之以来，未有不验。”其谓《伤寒大论》，即此书也。叶梦得《避暑录话》称思邈作《千金》前，方时已百余岁，妙尽古今方书之要，独《伤寒》似未尽通仲景之言，故不敢深论。后三十年作《千金翼》，论伤寒者居半，盖始得之。余以张居节纂《史记正义》，引王叔和《脉经》，而不及仲景此论，是其书之晚出可证。晁公武《郡斋读书志》题汉张仲景述，晋王叔和撰次。案《名医录》云：“仲景，南阳人，名机，仲景其字也。举孝廉，官至长沙太守。以宗族二百余口，建安纪年以来，未及十稔，死者三之二，而伤寒居其七，乃著论二十二篇，证外合三百九十七法，一百十二方。”陈振孙称其文辞简古奥雅，又名《伤寒杂病论》。按，伤寒名起于《素问·生气通天论》云：“冬伤于寒，春必温病”。又云：“风者，百病之始，清静则肉理闭拒。虽有大风苛毒，弗之能害，此因时之序也。故病久则传化，上下不并，是伤寒传经之说可证。”《汉志》有《风寒热十六病方》《五针伤中十一病方》，其中或具伤寒之证。《魏志》“华佗传”有府吏儿寻、李延共止，俱头痛，身热，所苦正同。佗曰：“寻当下之，延当发汗，或难其异。”佗曰：“寻外实，延内实，故治之宜殊。”其云：头痛、身热，即伤寒本病，今治有宜汗、宜下之方，盖昉于此。而孙思邈引华佗疗伤寒诸说，今

《后汉书》《魏志》及别传并不载。宋·庞安时《伤寒总病论》有解华佗内外实说，为阳表阴里之辨，而疑陈寿著《华佗传》误用内外字，其说近理，是书自叔和编集，而经方始传。今《隋唐志》皆载之宋林亿等始校，上颁行，金·成无已乃为之注，并以自撰《明理论》三卷、《论方》一卷附之。明·方有执作《条辨》，则历诋叔和、无已多所改窜，且以叙例一篇为叔和伪托而删之。国朝喻昌作《尚论篇》，攻击尤详，皆剿袭方氏说。自谓复长沙之旧本，康熙间顺天林起龙又丑诋喻氏，取方本点注而重琴之。今医家所据惟此而已。窃谓是论本仲景未成之书，叔和编次，止名一家之言。自宋·庞安常、朱肱、许叔微、韩祇和、王实之流，互相阐发，变通于其间。而叔和之学微金元成无已、刘完素、马宗素诸家，又从而难宋人之所学。明·方有执、刘一、皇甫中辈则并叔和而非之，而仲景书几无完本。近世如喻昌之《尚论》、张登之《舌鉴》、张倬之《兼证析义》、徐大椿之《类方》、张璐之《缵论》、吴仪洛之《分经》、郑重光之《续注》、黄元御之《悬解》《说意》，诸书侜得侜失，伐异党同。其攻取既不资经史之左证，其门户又非若汉宋之师承，此亦一是非，彼亦一是非，必待审证饮药而后知之。此《班志》引谚，所谓有病不治，常得中医也。

案：今《伤寒论》小青龙汤方及蜜煎方下并云，

疑非仲景意。芍药甘草附子汤及黄连汤方下并云，疑非仲景方。半夏散下云半夏有毒，不当散服，是仲景方本意。自叔和撰集时已有不可知者，乃喻昌辈千载之下改定章句，自谓复仲景之旧，何其诬罔！

医学史　上编　第二期

孙永祚　编

《肘后方》

葛洪《肘后方》者，盖后人以《抱朴子·内篇》所称“肘后丹法”附会而名之也。其所言惟金华和丹一方，与今所传治疾者不类。又“杂应篇”云：余所撰《玉函方》，皆分别病名，以类相续，不相杂错，共九十三卷。皆单行径易，篱陌之间，顾盼皆药，众急之病，无不毕备，家有此方，可不用医。是今书与洪所言《玉函方》义例正合，不知何以名《肘后》也。《晋书·洪传》无之，《隋经籍志》始载其书六卷，《梁志》二卷云，陶弘景《补阙肘后百一方》九卷亡。《宋志》止有葛书，是陶书在隋已亡。而至元间乌氏所云：得其本于平乡郭氏者，特后人取陶叙而依托之耳。金·杨用道又以唐《慎微本草》诸方附于《肘后》“随证”之下，为《附广肘后方》，其书益加羼乱。明·嘉靖中襄阳守吕容所刊，始别题杨氏附方列之于后，而葛陶二家之方亦不能辨。今刻有程永培六醴斋本，视吕刻无甚出入。案：是书立名不一。

《隋志》但称《葛洪肘后方》，《梁志》始别之，以陶所补者称《肘后百一方》，《南史》亦云陶弘景著《肘后百一方》。《玉海》纪，开元十一年七月丁亥敕诸州写《本草》及《百一集验方》，与经史同贮，则并谓陶书也。宋·林亿等校《千金方》，注中所引《肘后方》则浑名之。陈振孙题《肘后百一方》云：本名《肘后救卒方》，率多易得之药，凡八十六首，陶并七首加二十二首，共为一百一首，取佛书"人有四大，一大辄有一病之义名之"。范氏天一阁藏本又称《肘后备急方》八卷。盖自梁以来，葛陶二书混合为一，遂无定称。而单方秘法，简要易明其先，必附陶注本草以行者，故唐开元诏写《百一集验方》与《本草》并称也。

案：陶隐居铨次《肘后方》为上、中、下三卷。上卷三十五首，治内病，谓腑脏经络，因邪生疾；中卷三十五首，治外发病，谓四肢九窍，内外交媾；下卷三十一首，治为物所苦病，谓假为他物，横来伤害。此种分类之法，盖出于《金匮要略》。《要略》云：千般疢难，不越三条。一者经络受邪，入脏腑为内所因也；二者四肢九窍，血脉相传，壅塞不通，为外皮肤所中也；三者房室、金刃、虫兽所伤。以此详之，病由都尽。及宋·陈无择撰《三因方》，亦本此说。所谓三因者，六淫天之常气，冒之则先自经络流入，内合于脏腑，为外所因；七情人之常性，动之则先自脏腑郁发，外形于肢体，为内所因；其如饮食饥饱、叫呼伤气、尽神度量、疲极筋力、阴阳违逆，乃至虎狼毒虫、金疮踒折、疰忤附着、畏压溺等，有背常理，为不内外因。然《要略》《肘后》之内疾，与陈氏之外因相当，其所论外发则是疮疡，故与陈氏之法微异。

《脉经》

王叔和《脉经》十卷，《隋唐志》并载之，考叔和之名，不见《晋书》。疑叔和为其人字，古今著录多与仲景并称，可知其两人皆以字行也。案：唐·甘伯宗《名医传》云："叔和，西晋高平人。性度沉靖，博通经方，精意诊处，尤好著述"。其书纂岐伯、华佗等论脉要诀所成，叙阴阳表里，辨三部九候，分人迎、气口、神门，条十二经、二十四气，奇经八脉、五脏六腑、三焦四时之疴，纤悉备具，凡九十七篇。今《史记正义》《素问》《千金方》注中所引皆是。其"脉诀"一卷，元·吕复谓六朝高阳生所伪托，陈振孙谓熙宁以后人所为，其文皆浅俚易诵，故俗医犹相传习。太史公论天下言脉者由扁鹊，而于《仓公传》中纪其为人切脉验死生事尤详，又言公乘阳庆传《脉书》上下经。后汉郭玉《华佗传》并称方诊之技，汉以前但言视病而不及脉法。《周礼》疡医以咸养脉，谓五味以类相养，非谓切脉以知病也；疾医参之以九脏之动。郑注谓脉至与不至，脉之大候，要在阳明寸口。《说文》云：血理分衺行体者，从脉、从血，《释名》：脉，幕也，幕络一体。《汉志》“医经七家”班叙云：原人血脉、经络、骨髓、阴阳、表里以起百病之本，死生之分。盖其书专论经脉之理，其经方十一家，则皆原病施药处方而已。《唐宋志》注以经脉别为一类，而叔和书最行于世，今多以通真子《脉要新括》羼入旧编，元·戴启宗著《刊误》二卷，抉摘伪妄，亦不能尽复其旧焉。

案：《周礼》“疾医之职”曰：参之以九脏之动。郑康成注脏之动，谓脉至与不至，正脏五，又有胃、膀胱、大小肠。脉之大候在阳明寸口，能专是者，其唯秦和乎。是康成谓秦和能诊脉也。太史公曰：至今天下言脉者由扁鹊。知扁鹊自言不待切脉者，故为激宕之辞尔。阳庆当高后八年，年七十余而传扁鹊之脉书。此扁鹊之是否越人，虽不可知，要之其书固出汉兴以前。乃郑君谓汉以前但言视病，而不及脉法，不知何以言之。考《素问》诊脉之法有二种：《三部九候论》曰：上部天，两额之动脉；上部地，两颊之动脉；上部人，耳前之动脉。天以候头角之气，地以候口齿之气，人以候耳目之气。中部天，手太阴也；中部地，手阳明也；中部人，手少阴也。天以候肺，地以候胸中之气，人以候心。下部天，足厥阴也；下部地，足少阴也；下部人，足太阴也。天以候肝，地以候肾，人以候脾胃之气。德清俞君谓此即疾医所称九脏之动，是一种也。《经脉别论》曰：气口成寸，以决死生。《五脏别论》：有气口所以独为五脏主之说。《脉要精微论》曰：尺内两傍则季肋也，尺外以候肾，尺里以候腹中。附上左外以候肝，内以候鬲。右外以候胃，内以候脾。上附上右外以候肺，内以候匈中。左外以候心，内以候膻中。前以候前，后以候后。上竟上者，胸喉中事也。下竟下者，少腹腰股膝胫足中事也。是专诊寸口之法，又一种也。《难经》之法，专主寸口，以寸、关、尺为三部，浮、中、沉为九候。《伤寒论》《金匮要略》诊寸口、人迎、趺阳三部。《金匮》治水气，又诊寸口、趺阳、少阳、少阴四部。王氏《脉经》引扁鹊脉法有两乳房、胡脉之诊。乳房即《素问》所称宗气应衣，胡脉即仲景所诊人迎也。

《千金方》

《千金方》三十卷，唐·孙思邈撰。思邈，华原人。《唐书·隐逸传》称："其少时，周洛州刺史独孤信目为圣童。及长，隐居太白山。隋文帝辅政，以国子博士征，不起"。是其生于周末，长而入隋，至唐太宗贞观间成是书，盖犹未老也。《四库提要》引卢照邻《病梨赋》叙称："癸酉岁于长安见思邈，自云开皇辛酉岁生，今年九十二"。则思邈生于隋朝，照邻乃其弟子，记其师言必不妄。惟开皇纪号凡二十年，止于庚申，次年辛酉，已改元仁寿，与史不符。又由

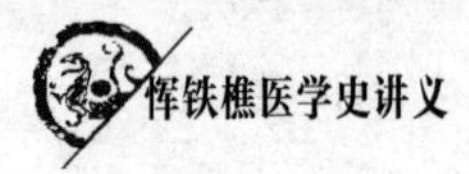

唐高宗咸亨四年癸酉，上推九十二年，为开皇二年壬寅，实非辛酉。干支亦不相应。然自癸酉上推九十三年，正得开皇元年辛丑。盖卢集传写异，以辛丑为辛酉，以九十三为九十二也。史又称思邈卒于永淳元年，年百余岁。自是年上推至开皇辛丑，正一百二年，数亦相合，则生于后周。被征不起之说，为史误审矣。是编博据精解，汉晋方伎，多赖以传。晁公武谓后世或能窥其一二，未有不为名医者。陈振孙跋隋·巢元方《病源候论》五卷云：今按《千金方》诸论多本之，是其书在宋时已号为精博。林亿等校进，又益以古书旁证，附于注中，其后叙乃极称是书于张仲景之法，十居其二三，陈延之《小品》，十居其五六，既备有《汉志》四种之事，又兼载唐令二家之学。咏叹之情，流滥词表。今日本江户医学影北宗椠刓劂精完，最为善本，顾其中古言古义、良法良方，既非时医所能明，亦非善用者不能速其效。余尝致力于此，每以治家人疾，审证处剂，发药辄验，乃叹其意微立妙，信而有征，今人多以高古病之傎矣。又《太平广记》载，思邈曾救昆明池龙，得龙宫仙方三十首，散入《千金方》中，则小说家言，无足深辨，宜林亿斥其以附致为奇也。思邈又纂《千金方翼》三十卷，亦其一家之学，辨论方法见于前方者，十之五六。惟“伤寒部”中发明仲景之论，足辅前功。叶梦得称其用志精审，陈振孙谓其末兼及禁术，用之多验。今刻有日本影元大德本与仿宋本。《千金方》并行前有考异一卷，乃彼国医官小岛尚质等据唐宋写本及元明诸槧斠①，近有辨其为伪托者，以为《千金髓》之类，殆亦疏于考证尔。

案：郑君尊奉《千金》过于仲景、叔和，此在近代医家中最为卓识。《千金方》之特长，在其用药多多益善。如耆婆万病圆用药三十一味，极龙奇驳杂之致，乃其效验，无与伦比。即近世习用之辟瘟丹七十五味、回天再造丸五十五味，虽非《千金》方，其合和之法，亦从《千金》出。盖集数十味之药，使之刚柔相克而别生一种总和之力，故有奇效。此乃仲景、叔和所未论，而后人所不宜凿解者。苟以君臣佐使之理格之，疑其非法而不取，亦远于事实矣。抑史公有言，人之所病，病疾多；医之所病，病道少；疾患千般，仲景、叔和所论者有限。就《金匮要略》观之，治痉用括蒌桂枝汤，治中风用侯氏黑散，并不能起病。诸如此类，求之《千金方》，皆有其特效药。是知明清以来，侈谈《伤寒》《金匮》，而薄《千金》《外台》，以为钞胥之业者，实拘墟窥管而已。

《外台秘要》

《唐书·王珪传》言其孙焘性至孝，为徐州司马。

---

① 斠（jiào）：通“校”，校正。

母有疾，弥年不废带，视絮汤剂，数从高医游，遂穷其术，因以所学作《外台秘要》，讨绎精明，世宝焉。《唐志》载其书四十卷，又《外台要略》十卷，今《要略》久佚，是书为宋治平四年孙兆等所校，前有天宝十载，焘自为叙。晁公武谓其天宝中出守房陵及太宁郡，故以“外台”名其书。凡一千一百四门，皆先论而后方，其论多宗巢氏《病源》，每条引书，必详注其名。第陈振孙在南宋末，已称所引《小品》《深师》、崔氏、许仁则、张文仲之类，今无传者。犹间见于此书。案：林亿等校《千金方》，博采诸家方论，如《小品》《深师》诸说尚多。余尝集其名类，间为审定。岂南宋时典籍散失，振孙独于是编，所称述者，叹为仅见耶。至其中所列单方、禁术，多出于巢元方、孙思邈之书，而或以唐宋说部据为异证，则亦博古而未暇深考尔。《郡斋读书志》及《中兴书目》并言，焘居台阁二十余年，久知洪文馆得古今方书数千百卷，其纂是编，则成于守邺时也。

案：王刺史谓针能杀生人，不能起死人。其法云亡已久，故取灸而不取针。其三十七卷、三十八卷皆《乳石论》，此乃江左以来服食之术，今无所用。又二十八卷载猫鬼野道方，与巢氏《病源》同，亦南北朝鬼病，唐以后绝不复闻。若唐小说载贾耽以千年梳治虱瘕，其方出《外台》十二卷中。宋小说载以念珠取误吞渔钩，其方在八卷中。又唐制腊日赐口脂面药，其方具在三十一卷。此皆足以资博物。

总论

论曰："今天下言医之敝，大氐以无本之学，诊有过之脉，而欲责效于草石，断断难矣"。或曰：操古方以治今疾，其势既不能尽合，且吉凶之数，气感百变，圣人有死，神医莫为，然则舍是而为道，将不验诸人而验诸天与"。太史公论："病有六不治"。后汉郭玉亦言："疗贵人有四难"。尹子曰："与死者同病，难为良医"。皆论理而不及数，必谓古医为能生死人，则扁鹊至今存也。夫人而好为医，是诚大患。焚其书，绝其徒，是必率天下，无病而后可。余惟古之医工，皆有高义，为人疗治，莫不具书操药以往，切脉望色，听声写形，决其证之所在，而后处方齐。验其药之所应，而后去病所。度节气以温冷之，察饮食以消息之，病不及危，而医易为理，今人必疾苦大渐，始仓皇求活于庸医之手，故所失多也。医或好利，欲以不疾者为功，日且诊数十证，憧憧往来，迷不知其所止。虽三世之工，亦奚以为。或又谓经方遗传，至宋始广，辨难折中，后来居上。不知医之类书备于唐，而门户分于宋。盖唐人务博述古而不名家，故其弊少，自《和剂局方》陈裴之学兴而宗丹溪者，乃启攻讦之渐。金元以降，学派益繁，各行其是，徒以医无定法，滋不肖之口。故自唐以后，虽有名篇，吾无取焉。夫今之方家，所称仲景、叔和者，犹汉晋之言黄帝扁鹊也，其为道不甚相远，其为用豪芒即乖，使达者任之，因端见端，意在方药之先，神存心手之际。至于阴阳表里、经络腧穴、六气之疾、三候之诊，匪所素习，卒难通方。是故审证不诡于今，处剂必准于古。明乎此而以约失之者，盖亦寡矣。

医学史 上编 第三期

孙永祚 编

药剂

古人分药，惟散者用钱度之。故方有云若干钱，率以钱面抄药，视其所没之字为轻重。《千金方》云："钱匕者，以大钱上全抄之。若云半钱匕者，则是一钱抄取一边尔，并用五铢钱也；钱五匕者，今五铢钱边五字者以抄之，亦令不落为度"。《后汉书》称华佗心识分铢，不假称量。又军吏李成苦，昼夜不寐，佗以为肠痈，与散两钱服之。案：汉唐钱法各异，孙思邈所称今五铢者，盖仍初唐之制。史称高祖即位，仍用隋之五铢钱，武德四年，始行开元通宝。隋制五铢重如其文，每钱一千，重四斤二两。《太公圜法》：凡钱轻重以铢。郑虔《会粹·纪开元制》云："每两二十四铢，则一钱重二铢半以下。古秤比今秤三之一也，则今钱为古秤之七铢，以上古五铢则加重二铢以上"。邱琼山曰："凡造一钱，用铜一钱，此开元通宝所以最得轻重大小之中也，此后如太平淳化之类，并仿此制，至今行之"。余以今医处剂，不别汤散，但用钱数，轻重悉听之药肆，欲合古方甚非谓也。古钱行于今者，惟唐之开元，铢两易明，取以权药，庶无失宜。《千金方》又云：“古秤惟有铢两，而无分名，今则以十黍为一铢，六铢为一分，四分为一两，十六两为一斤，此则神农之称也。吴人以二两为一两，隋人以三两为一两（按吴有复秤、单秤，隋有大升、小升之别），今依四分为一两称为定”。方家凡云：“等分者，皆是丸散，随病轻重，所须多少，无定铢两，三种五种，皆悉分两同等耳。凡丸散云若干分两者，是品诸药宜多宜少，非必止于若干之分两也。假令日服三方寸匕须差，止是三五两药耳。凡散药有云刀圭者，十分方寸匕之一，准如梧桐子大也。方寸匕者，作匕正方一寸，抄散取不落为度。一撮者四刀圭也，十撮为一勺，二勺为一合。以药升分之者，谓药有虚实轻重，不得用斤两，则以升平之。药升方作上径一寸，下径六分，深八分，内散药，勿按仰之，正尔数动，令平调耳。”又云：“古人用药至少，分两亦轻，差病极多。今人感病厚重，药力轻虚，处方者常须加意，重复用药，药乃有力，是知唐时药剂较古为重。”宋·庞安常《上苏子瞻辨伤寒论书》云：“唐大和中徐氏撰《济要方》其引云：秤两与前代不同，升合与当时稍异。近日重新纂集，约旧删修，不惟加减得中，实亦分两不广。又引陶隐居云：古今人体大小或异，脏腑血气亦有差焉，请以意酌量药品分两。古引以明取所服多少配之，或一分为两，或二铢为两，以盏当升可也。”又芍药甘草汤注云：“按古之三两准今之一两，古之三升准今之一升。宋林忆等校《千金方》亦称今例如此。若以古方裁减，以合今升秤，则铢两升合之分豪难从，俗若莫以古今升秤均等，而减半为一剂，稍增其枚粒，乃便于俗尔。且仲景方云，一剂尽，病证犹在者，更作减半之剂。”此古方一剂，又加其半，庶可防病未尽而服之。有不禁大汤剂者，再减半亦得，贫家难辨，或临时抄撮皆可，粗末每抄五钱，水两平盏，煎八分服之。是知宋时药剂，又薄于古，视唐则减三之一焉，今称水药无铢名。古方分两，又多经后人改从今秤，盖自宋已然，取其适俗用尔。而今剂之重，反过于唐。医者昧昧，意为增损，知此者亦鲜矣。《物理论》曰：原疾疹之轻重，量药齐之多寡，贯微达幽，不失细小。”此虽医之一隅，可不慎与。

案：校古今权量者，宋·林忆、庞安常皆以古三两为今一两，古三升为今一升。沈存中谓古六斗当今一斗七升九合，古三斤当今十三两。陈无择谓古以二十四铢为两，今以开通元宝一枚为一钱，十之为两。以开通元宝十枚，五铢钱十六枚平之适均，则今一两为古八十铢。明李时珍谓古之一两今之一钱，古之一升今之二合半。清徐灵胎谓三代至汉，升合权衡不过今十分之二。孔荭谷谓今一两，当古九十五铢又十三黍，约古一两为今二钱五分。王朴庄谓古一两当今七分六厘，古一升当今六勺七抄。众说纷纭，且以质之实验。汉《律历志》云：“一仑容千二百黍，重十二铢，两之为两”。明·郑世子选羊头山黍中者，以时制等子秤之，千二百粒重三钱。清·程易畴用山西灵石县之黑黍大者、中者各千二百粒，以天平砝码较之，大者重二钱六分八厘，弱中者重二钱四分五厘强。是皆古半两之重，则古一两居今等子五钱、六钱之间。然陶隐居、孙真人所言神农之秤，以十黍为一铢，六铢为一分，四分成一两，是一两为二百四十黍。于汉两法什取其一，居今等子五六分耳。夫谓古秤于今秤三之一者，自唐以来，十口相传，宜若可信，今验之仑黍而不合者。程易畴云：权百黍为铢，又取百黍更权之，必不能齐一。圣人垂法，于不齐之中求其齐而已，是验黍亦不足为准也。虽然神农秤法与汉《律历志》不同，既有明文，固不可比而同之。恭苏云：古秤皆复，晋秤始后汉末已来，分一斤为二斤，一两为二两，金银丝绵并与药同，无轻重矣。古方唯有仲景而已，涉今秤，若用古秤作汤，则为水殊少。明秤药故与常权有异，常秤大，药秤小，断可知矣。至其轻重不为什一之比者，隐居述神农秤法云：虽有子谷黍之制，从来均之已久，正尔依此用之，明其所谓十黍为一铢者，不过相传有此名号，非真十粒黍子也，是故药秤铢两之法虽为常秤十之一，而其轻重盖得常秤十之四五。《千金方》云：吴人以二两为一两，隋人以三两为一两，是常秤二三倍于药秤也。考今权衡中厘毫丝忽之数，为宋·景德中刘承所定，元·丰后乃有等子，明世乃有天平砝码。若古常秤之一铢，居今等子二分以下，则神农秤之一铢，不过今等子数厘之重。是在宋以前，不可持衡而得之，乃以铢起权衡者，盖由常秤之法，具也被其名耳。是故史称华佗心识分剂，不复称量，其实为时无等子，少物不可量取故尔。若古今升斗之法，据《汉律历志》，千二百黍为一仑，合仑为合，十之为升，百之为斗，一斗之积，一百六十二立方寸。孔东塘校汉建初铜尺。当清量地官尺六寸六分六厘不尽，即三与二之比，是汉斗积当今四十八立方寸，清斗积三百十六立方寸，是汉一斗当清一升五合二勺弱。然陶隐居、孙真人并云：药升方作上径一寸，下径六分，深八分。此其积为五百二十二立方分，与汉法一升积十六立方寸又二方分者，大相悬绝，可知药升与常升居然二物也。然隐居云：凡散药有云刀圭者，十分方寸匕之一方寸匕者，作匕正方一寸，钞散取不落为度。一撮者，四刀圭也，十撮为一勺，十勺为一合，是一合当四十方寸匕。方寸匕钞药作堑堵形，虽不必得立方之半，要之四十方寸匕必大于一立方寸甚明。药升之积，不及一立方寸，是一升反小于一合，何也？《千金方》云：两勺为一合，两勺为八方寸匕，犹非药升十分之一，此皆不可通者也。观陶孙述药升云，今人分药，不复用此。疑药升但以钞取散药，与方寸匕之用正同。古者二物并用，其后但用方寸匕耳。要之权量有须考证，完物则古今不异，就完物以推算权量，必能得其大致。隐居云：巴豆一分六铢为一分准十六枚。附子、乌头去皮毕，以半两准一枚。枳实去穰毕，以一分准二枚。橘皮一分，准三枚。枣有大小，三枚准一两。由此验之，可以得古权衡。隐居又云：桂一尺，削去皮毕，重半两为正。甘草一尺，重二两为正。由此验之，更可得古尺度。隐居又云：半夏一升，洗毕，秤五两为正。蜀椒一升，三两为正。吴茱萸一升，五两为正。菟丝子一升，九两为正。子一升，四两为正。蛇床子一升，三两为正。地肤子一升，四两为正。蜜一斤，有七合。膏一斤，有一升二合。由此验之，更可得古量。如此权衡度量，交互推求，得其事实，则于古方过误，可以校核而知。诸家歧说，亦将刊落无余矣。

医学史　上编　第四期

孙永祚　编

炮炙

孙思邈曰："凡药有根茎、枝叶、皮骨、花实，诸虫有毛翅、皮甲、头足、尾骨之属，有须烧炼炮炙，生熟有定，一如后法"。又云："依方炼治，极令净洁，然后升合秤两，勿令参差"。今《千金方·合和篇》条具三十事，皆炮炙法也。陈振孙《书录解题》，载《雷公炮炙》三卷，称宋雷撰、胡洽重定，述百药性、味、炮、熬、煮、炙之方。其论多本之乾宁晏先生，是书自元以来无专行之本。明·李时珍《本草纲目》载之差详。近世通行《雷公炮制药性解》六卷，乃明·李中梓所集，其中采论未备。考《江南通志》，中梓所著，独无是书，或浅人捃摭依附其名尔。今方惟合丸膏，始重炮制，汤液所施多违古意。夫古之良医皆自采药，制藏如法，而后用之，所以草石效灵，治十得九也。案：缪仲淳曰："凡为医师，先当识药。药之所产，方隅不同，则精粗顿异。收采不时，则方用全乖。既识药矣，宜习修事。《雷公炮炙》固为大法，或有未尽，可以意通。譬诸饮食，烹调失度，尚不益人，反能增害，何况药物关于躯命者也。

脉案

今医者处方必记其日月，所诊何证，所施何法，谓之脉案。其例近古多不知其由来矣。《周礼·医师》：岁终则稽其医事。贾疏谓治病有愈有不愈，并有案记，令岁终总考计之，是据其案记可知其得失也。余尝读《史记·仓公传》记其所治，倍详于越人，度当时得仓公书而条具之者，或疑不类太史公之文，非也。今审其传中，自言意所诊者，皆有诊籍，所以别之者，臣意所受师方适成师死，以故表籍所诊，期决死生，观所得所失者。合脉法，以故至今知之。是知诊籍者皆注其人之里居病状，所施何方药，所诊何时，故云观所得失至今知之也。《元典章》：至元廿二年，设各路医学教授，学正照依降去十三科题目，每月习课。又令行医之家，每朔望集本学三皇庙焚香，各说所行科业，仍自写曾医愈何人，治法药方，具教授考教。今之脉案，大略此，率多不存。其造诊者乃别录之，亦无究其所治得失者矣。

案：喻嘉言《寓意草》有议病式，可为脉案大法，录之以备参考。

议病式

某年、某月、某地、某人、年纪若干，形之肥瘦长短若何，色之黑白枯润若何，声之清浊长短若何，人之形志苦乐若何。病始何日，初服何药，次后再服何药，某药稍效，某药不效，时下昼夜孰重，寒热孰多，饮食喜恶多寡，二便滑涩有无，脉之三部九候何候独异，二十四脉中何脉独见，何脉兼见，其证或内伤，或外感，或兼内外，或不内外，依经断为何病，其标本先后何在，汗、吐、下、和、寒、泻、温、补何施，其药宜用七方中何方，十剂中何剂，五气中何气，五味中何味，以何汤名为加减，和合其效验定于何时，一一详明，务令纤豪不爽，起众信从，允为医门矜式，不必演文可也。

某年者，年上之干支，治病先明运气也。某月者，治病必本四时也。某地者，辨高卑燥湿五方异宜也。某龄、某形、某声、某气者，用之合脉图万全也。形志苦乐者，验七情劳逸也。始于何日者，察久近传变也。历问病证药物验否者，以之斟酌已见也。昼夜寒热者，辨气分血分也。饮食二便者，察肠胃乖和也。三部九候何候独异者，推十二经脉受病之所也。二十四脉见何脉者，审阴阳表里无差忒也。依经断为何病者，名正则言顺，事成如律度也。标本先后何在者，识轻重次第也。汗、吐、下、和、寒、温、补、泻何施者，求一定不差之法也。七方：大、小、缓、急、奇、偶、复，乃药之制，不敢滥也。十剂：宣、通、补、泄、轻、重、滑、涩、燥、湿，乃药之宜，不敢泛也。五气中何气、五味中何味者，用药最上之法，寒、热、温、凉、平，合之酸、辛、甘、苦、咸也。引汤名为加减者，循古不自用也。刻效于何时者，逐段辨之不差，以病之新久五行定痊期也。若是则医案之在人者，工拙自定，积之数十年，治千万人而不爽也。

禁术

禁术者，盖于汉之方士为神仙家言者，乃演赞其说，古上医皆能之。《扁鹊传》所谓受《禁方书》，饮药三十日，视见垣一方人，以此视病，尽见五脏癥结，特以诊脉为名耳。传称长桑君忽然不见，殆非人也。又云：饮以上池之水三十日，当知物矣。注：谓当见鬼物。是知禁方即禁术之谓。故曰特以诊脉为名，而或以为秘方，非也。《仓公传》又云："阴阳禁书，盖古医多通数学、物理论，所谓能明性命吉凶之数，乃为良医也"。《抱朴子》云："古之初为道者，莫不兼修医术以救近祸"。《后汉书》言：徐登善为巫术，赵炳能为越方，共以其术疗病，而称其禁水禁树之神，是禁方亦医之一端，隋唐时犹尚其技。今《千金翼方》附"禁经"二十二篇，皆单行备急之术，宋·陈振孙谓用之多验者是也。

案：林忆等校《千金翼方》云："《禁经》上下两卷，二十二篇，其间辞语鄙野，盖出俗传，思邈切于救人，实录其文，不加删润，今具有云，庶成一家之书。"

祝由

今以祝由名科，楚人盛传其技，有符印禁咒，治奇疾往往而验。盖近于古巫祝之事焉，《列子》宋阳里子华病忘，谒巫而卜之，不吉。《左传》晋侯病，召桑田巫，曰："不及食新麦矣"。《韩子》曰："秦昭王有疾。百姓买牛而家为王祷，是知磔禳祀除疠殃，犹古之遗治也"。其名始见于《素问·移精变气论》，云：毒药不能治其内，针石不能治其外，故可移精祝由而已。隋·全元起注：祝由南方神。唐·王冰则谓：祝说病由，不劳针石。今操其术者，至人家辄问病由，书其人姓名，向神方祝；或吞气服符，饮人以神水，其技类禁术而无方。案：《抱朴子》"杂应""登涉"诸篇言："六甲秘祝及符录事，亦相类"。曹植辨："道论所谓巨怪者，其此辈与。"

案：《千金》论曰："有汤药焉，有针灸焉，有禁咒焉，有符印焉，有导引焉，斯之五法，皆救急之术也。"自宋以来，用十三科考医政，其一为祝由科。

按摩

《汉志》有《黄帝岐伯按摩》十卷而列之神仙家。盖以其为道引之术，不假方药之功，所谓保性命之真，而游求于外者也。今《千金方》载婆罗门及老子按摩法。无称黄帝岐伯者，殆非古先道之遗与。《扁鹊传》云："上古之时，医有俞跗，治病不以汤液醴沥、镵石桥引、案杌毒熨"。《索隐》云："桥者谓为按摩之法，夭挢引身，如熊顾鸟伸也。杌音玩，亦谓按摩而玩弄身体使调也"。《素问》曰："其治宜导引按，但言治痿、厥、寒、热，而不具其法"。《后汉·华佗》语："吴普以五禽之戏，曰虎鹿熊猿鸟，亦以除疾，兼利蹄足，以当道引，体有不快起作一禽之戏，怡而汗出，因以著粉，身体轻便而欲食"。盖所以引挽腰体，动诸关节，使谷气得销，而病不能生也。案："著粉"句，《汉书》《魏志》注并未详，余考孙思邈"禁经"云："勑粉火治邪，亦可以按摩，又师捉一炬火，作禹步，烧粉，令病人越火入户还床"。可知著粉固按摩之一术，烧粉而越之者，亦取其能轻身尔。《庄子》曰：吐故纳新，熊经鸟申，此道引之士，养形之人，也是佗所为五禽之戏。本古道引者相承之遗法，特增其名数尔。《周礼疏》案：刘向云扁鹊使子术按摩。《说苑》云：子游矫摩。《韩诗外传》云：子游按摩。《唐六典》有按摩博士一人。注：崔实《正论》云：熊经鸟伸延年之术，故华佗有六禽之戏，《魏文》有五槌之锻。又《真诰》记《大洞真经·精景按摩篇·太上籙渟发华经·上》按摩法：（注：亦称熊经鸟伸之术）“夫古之按摩，皆躬自运动，振、捩、顿、拔、捺、拗、伸，通其百节之灵，尽其四支之敏，劳者多健，辟犹户枢”。今人每至风痱拘挛，宛气流刺，然后委制于人，手足交拒，伤及神骸，而庸妄者恃其术力。至以按摩名家为人舞蹈，几自忘其所谓矣。

案：《三国志》注引《佗别传》曰：“有妇人长病经年，世谓寒热注病者，佗用寒水汲灌，热气蒸出，乃使然火温床，厚覆，良久，汗洽出，著粉，汗燥，便愈”。又《伤寒论》，大青龙汤，服之取微似汗，汗出多者，温粉粉之，此与五禽戏罢汗出著粉同为止汗之法。扑粉止汗，浅露易知，乃郑君故求深解，傅会禁术，亦远于事情矣。

注药

《汉志》载《金创瘛方》三十卷，盖皆外治之法。今以药屑注创处谓之傅药，其治于《周礼》见之，疡医有祝药劀杀之齐①。郑注“祝”当为“注”，读如注病之注，谓附著药。劀，谓刮去脓血。杀，谓以药

① 齐：通“剂”。

食其恶肉。又凡疗疡以五毒攻之。郑注今医方有五毒之药，作之合黄堥①，置石胆、丹砂、雄黄、礜石、慈石其中，烧之，三日三夜，其烟上著，以鸡羽扫取之，以注创恶肉破骨则尽出。贾疏谓今时合和丹药者皆用黄瓦缻为之，亦名黄堥，事出于古也。近世创科制炼升降诸药，仍其遗法，但不深究阳疾处内，阴形应外之理，专意肤受，悍药杂投，其失多矣。比年泰西诸国丹药盛行，率多苦涩之品。初钱塘吴尚先惟传大西洋十宝散，其药十品皆华产，以之注创辄验。相传彼国医院治疾有如《华佗传》所云刳破腹背，抽割积聚，断截湔洗，既而缝合者，特虑无元化之神膏，则束手受败而已。

案：此篇考证是也，评语全不中肯，絜不可为训。黄堥者，内则作牟。《释文》云：“齐人呼土釜为牟”。字又作“鍪”，《说文》有“鍪”，鍑属，是为本字。又有号：土釜也，音镐。《抱朴子》云：“作丹药，盛用黄土瓯。注云：‘意是土釜，出在广州及长沙、豫章、临川、鄱阳者皆可用之。又此诸郡皆作黄土，亦堥可用之。’”据此，则土釜与黄土土堥微有不同。苏颂谓“黄堥若市中所货，有盖瓦合。”疑此即贾疏所桶黄瓦缻也。

---

① 黄堥（huáng wú）：黄土制的瓦器。

针灸汤熨

《山海经》曰："高氏之山，有石如玉，可以为针"。《史记·扁鹊传》：石，《索隐》注谓石针也。《素问》："其治宜砭石"。王冰注谓以石为针。《说文》："砭，以石刺病也"。《汉书》用度箴石。颜师古注："石，谓砭石，即石针也"。古者攻病则有砭，今其术绝矣。是古之针治皆用石之证。《春秋传》："美不如恶石"。汉·服虔云："石，砭石也"。季世无复佳石，故以铁代之，是季汉始用铁针之证。《周礼·医师》不详其术，《汉志》有汤液经法而无针砭之方，经传但言药石而已。自《素问》创九针之名，辨补泻之用，方家依托，乃有《黄帝针经》。皇甫谧《甲乙经·叙》以为在《七略》《内经》中者，亦无征也。窃谓其书果出于上古三代之时，何以独详针而不及砭。按《扁鹊传》厉针砥石，仓公教高期、王禹石砭灸，郭玉自言针石之间毫芒即乘，可知秦汉之世针砭并行，隋唐以还，单传针法。至宋·王惟德纂《天圣针经》，考明堂经络之会，为铜人腧穴之图，承其技者，专门名家，几废药饵。今之外科，犹沿此习。至于暑日人患痧证，辄延鬗工，妄刺血脉，阴阳失理，为害尤多。明·汪机著《针灸问对》三卷，其论以针刺病，能治有余，而不能治不足，详辨《内经》虚实补写之说，又言误针、误灸之害，与巧立名目之诬，皆术家所讳，其说至为精笃。若夫灸之方，但依《图经》，尚无大失。今人灼艾注姜片，按孔穴灸之，以治疾，多验，但壮注率不如法耳。古者蓄艾，本以疗病。《孟子》云："求三年之艾。"，《盐铁论》怀针橐艾，则被不工之名"。《论衡》："布一丸之艾于血脉之蹊"，是灼艾即灸之证。古法多针灸并言，而以之佐汤液，乃易为理。今《千金方》中可考见其例。自唐·王焘力言针害，凡针法针穴，俱删不录，惟立灸法为一门。其后西方子撰《明堂灸经》，仍其义例。又有熨法，意近于灸。今医家炀药承以绢布，熨体上下，得气则舒。《说文》："熨曰从上案下也。"《扁鹊传》言："毒熨"。《索隐》谓毒病之处，以药物熨帖。《传》又言：使子豹为五分之熨，以八减之齐和煮之，以更熨两肋下。《索隐》谓熨之令温暖之气八五分也。扁鹊曰："疾在腠理，汤熨所及；在血脉，针石所及；在肠胃，酒醪所及；其在骨髓，虽司命无奈之何"。其论皆谓异方疗治，今诸方书熨法未详，故并及之。

余杭章公曰：针术所始，盖起于按摩。凡习手臂者，有点穴术，指按其处，则一手一足尽废，于是变之则为按摩，于是变之则为针术焉，斯乃积验所得。其以十二经部署者，则从后追为之说耳。

医学史　上编　第五期

孙永祚　编

房中

记曰："男女居室，人之大伦"。夫大道起于房中，阴阳阖辟，气感神交，泰壹汽今，归根玄牝，故《易》言缊之理，必推本于构精也。圣贤明其道，以之复性。神仙传其术，以之养形。顾中冓之私，人欲之感，世士多隐，经典罕言，率戒诲淫，托诸静好。岂知夫妇始接，礼以昏成，情以色授，体以亵合，爱以欲生，动静交感，虽愚亦明。乃今之人多以横陈为内讳，反因暧昧而色荒，阴疑阳必战，风落山为蛊，是以无术与无节者厥失惟均，其道至微，诚非上知不可语也。古者御内有制，当夕不虚。《内则》注："诸侯取九女，姪娣两两而御则三日，次两媵则四日，次夫人专夜则五日也。大夫一妻二妾，则三日御遍；士一妻一妾，则二日御遍；其天子则有内宰教九御，内小臣掌阴事，女御叙燕寝御日等差，著之政令"。《周礼》注云："自九嫔以下，九九而御于王，凡群妃御见之法，月与后妃其象也。卑者宜先，尊者宜后，女

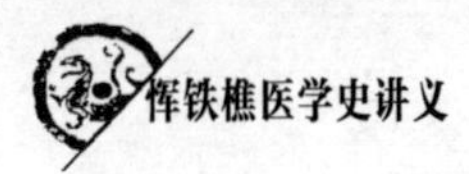

御八十一人当九夕，世妇二十七人当三夕，九嫔九人当一夕，三夫人当一夕，后当一夕，十五日而遍。自望后反之。孔子云：‘日者天之明，月者地之理’。阴契制故月上属为天，使妇从夫放月纪”。是郑注差后宫之数为天子御日之文也。又《九嫔》注进劝王息贾疏案。《左传》云：“君子昼以访问，夜以安身。女者定男于夜，节宣其气，内宰注奇衺若今媚道”。贾疏案：《汉书》汉孝文时，妇人蛊惑媚道，更相咒诅，作木偶人埋之于地。汉法又有宫禁云：敢行媚道者。又《尚书大传》：“凡进御君所，女史必书其日月，授之以环以进退之，生子月辰则以金环退之，当御者以银环进之，著于左手，既御著于右手”。是知古之王者，尤重阴道。自后以下，一夕数御，苟违其术，鲜不疾淫。刘向以房家著之《七略》《班志》本之，列房中八家，有《尧舜阴道》廿三卷、《汤盘庚阴道》廿卷、《黄帝三王养阳方》廿卷，其书盖皆纪天子内事，故冠以古帝之名；又《容成阴道》廿六卷、《务成子阴道》卅六卷、《天老杂子阴道》廿五卷、《天一阴道》廿四卷、《三家内房有子方》十七卷，后世补导采御之术，胥出其中。六朝主多好内，秘而不传，或以为荒唐之词，儒者弗道。其后乃流为道家言，不知《汉志》神仙与房中非一家也。案：《后汉·方术传》冷寿光行容成公御妇人法，常屈颈息。唐章怀注谓：握固不泻，还精补脑。引《列仙传》曰：“容成公者，能善补导之事，取精于玄牝，其要谷神不死，守生养气者也”。又甘始、东郭延年、封君达三人者率能行容成御妇人术，或饮小便，或自倒悬，爱啬精气。《玉海》引《神仙传》：甘始依容成玄素之法，更演益之为十卷。《抱朴子·内篇》载务成子丹法一事，是知《班志》所载《容成务成阴道》之书，其术盛行，其义盖同于老子也。《文选·养生论》注引《天老养生经》云：老子曰：‘人生大期以百二十年为限，节度护之，可至千岁’。经又称黄帝问天老云云，疑出《班志》中《天老杂子》之文。《后汉书·王真传》自云：“周流登五岳名山，悉能行胎息胎食之方，嗽舌下泉咽之，不绝房室”。注引《汉武内传》云：“习闭气而吞之名曰胎息，习嗽舌下泉而咽之名曰胎食”。《抱朴子》曰：“胎息者，能不以鼻口嘘噏，如在胎之中”。唐章怀引《魏文帝典论》论：“甘始善行气，左慈知补导之术。至寺人严峻往从问受，奄竖真无事于斯术也”。《金楼子聚书篇》有《宝帐仙方》一秩三卷。《列女传》言：“夏姬状美好，老而复壮者三。”《真诰纪紫清真妃书》云：“接元引奇，友于帝郎，顾俦中馈。”《内藏真方》又云：“情缠双好，齐心帏幙，抱衾均牢，有轻中之接。”《协昌期篇》云：“若无所服而行房内，减算三十年”。又言：“呼吸二景若数行交接，漏泄施写者，则气秽神亡，精灵枯竭”。《黄庭经》云：“嘘吸庐外，出入丹田，审能行之可长存”。《抱朴子》云：“阴阳之术，高可以治小疾，次可以免虚耗，不可以阴阳不交，坐致疾患。善其术者，则能欲走马以补脑，还阴丹于朱肠，采玉液于金池，引三五于华梁”。又言：“凡服药千种三牲之养而不知房中之术，亦无所益也。”玄素喻之水火，水火煞人而又生人，在于能用与不能耳。大都其要法，御女多多益善，如不知其道而用之，一两人足以速死。又云：“知玄素之术者，惟房中之术，可以度世”。孙思邈《千金方》附“房中补益”一篇，言黄帝御女千旨，此乃搜词隐语之为害尔。唯近人长沙叶德辉所刊《双梅景暗丛书》，质言房多内气、口微吐气，即《胎息经》所谓吐惟细细，纳惟绵绵也。其言以口相当，引取女气而吞之。引《仙经》曰：“令人长生，先与女戏，饮玉浆”，即《黄庭经》所谓上合三焦道饮浆，随鼻上下知肥香也。其引彭祖言曰：“以人疗人，真得其真”。《抱朴》亦谓：“彭祖之法，最其要者，其它经多烦劳难行”。可知古者偃息道引，服气固精，至道之际，贵禁内情，老曰“善闭”，庄曰“采真”，隐藏端绪，不外斯经。至于服饵太药，补髓轻身，五石内烁，易生热淫，仓公所谓病得之内，脉无五脏应也。今所传《房中秘录》《摄生真经》诸书，率皆依托《道藏》，喻言炉鼎，璚想瑶思，进为妖式，为害滋深。其见于史志者，汉以后无专书，隋唐志多杂见于道书中。旧唐书有《冲和子房秘录诀》八卷、《葛氏玉房秘术》一卷。《宋中兴志》载《太平经》一百七十卷，题后汉襄楷撰。案：范史言其书本末甚明。《通考》论其所谓兴国广嗣之术，皆房中鄙亵之谭，又称此经流传最古，世所不见，独章怀太子所注《汉书》略及一二。《中兴志》又有《太子真君固命歌》一卷，题真人勒于罗浮山朱明洞阴谷壁古篆文字，东晋葛洪译鲍靓行于世，言房中术，今诸书久佚，爰据经籍传注所记而条具之。今世以媚药使内者，庶知返焉。

唐段公路《北户录》云：红蝙蝠出陇州双伏红蕉花间，采者若获其一，则一不去，南人收为“媚药”。又媚药载软金、鸟辟寒、金龙子、布谷、脚胫骨、鹊脑砂、茎草、芍草、左行草，独未见录红蝙蝠处，岂阙载乎。又有无风独摇草，男女带之相媚。又陈藏器云榼子蔓生，取子中仁带于衣，令人有媚，多迷人。又，鹤子草，蔓花也，当夏开，南人云是媚草，甚神。春生双虫，食叶，老蜕为蝶，女子佩之，如细鸟皮，号为细蝶。《古今注》：绀蝶一名蜻蛉，海中青虾化为之。《表异录》云：绀蝶，闺房媚药。《千金方·杂补服食》部中多房家方，而兹弗录焉。

永祚按：今所存房中书若《周易参同契》《黄庭经》之类，大抵假立名目，隐藏本根，故世人多不知其为房道，而以为玄理。贤如朱晦庵，垂死治《参同契》而不达，其二百而登仙，俗人以一女伐命，其说本于《抱朴》。又云凡人习交合之时，常以鼻术，不杂道家，故其词浅露易知。其中《素女经》《玉房秘诀》《玉房指要》《洞玄子》凡三卷，皆从日本丹波康赖《医心方》析出。《素女方》一卷，即《外台秘要》所录者也，其续编有《天地阴阳交欢大乐赋》一首，题白行简撰，云出自敦煌鸣沙山石室。又有陈希夷《房术玄机中萃纂要》《兰房秘诀·采战春方》《六字延生诀》《三峰采战房中妙术秘诀》《继嗣珍宝》，凡五种，今以《叶氏素女经序》《素女方序》二首，有补考证，录之如下。

《隋书·经籍志·子部医家类》有《素女秘道经》一卷，注云并《玄女经》，又有《素女方》一卷。新旧《唐志》并不著录，惟日本宽平中见在书目有《素女经》一卷，而无《玄女经》《素女方》，疑其时合为一书，不复分列也。宽平当中国唐昭宗时，其时彼国赍①书之使络绎于道途，故五代乱后，亡书彼国皆有传者，此经虽未见有刊本，而载在彼国永观二年丹波康赖所撰《医心方》廿八卷中，首尾贯通，似是完帙。永观二年，为宋太宗雍熙元年，去唐未远，其中所采《玉房秘诀》《玉房指要》《洞玄子》并此经皆言房中之事。又载《养阴》《养阳》诸篇，大抵汉、隋两志中，故书旧文，十得八九。今远西言卫生学者，皆于饮食男女之故，推究隐微，译出新书，无知之夫，

① 赍（jī）：收集。

诧为鸿宝。殊不知中国圣帝神君之青，此学已讲求于四千年以前，即《纬书》所记《孔子闭房记》一书。世虽不传，可知其学之古。又知《春秋繁露·大戴礼》所言古人胎教之法，无非端性情，广姒绩，以尽位育之功能。然则《素女》一经，犹是斯道大辂椎轮焉耳。经中杂出玄女、采女问答。知《素女》《玄女》本合一经，与《隋志》并卷之说合。其文首多冠以《玉房秘诀》《玉房指要》《太清经》《产经》，必是从诸书引出。盖其书为房术之鼻祖，各家援引，人人得而见之，故亦不必别行传世也。《素女方》全卷载唐《外台秘要》十七卷，题称《素女经四季方》，孙氏星衍录出刻入平津馆丛书。读者因隋唐书籍以求古圣人制药禁情之节文，延年种子之要道。俾华胄之族类繁衍于神州，和平寿考之休征充溢于宙合，世有达人，诵读而潜学焉，其于阴阳始终之义，思过半矣。

上《素女经》序

《素女经》《素女方》各一卷，并见《隋书·经籍志》。余从日本丹波康赖《医心方》中析出经一卷，方本不载。又以有孙氏平津馆丛书本，故未校刻孙书，乃据唐·王焘《秘要方》著录。王自注出《古今录验》二十五卷中，按《古今录验》五十卷为唐·甄权所撰，见新旧《唐志》。即此可知此方唐时无独行之本，故新旧《唐志》并经不载也。但方称七首，实止五首。所佚二首，孙未检寻。孙序本《千金翼方》卷五云行房法一依《素女经》。妇人月信断一日为男，二日为女，三日为男，四日为女，以外无子。每时午时夜半行事生子吉，余时不吉。谓为书中佚文。孙盖未见《素女经》，故以经为方。又不知方中全茯苓为君，《千金翼方》所载为七子散，与此不类，且止一方，不足为七也。余笃好医方家言，家藏古今医书略备，恒欲得此二首补成完卷。后读唐·孙思邈《千金要方》二十七载，有茯苓方二首，中有合药须取四时王相日之语，与四季方名义相符。其药物配合宜忌与五首同出一手，又方后云此彭祖法。盖经中本云有采女妙得道术，王使问彭祖延年益寿之法。是此方采女得自彭祖，传之素女，以此证之，确为方中所佚之二明矣。今录出附于卷后，俾览者得窥方书之全，如睹隋书故籍，平津有灵，当同余一拍案也。

上《素女方》序

医学史　中编　第六期

孙永祚　编

张元素

《金史·本传》：张元素，字洁古，易州人。八岁试童子举，二十七试经义进士，犯庙讳下第，乃去学医，无所知名。夜梦有人用大斧长凿凿心开窍，纳书数卷于其中，自是洞彻其术。河间刘完素病伤寒八日，头痛脉紧，呕逆不食，不知所为。元素往候，完素面壁不顾。元素曰："何见待之卑如此哉？"既为诊脉，谓之曰："脉病云云"。曰："然。初服某药，用某味乎？"曰："然"。元素曰："子误矣。某味性寒下降，走太阴，阳亡，汗不能出。今脉如此，当服某药则效矣"。完素大服，如其言遂愈。元素自此显名。元素治病不用古方，其说曰："运气不齐，古今异轨，古方新病，不相能也。"自为家法云。

《古今医统》：张元素善知药性、气味、阴阳、厚薄、升沉之微，李时珍称其《灵》《素》而后一人。著《珍珠囊》引经佐使，李杲师事之尽得其学。子璧得父业，名著当时，号云岐子。有《脉诀》行世。

案：吕元膺曰，张易水医如濂溪之图太极，分阴分阳而包括理气，其要以古方新病自为家法，或者失察欲指图为极，则近乎画蛇添足矣。

刘完素

《金史·本传》：刘完素，字守真，河间人。尝遇异人陈先生以酒饮，守真大醉，及寤，洞达医术，若有授之者。乃撰《运气要旨论》《精要宣明论》。虑庸医或出妄说，又著《素问元机原病式》，特举二百八十八字，注二万余言。然好用凉剂，以降心火益肾水为主，自号通元处士云。按：陈先生，查《畿辅通志》称陈希夷，未知是否。

案：吕元膺曰："刘河间医如橐驼种树，所在全活，但假冰雪以为春，利于松柏而不利于蒲柳"。

张从正

《金史·本传》：张从正，字子和，睢州考城人。精于医，贯穿《素》《难》之学，其法宗刘守真，用药多寒凉，然起疾救死多取效。古医书有汗、下、吐法，亦有不当汗者，汗之则死；不当下者，下之则死；不当吐者，吐之则死。各有经络脉理。世传黄帝、岐伯所为书也，从正用之最精，号张子和汗下吐。妄庸浅术，习其方剂，不知察脉原病，往往杀人。此庸医所以失其传之过也。其所著有六门三法之目，存于世云。《河南通志》张从正兴定中召补太医，居无何，辞去，乃与麻知几辈日游水之上，讲明奥义，辨析元理，遂以平日闻见及尝试效者，辑为一书，凡十四卷，名曰《儒门事亲》。

案：吕元膺曰："张子和医，如老将对敌，或陈兵背水，或济河焚舟，置之死地而后生，不善效之，非溃则北矣"。

李杲 元

《元史·本传》：李杲，字明之，镇人也。世以赀雄乡里。杲幼岁好医药，时易人张元素以医名燕赵间，杲捐千金从之学，不数年尽传其业。家既富厚，无事于技，操有余以自重，人不敢以医名之。大夫士或病其资性高謇，少所降屈，非危急之疾，不敢谒也。其学于伤寒、痈疽、眼目病为尤长。北京人王善甫为京兆酒官，病小便不利，目睛凸出，腹胀如鼓，膝以上坚硬欲裂，饮食且不下，甘淡渗泄之药皆不效。杲谓众医曰："疾深矣。《内经》有之，膀胱者，津液之府，必气化乃出焉。今用渗泄之剂，而病益甚者，是气不化也"。启元子云："'无阳者阴无以生，无阴者阳无以化'，甘淡渗泄皆阳药，独阳无阴，其欲化得乎？"明日，以群阴之剂投，不再服而愈。西台掾萧君瑞，二月中病伤寒发热，医以白虎汤投之，病者面黑如墨，本证不复见，脉沉细，小便不禁。杲初不知用何药，及诊之，曰："此立夏前误用白虎汤之过。白虎汤大寒，非行经之药，止能寒腑脏，不善用之。则伤寒本病隐曲于经络之间，或更以大热之药救之，以苦阴邪，则他证必起，非所以救白虎也。有温药之升阳行经者，吾用之”。有难者曰：“白虎大寒，非大热何以救，君之治奈何?”杲曰：“病隐于经络间，阳不升则经不行，经行而本证见矣。本证又何难焉?”果如其言而愈。魏邦彦之妻，目翳暴生，从下而上，其色绿，肿痛不可忍。杲云：“翳从下而上，病从阳明来也。绿非五色之正，殆肺与肾合而为病邪”。乃泻肺肾之邪，而以入阳明之药为之使，既效矣。而他日病复作者三，其所从来之经与翳色各异。乃曰：“诸脉皆属于目，脉病则目从之。此必经络不调，经络不调则目病未已。”问之果然，因如所论而治之，疾遂不作。冯叔献之侄栎年十五六，病伤寒，目赤而烦渴，脉七八至，医欲以承气汤下之，已煮药而杲适从外来，冯告之故。杲切脉，大骇曰：“几杀此儿。《内经》有言：‘在脉诸数为热，诸迟为寒’，今脉八九至是热极也。而《会要大论》云：‘病有脉从而病反者何也?脉之而从，按之不鼓，诸阳皆然’。此传而为阴证矣。令持姜附来，我当以热因寒用法处之。”药未就而病者爪甲变，顿服者八两，汗寻出而愈。陕帅郭巨济病偏枯，二指著足底不能伸。杲以长针刺骩中，深至骨而不知痛，出血一二升，其色如墨。又且谬刺之，如此者六七，服药三月，病良已。裴择之妻病寒热，月事不至数年，已喘嗽矣，医者率以蛤蚧、桂、附之药投之，杲曰：“不然，夫病阴为阳所搏，温剂太过，故无益而反害”。杲以寒血之药，则经行矣。已而果然。杲之设施多类此，当时之人，皆以神医目之，所著书，今多传于世云。

《嘉莲燕语》：“李杲，字明之，其祖贫时，夜坐读书，有一女子从室西地中出，与杲祖坐谈，甚美。少顷，渐以身亲杲祖，杲祖屹然不动，将告去，杲祖问曰：“汝是何神何鬼耶?”女子取笔书于几上曰：“许身愧比双南。”遂复入地下。已而阅子美诗，始悟其为金也。掘之得金一筩，筩上压一石，石面刻云：金一筩畀李氏，孙以医名后世。后杲果从张元素学医术，尽得其业，号东垣先生。”

案：吕元膺曰：李东垣医如丝弦新緪，一鼓而竽籁并熄，胶柱和之，七弦由是而不谐矣，无他，希声之妙，非开指所能知也。

罗知悌

《古今医统》：罗知悌，字敬夫，世称太无先生。精于医术，得金刘完素之传，旁通张从正、李杲二家之书，有异见。惟好静僻，厌与人接，惟丹溪为得意弟子，遂尽教以所学云。

《杭州府志》：罗知悌，字子敬，号太无，钱塘人。以医侍穆陵，甚见宠厚。丹溪朱彦修志医，遍历江湖，不遇明者，还至武陵，遇知悌，俟门下三载，始得见，知悌爱其诚，尽以其术授之，彦修遂以医名东南。知悌能词章，善挥翰，贫病无告，予之药，无不愈者，仍赡以调理之资。

案：王祎《青岩丛录》云：刘河间传之荆山浮图师，师至江南传之宋中人罗知悌，而南方之医皆宗之。

朱震亨

戴良《丹溪翁传》：丹溪翁者，婺之义乌人也，姓朱氏，讳震亨，字彦修，学者尊之曰丹溪翁。翁自幼好学，日记千言。稍长，从乡先生治经，为举子业。后闻许文懿公得朱子四传之学，讲道八华山，复往拜焉。益闻道德性命之说，宏深粹密，遂为专门。一日，文懿谓曰："吾卧病久，非精于医者，不能以起之。子聪明异常人，其肯游艺于医乎?"翁以母病脾，于医亦粗习，及闻文懿之言，即慨然曰："士苟精一艺，以推及物之仁，虽不仕于时，犹仕也。"乃悉焚弃向所习举子业，一于医致力焉。时方盛行陈师文、裴宗元所定大观二百九十方，翁穷昼夜是习，既而悟曰："操古方以治今病，其势不能以尽合。苟将起度量，立规矩，称权衡，必也《素》《难》诸经乎！"然吾乡诸医鲜克知之者。遂治装出游，求他师而叩之。乃渡浙江，走吴中，出宛陵，抵南徐，达建业，皆无所遇。及还武林，忽有以其郡罗氏告者，名知悌字子敬，世称太无先生，宋理宗朝寺人，学精于医，得金刘完素之真传，而旁通张从正李杲二家之说。然性褊甚，恃能厌事，难得意。翁往谒焉，凡数往返，不与接。已而求见愈笃，罗乃进之，曰：“子非朱彦修乎?”时翁已有医名，罗故知之。翁既得见，遂北面再拜，以谒受其所教。罗遇翁亦甚欢，即授以刘、张、李诸书，为之敷扬三家之旨，而一断于经，且曰：“尽去而旧学，非是也”。翁闻其言，涣焉无少凝滞于胸臆。居无何，尽得其学以归。乡之诸医泥陈、裴之学者，闻翁言即大惊而笑，且排，独文懿喜曰：“吾疾其遂瘳矣乎!”文懿得末疾，医不能疗者十余年，翁以其法治之，良验。于是诸医之笑且排者，始皆心服口誉。数年之间，声闻顿著。翁不自满足，益以三家之说推广之。谓刘、张之学，其论脏腑气化有六，而于湿热相火三气致病为最多，遂以推陈致新泻火之法疗之，此固高出前代矣。然有阴虚火动，或阴阳两虚湿热自盛者，又当消息而用之。谓李之论饮食劳倦，内伤脾胃，则胃脘之阳不能以升举，并及心肺之气陷入中焦，而用补中益气之剂治之，此亦前人之所无也。然天不足于西北，地不满于东南。天，阳也，地，阴也。西北之人，阳气易于降；东南之人，阴火易于升。苟不知此，而徒守其法，则气之降者固可愈，而于其升者亦从而用之，吾恐反增其病矣。乃以三家之论，去其短而用其长，又复参之以太极之理，《易》《礼记》《通书》《正蒙》诸书之义，贯穿《内经》之言，以寻其指归。而谓《内经》之言火，盖与太极动而生

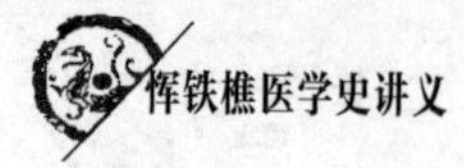

阳，五性感动之说有合；其言阴道虚，则又与《礼记》之养阴意同。因作相火及阳有余阴不足二论，以发挥之。其论相火有曰："阳动而变，阴静而合，而生水火木金土。然火有二焉，曰君火，曰相火。君火者人火也，相火者天火也。火内阴而外阳，主乎动者也，故凡动皆属火。以名而言，形质相生，配于五行，故谓之君；以位而言，生于虚无，守位禀命，故谓之相。天生物恒于动，人有此生亦恒于动。然其所以恒于动者，皆相火助之也。见于天者。出于龙雷则木之气；出于海则水之气也；具于人者，寄于肝肾二部，肝属木而肾属水也。胆者肝之府，膀胱者肾之府，心胞络者肾之配，三焦以焦言，而下焦司肝肾之分，皆阴而下也。天非此火不能生，人非此火不能以有生。天之火虽出于木，而皆本乎地。故雷非伏，龙非蛰，海非附于地，则不能鸣、不能飞、不能波也。鸣也，飞也，波也，动而为相火者也。肝肾之阴悉具相火，人而同乎天也。或曰：'相火天人所同'，东垣何以指为元气之贼。又谓火与元气不两立，一胜则一负，然则如之何而可使之无胜负乎？"曰：周子曰："神发知矣。五性感动而万事出，五者之性，为物所感，不能不动。谓之动者，即《内经》五火也。相火易动，五性厥阳之火，又从而扇之，则妄动矣。火既妄动，则煎熬真阴，阴虚则病，阴绝则死。君火之气，《经》以暑与热言之，而相火之气，则以火言，盖表其暴悍酷烈有甚于君火也。故曰相火元气之贼。”周子曰：“圣人定之以中正仁义而主静。”朱子亦曰：“必使道心常为之主，而人心每听命焉，此善处乎火者也。人心听命于道心，而又能主之以静，彼五火将寂然不动，而相火者惟有扶助造化，而为生生不息之运用尔。夫何元气之贼哉!”或曰：“《内经》相火注言少阴少阳矣，未尝言及厥阴太阳，而吾子言之，何也?”曰：“足太阳少阴，东垣尝言之，治以炒蘖，取其味辛能泻水中之火”。戴人亦言：“胆与三焦，肝与胞络皆从火治”，此历指龙雷之火也。余以天人之火皆生于地。如上文所云者，实广二公之意耳。或曰：“《内经》言火者非一，往往于六气中见之，而言脏腑者，未之有也。二公岂他有所据耶?”曰：“《经》以百病皆生于风寒暑湿燥火之动而为变者，岐伯历指病机一十九条，而属火者五，此非相火为病之出于脏腑者乎？考之《内经》诸热瞀瘈，则属之火；诸狂躁越，则属之火；诸病跗肿、痛酸惊骇，则属之火。又《原病式》曰：“诸风掉眩，属于肝火之动也；诸气郁病痿，属于肺火之升也；诸湿肿满，属于脾火之胜也；诸痛痒疮疡，属于心火之用也。是皆火之为病出于脏腑者然也。”噫！以陈无择之通达，犹以暖热论君火，日用之火论相火，是宜后人之聋瞽哉！其论阳有余阴不足，有曰：“人受天地之气以生，天之阳气为气，地之阴气为血。然气常有余，而血常不足，何为其然也？天，大也，为阳，而运于地之外；地，居天之中，为阴，而天之大气举之。日，实也，属阳，而运于月之外；月，缺也，属阴，而禀日之光以为明者也。则是地之阴已不胜夫天之阳，月之阴亦不敌于日之阳。天地日月尚然，而况于人乎？故人之生，男子十六岁而精通，女子十四岁而经行。是有形之后，犹有待于乳哺水谷之养，而后阴可与阳配，成乎人而为人之父母。古人必近三十、二十而后嫁娶者，可见阴气之难于成，而古人之善于保养也。钱仲阳于肾有补而无泻，其知此意者乎？又按《礼记》注曰："人惟五十然后养阴"。又《内经》有云："年至四十，阴气自半，而起居衰者"。盖男子六十四岁而精绝，女子四十九岁而经断。夫以阴气之成，止为三十年之运用，而竟已先亏，可不知所保养也。《经》曰："阳者，天也，主外；阴者，地也，主内。故阳道实，阴道虚，斯言岂欺我哉！"或曰远取诸天地日月，近取诸男子之身，曰有余，曰不足，吾已知之矣。人在气交之中，今欲顺阴阳之理而为摄养之法，如之何则可？曰："主闭藏者，肾也；司疏泄者，肝也。二脏皆有相火，而其系上属于心。心君火也，为物所感，则易于动，心动则相火翕然而随。圣贤教人收心养心，其旨深矣。天地以五行更迭衰旺而成四时，人之五脏六腑亦应之而衰旺。四月属巳，五月属午，为火大旺。火为肺金之夫，火旺则金衰；六月属未为土，大旺，土为水之夫，土旺则水衰。

况肾水尝藉肺金为母，以补助其不足。古人于夏月必独宿而淡味，兢兢业业，保养金水二脏，正嫌火土之旺尔。《内经》又曰："冬藏精者，春不病温"。十月属亥，十一月属子，正元气潜伏闭藏，以养其本然之真，而为来春升动发生之本。若于此时不恣欲以自戕，至春升之际根本壮实，气不轻浮，尚何病之可言哉！于是，翁之医益闻四方，以病来迎者，遂辐辏于道，翁咸往赴之。其所治病凡几，病之状何如，施何良方，饮何药而愈，自前至今，验者何人，何县里主名，得诸见闻，班班可纪。浦江郑义士病滞下，一夕忽昏仆，目上视，溲注而汗泻。翁诊之，脉大无伦，即告曰："此阴虚阳暴绝也。盖得之病后酒且内，然吾能愈之"。急命治人参膏，而且促灸其气海，顷之手动，又顷而唇动，及参膏成，三饮之苏矣。其后服参膏尽数斤，病已。天台周进士病恶寒，虽暑亦必以绵蒙其首，服附子数百，增剧。翁诊之，脉滑而数，即告曰："此热甚而反寒也"。乃以辛凉之剂，吐痰一升许，而蒙首之绵减半，仍用防风通圣饮之，愈。周固喜甚。翁曰："病愈后须淡食以养胃，内观以养神，则水可生火可降，否则附毒必发，殆不可救"。彼不能然，后竟疽发背死。浙省平章南征闽粤还，病反胃，医以为可治。翁诊其脉，告曰："公之病不可言也"。即出，独告左右曰："此病得之惊后而使内，火木之邪相挟，气伤液亡，肠胃枯损。食虽入而不化，食既不化，五脏皆无所禀，去此十日死”。果如言。郑义士家一少年，秋初病热，口渴而妄语，两颧火赤，医作大热治。翁诊之，脉弱而迟，告曰：“此作劳后病温，惟当服补剂自己”。今六脉皆搏手，必凉药所致，竟以附子汤啜之，应手而瘥。浙多宪幕傅氏子病妄语，时若有所见，其家妖之，翁切其脉，告曰：“此病痰也。然脉虚弦而沉数，盖得之当暑饮酸，又大惊。”傅曰：“然，尝夏因劳而甚渴，恣饮梅水一二升，又连得惊数次，遂病”。翁以治痰补虚之剂处之，旬浃愈。里人陈时叔病胀，腹如斗，医用利药，转加。翁诊之，脉数而涩；告曰：“此得之嗜酒。嗜酒则血伤，血伤则脾土之阴亦伤。胃虽受谷，不能以转输，故阳升阴降而否矣”。陈曰：“某以嗜酒前后溲见血者有年”。翁用补血之剂投之，验。权贵人以微疾来召，见翁至，坐中堂自如。翁诊其脉，不与言而出。使诘之，则曰：“公病在死法中，不出三月，且入鬼录，顾犹有骄气耶!”后果如期死。一老人病目无见，使来求治。翁诊其脉，微甚，为制人参膏饮之，目明如常。时后数日，翁复至，忽见一医在庭，炼礞石，问之，则已服之矣。翁愕然曰：“此病得之气大虚，今不救其虚而反用礞石，不出此夜必死”。至夜参半，气奄奄不相属而死。一男子病小便不通，医治以利药，益甚。翁诊之，右寸颇弦滑，曰：“此积痰病也。积痰在肺，肺为上焦，而膀胱为下焦，上焦闭则下焦塞，譬如滴水之器，必上窍通而后下窍之水出焉”。乃以法大吐之，吐已，病如失。一妇人病不知，稍苏，即号叫数四而复昏。翁诊之，肝脉弦数而且滑，曰：“此怒心所为。盖得之怒而强酒也”。诘之，则不得于夫，每遇夜，引满自酌，解其怀。翁治以流痰降火之剂，而加香附以散①。肝分之郁，立愈。一女子病不食，面北卧者，且半载，医告术穷。翁诊之，肝脉弦出寸口，曰：“此思男子不得，气结于脾故耳”。叩之，则许嫁丈夫入广且五年。翁谓其父曰：“是病惟怒可解。盖怒之气击而属木，故能冲其土之结，今宜触之使怒耳”。父以为不然。翁入而掌其面者三，责以不当有外思，女子号泣大怒，怒已进食。翁复潜谓其父曰：“思气虽解，然必得喜，则庶不再结”。乃诈以其夫有书，旦夕且归。后三月夫果归，而病不作。一妇人产后有物不上，如衣裾，医不能喻。翁曰：“此子宫也，气血虚故随子而下。”即与黄芪、当归之剂，而加升麻举之，仍用皮工之法，以五倍子作汤洗濯皱其皮，少选子宫上。翁慰之曰：“三年后可再生儿，无忧也”。如之。一贫妇寡居病癞，翁见之，恻然乃曰：“是疾世号难治者，不守禁忌耳”。是妇贫而无厚味，寡而无欲，庶可疗也。即自具药疗之，病愈。后复投四物汤数百，遂不发动。翁之为医，皆此类也。

---

① 以散：原脱，据《丹溪心法》附录“丹溪翁传”补。

盖其遇病施治，不胶于古方，而所疗皆中；然于诸家方论，则靡所不通。他人靳靳守古，翁则操纵取舍，而卒与古合。一时学者咸声随影附，翁教之亹亹忘倦。一日，门人赵良仁问太极之旨，翁以阴阳造化之精微与医道相出入者论之，且曰："吾于诸生中，未尝论至于此，今以吾子所问，故偶及之，是盖以道相告，非徒以医言也"。赵出，语人曰："翁之医其始橐籥于此乎！"罗成之自金陵来见，自以为精仲景学。翁曰："仲景之书，收拾于残篇断简之余，然其间或文有不备，或意有未尽，或编次之脱落，或义列之乖舛，吾每观之，不能以无疑，因略摘疑义数条以示。罗尚未悟，及遇治一疾，翁以阴虚发热而用益阴补血之剂，疗之，不三日而愈。罗乃叹曰："以某之所见，未免作伤寒治，今翁治此，犹以芎归之性辛温，而非阴虚者所宜服，又况汗下之误乎?"翁春秋既高，乃徇张翼等所请，而著《格致余论》《局方发挥》《伤寒辨疑》《本草衍义补遗》《外科精要新论》诸书，学者多诵习而取则焉。翁简悫贞良，刚严介特，执心以正，立身以诚，而孝友之行，实本乎天质。奉时祀也，订其礼文而敬莅之。事母夫人也，时其节宣以忠养之。宁歉于己，而必致丰于兄弟；宁薄于己子，而必施厚于兄弟之子。非其友不友，非其道不道。好论古今得失，慨然有天下之忧。世之名公卿多折节下之，翁每直陈治道，无所顾忌。然但语及荣利事，则拂衣而起，与人交一以三纲五纪为去就。尝曰："天下有道，则行有枝叶；天下无道，则辞有枝叶。夫行，本也；辞，从而生者也。苟见枝叶之辞，去本而末是务。辄怒溢颜面，若将浼焉。翁之卓卓如是，则医又特一事而已。然翁讲学行事之大方，已具吾友宋太史濂所为翁墓志，兹故不录，而窃录其医之可传者，庶使后之君子得以互考焉。

王好古

《古今医统》：王好古，字从之，号海藏，古赵人。性明敏，通经史，好医方，师李明之，所著《医垒元戎》十二卷、《医家大法》三卷，《仲景详辨》《活人节要歌》《汤液本草》《此事难知》《斑疹论》《光明论》《标本论》《伤寒辨惑论》等书行世。

罗天益

《古今医统》：罗天益，字谦甫，真定人，东垣弟子。潜心苦学，真积力久，居东垣门下十余年，尽得其妙，著有《卫生宝鉴》二十四卷，行世。

刘因《内经类编》序：近世医有易州张氏学，其于书虽无所不考，然自汉而下，则惟以张机、王叔和、孙思邈、钱乙为得其传。其用药，则本七方十剂而操纵之；其为法，自非暴卒，必先以养胃气为本而不治病也。识者以为近古，而东垣李明之则得张氏之学者，而其论著治验略见《遗山集》中。镇人罗谦甫尝从之学，一日遇予，言先师尝教予曰：“夫古虽有方，而方则有所自出也。钩脚气也，而有南北之异。南方多下湿，而其病则经之所谓水清湿，而湿从下受者也。孙氏知其然，故其方施之南人则多愈。若夫北地高寒，而人亦病是，则经所谓饮发于中，跗肿于下，与谷入多而气少，湿居下者也。我知其然，故我方之施于北，犹孙氏之施于南也。子为我分经病证而类之，则庶知方之所自出矣”。予自承命。凡三脱稿，而先师三毁之，研磨订定，三年而后成，名曰《内经类编》，敢望吾子序之。夫《内经》十八卷、《素问》外《九卷》不经见，且勿论，姑以《素问》言之，则程邵两夫子皆以为战国书矣。然自甲乙以来，则又非战国之旧矣。自朱墨以来，则又非甲乙之旧矣。而今之所传，则又非朱墨之旧矣。苟不于其所谓全书者，观其文而察其理焉，则未有识其真是而贯通之者。今先生之为不然，则不若戒学者之从事于古方，而学者苟不能，然则不若从事古方者之为愈也。罗亦以为然。予闻李死今三十年，罗祠而事之如平生，薄俗中而能若是，是可序。

案： 刘氏此文肤浅迂腐，可知其人非谦甫之知音，所称论著治验见《遗山集》中者，谓《伤寒会要引》也。

总论

王节斋云：“仲景、东垣、河间、丹溪，四子之书，初无优劣，但各发明一义耳。仲景见《内经》载伤寒而其变迁及覆之未备也，故著论立方以尽其变。后人宗之，传用既久，渐失其真，用以通治温暑，内伤诸证，遂致误人。故河间出而始发明治温暑之法，东垣出而始发明治内伤之法。河间之论，即《内经》五运六气之旨；东垣之说，即《内经》饮食劳倦之义。仲景非不知温暑与内伤也，特其著书未之及。河间、东垣之于伤寒，则遵用仲景而莫敢违矣。至于丹溪出而又集诸医之大成，发明阴虚发热类乎外感内伤，及湿热相火为病甚多，随证著论，亦不过阐《内经》之要旨，补前贤之未备耳。故曰外感法仲景，内伤法东垣，热病用河间，杂病用丹溪，一以贯之，斯医道之大全矣。案：节斋此论是也。河间之法，补苴仲景，信有足多者，然其为方也，终囿于古人准绳尺寸之中。至张易水出，乃昌言古方今病，不能相值，治病一切不以方，于是医学一变。东垣深得易水之妙，故其论用药云："用药之法，贵乎明变，如风会有古今之异，地气有南北之分，天时有寒暑之更，禀赋有厚薄之别，受病有新旧之差，年寿有老少之殊，居养有贵贱之辨。用药之际，勿好奇，勿执一，勿轻妄，勿迅速，须慎重精详，圆融活变，不妨沉会，以期必妥，药于是乎功成。惜先贤未有发明，后学因而弗讲，其误世也，不既多乎。"又云："病有宜补，以泻之之道补之；病有宜泻，以补之之道泻之；病有宜寒剂者，以热剂为响道之兵；病有宜热剂者，以寒剂为类从之引；病在上者治下，病在下者治上；病同也而药异，病异也而药同。其义至微，学者最宜深究。”又云：用药之忌，在乎欲速。欲速则寒热温凉、行散补泻未免过当，功未获奏，害已随之。夫药无次序，如兵无纪律，虽有勇将，适以勇而偾事。又如理丝，缓则可清其绪，急则愈坚其结矣”。凡此所论，皆精微独异，以较子和三法六门凶凶之说，盖有间矣。节斋又云：“丹溪治病，不出乎气血痰，故用药之要有三：气用四君子汤，血用四物汤，痰用二陈汤。久病属郁，立治郁之方，曰越鞠丸。盖气血痰三病多有兼郁者，或郁久而生病，或病久而生郁，或误药杂乱而成郁，故每用此方治病时，以郁法参之。气病兼郁，则用四君子加开郁药，血病痰病皆然。故四法者，治病用药之大要也”。惟王文禄云：“罗太无见元世风俗奢靡，丰于滋味，湿热痰火，致病常多，故授朱丹溪以清金降火之法，乃辟《和剂局方》温补之非，矫之过也。夫局方热药固不可，丹溪专用凉药亦不可。况今元气日耗也，用丹溪法治者多坏脾胃，盖痰生脾湿，热生脾虚，必用东垣补脾法为上，是谓丹溪之法不如东垣也。案：丹溪上承刘张李三家之学，而得罗太无为之依归，其法与东垣之法今验之皆有验，盖其所见病证不同尔。要之医学至于金元，犹诸子之在周秦也，各有所长，亦有所短，舍短而取长，斯可以应变矣。”

医学史 中编 第七期

孙永祚 编

葛乾孙

《明外史·本传》：葛乾孙，字可久，长洲人。父应雷，以医名。时北方刘守真、张洁古之学未行于南。有李姓者，中州名医，官吴下，与应雷谈论，大骇叹，因出张刘书与相讨究，自是二家之学，盛行于南。应雷著《医家会同》二卷，官浙江医学提举。乾孙体貌魁硕，膂力绝人，好击刺战阵之法，后折节读书，兼通阴阳、律历、星命，为文章有名，屡试不偶，乃传父业。然不肯为人治疾，或施之辄著奇效，名与金华朱丹溪埒。一书生伤寒不汗，发狂循河走，乾孙捽置水中，良久出之，裹以重棉乃汗而解。富家女病四肢痿痹，目瞪不能食，众医治不效。乾孙命悉去房中香奁流苏之属，掘地坎，置女其中，令家人俟女手足动有声则告，久之女果举手足而呼，投药一丸，明日女自坎中出矣。盖此女平日嗜香，而脾为香气所蚀，故得是证。其疗病不用方药如此。至正时，天下大乱，乾孙推己禄命不利，慨然谓其友曰："闻中原豪杰并起，而我不得与命也。今六气淫厉，吾犯咸池，殆将死矣”。一日见武士引弓，取挽之及彀，归即下血，命子煮大黄四两饮之，子密减其半，血不下，诘知其故，语之曰：“无伤，我命尽来年，今则未也，再服二两而愈”。明年果卒。

《异林》：葛可久，吴人也，性豪爽，好博，少遇异人，授以医术，不事方书，中辄神异。道有狂犬，可久谓人曰：“谁当擒之，即可疗”。恶少果环执之，可久砭其肾，犬卧良久差。有群少戏里中，望见可久，一少年从牖跃入室，曰：“召可久诊视之，不验则群噪之强可久”。可久诊之曰：“肠已断矣，当立死耳”。有顷，少年果死。朱彦修尝治浙中一女子瘵且愈，颊上两丹点不灭，彦修技穷，谓主人曰：“须吴中葛公耳。然其人雄迈不羁，非子所致也，吾遣书往彼必来”。主人悦，具供帐舟楫以迎，使至，葛公方与众搏，大叫使者俟立中庭。葛公瞠目视之曰：“尔何为者?”使者奉牍跪上之，葛公省书，不谢客行，亦不返舍，遂登舟。比至，彦修语其故，出女子视之，可久曰：“法当刺两乳”。主人难之。可久曰：“请覆以衣”。援针刺之，应手而灭。主人赠遗其丰，可久笑曰：“我为朱先生来，岂责尔报耶?”悉置不受。江浙行省左丞某者患痱疾，彦修曰：“按法不治”。可久曰：“尚可刺”。彦修曰：“虽可刺，仅举半体耳，亦无济也”。家人固请遂刺之，卒如彦修言，彦修且计日促之行，曰当及家而绝矣，已而果然，三子治验并显。

《霏雪录》：葛可久，姑苏人，治方脉术，与丹溪朱彦修齐名。尝炒大黄过焦，悉弃去不用，其谨如此。人来迎致，不问贫富，皆往。贫人以楮镪来贸药，准病轻重注善药，缄以畀之而归其直，或楮镪有不佳者，使供粥，盖仁人之用心也。

《古今医统》：葛可久，名乾孙。震父之子，医实跨灶，性甚仁厚，求疗不分贵贱，辄尽心药之，无有不效，著有《医学启蒙论》《十二经络》《十药神书》行世。

滑寿

《明外史·本传》：滑寿，字伯仁。先世襄城人，徙仪真，后又徙余姚。幼警敏，好学能诗，京口王居中名医也，客仪真，寿从之学，授以《素问》《难经》，寿卒业，乃请益曰："《素问》详矣，独书多错简，愚将分脏象经度等为十二类，抄而读之。《难经》又本《素问》《灵枢》，其间荣卫脏腑与夫经络腧穴，辨之博矣，而缺误或多，愚将本其义旨注而读之。何如?"居中跃然曰："甚矣，子之善学也，速为之"。寿晨夕研究，参会张仲景、刘守真、李明之三家，既学针法于东平高洞阳，尽得其术。尝言人身六脉，虽皆有系属，惟督任二经，则包乎腹背而有专穴诸经满而溢者，此则受之，宜与十二经并论。乃取《内经》骨空诸论及《灵枢》篇所述经脉，著《十四经发挥》三卷，通考隧穴六百四十有七。他如《读伤寒论抄》《诊家枢要》《痔瘘篇》及采诸书本草为《医韵》，皆有功于世。故所至人争迎致，以得其一言定死生为无憾。晚自号撄宁生，江南北、浙东西，无不知撄宁生者。年七十余，容色如童孺，行步捷，饮酒无算。既殁，天台朱某摭其治疾神效者数十事作传，故其所著述，益有称于后。

《仪真县志》：滑寿，世为许襄城人。当元时，父祖官江南，自许徙仪真。寿性警敏，习儒书，日记千余言，操笔为文词，有思致，尤长于乐府。京口名医王居中客仪，寿数往叩。居中曰："医祖黄帝岐伯，其言佚不传世，传者惟《素问》《难经》，子其习之。寿受读终卷，乃请于王，分脏象、经度、脉候、病能、摄生、论治、色脉、针刺、阴阳、标本、运气、汇萃，凡十二类，抄而读之。自是寿学日益进，所向莫不奇中。又究夫十二经走会属络流输交别之要，至若阴阳维冲带六脉，虽皆有系属，而惟督任二经，宜与十二经并论，乃著《十四经发挥》，皆有功医学。多治验，所至人争延致，以得撄宁生一决生死为无憾。生无问贫富，皆往治不责报，遂知名吴楚间，在淮南曰滑寿，在吴曰伯仁氏，在鄞越曰撄宁生。

《浙江通志》：滑寿，医通神，所疗无不奇效。与宋僖为友，其诗雅健，元时会乡举。按滑氏家谱，则刘基之兄弟也，基尝访之于余姚，留数月而去。其子孙散居余姚、武林，而武林为最盛。

《绍兴府志》：滑寿，医能决生死。一妇孕患腹痛呻吟，隔垣闻其声，曰："此蛇妖也"。砭之产数蛇，得不死。又一妇临产而死，视之曰："此小儿手捉其心耳"。砭之即苏，少顷儿下，大指有砭迹。姚人所传如此。寿与朱丹溪彦修齐名，所著有《难经本义》等书。今子孙为余姚人，知府浩是其孙。叶知府逢春云："寿盖刘文成基之兄，易姓名为医，文成既贵，尝来劝之仕，不应，留月余乃去"。

《医学入门》：滑寿尝治妇人病，小便涩，中满喘渴，脉三部皆弦而涩，医皆以瞿麦、栀、苓，滑利药而秘益甚。寿曰："水出高源，膻中之气不化，则水液不行，病因于气，徒行水无益，法当治上焦。"乃与朱雀汤倍枳、梗，长流水煎，一服而溲，再服气平而愈。治一妇人年六十余，亦病小便秘，若淋状，小腹胀，口吻渴，脉沉且涩。寿曰："此病在下焦，阴火盛而水不足。"乃以滋肾丸遂愈。治一妇人有孕九月，病滞下，日五七十起，后重下迫，寿以消滞顺气丸药下之愈，而孕不动。《素问》曰："有故无殒也"。治一妇人经水将来，三五日前脐下痛如刀刺，寒热交作，下如黑豆汁，既而水行，因而无孕，两尺沉涩欲绝，余部皆弦急。寿曰："此下部寒湿，邪气搏于冲任，冲主血海，任主胞胎，为妇人血室，故经事将来，邪与血争，如此宜治下焦。”遂以辛散苦温理血之药，令先经期日日服之，凡三次愈。治一人因心高志大，所谋不遂，怔忡善忘，口淡，舌燥，多汗，四肢疲软，发热，小便白浊。诸医以内伤不足，进鹿茸、附子。公视其脉虚大而散，此思虑过度，少阴君火为患耳。夫君火以名，相火以位，相火代君火行事，相火一扰，能为百病，况少阴乎？用补中益气、朱砂安神丸，空心则进坎离丸，月余而愈。治一孕妇病咳痰气逆，恶寒，咽膈不利，不嗜食浃旬，脉浮紧，形体瘦。寿曰：“此上受风寒也”。投以辛温，生津液开腠理，散风寒而嗽自止。治一妇人暑月身冷，自汗，口干，烦躁欲卧泥水中，脉浮而数，沉之豁然虚散。寿曰：“脉至而按之不鼓，为阴盛格阳证，得之饮食生冷，坐卧风露”。乃与元武汤，冷饮三服而愈。治一妇人病寒疝，自脐下上至心，皆胀满攻痛，而胁痛尤甚，呕吐烦满，不进饮食，两手沉结不调。寿曰：“此由寒在下焦，宜急攻其下，无攻其上”。为灸章门、气海、中脘，内服元胡索、官桂、胡椒，佐以茴木诸香、茯苓、青皮而愈。

吕复

《明外史·本传》：吕复，字元膺，鄞人。少孤贫，从师受经，习词赋。后以母病求医，遇名医衢人郑礼之于逆旅，遂谨事之，因得其古先禁方，及色脉药论诸书，讨求一年，试辄有验。自以为未精，尽购古今医书，晓夜研究，务穷其阃奥，自是出而行世，取效若神。其于医门群经，如《内经》《素问》《灵枢》《本草》《难经》《伤寒论》《脉经》《脉诀》《病原论》《太始天元玉册元诰》《六微旨》《五常政》《元珠审语》《中藏经》《圣济经》等书，皆有辨论。前代名医，如扁鹊、仓公、华佗、张仲景、孙思邈、庞安常、钱仲阳、陈无择、许叔微、张易水、刘河间、张子和、李东垣、严子礼、王德肤、张公度诸家，皆有评骘。所著有《内经或问》《灵枢经脉笺》《五色诊奇胲》《切脉枢要》《运气图说》《养生杂言》《脉绪》《脉系图》《难经附说》《四时燮理方》《长沙伤寒十释》《松风斋杂著》诸书。浦江戴良采其治效最著者数十事为医案，晚年自号沧洲翁，历举仙居临海教授，皆不就。

《古今医统》：吕复，四明人，博学精医，有异见，凡有奇病，辄以奇方治之，无不愈。时一人两目视物皆倒植，求疗于复。询其由，大醉后得大吐，须臾而目视则倒。复诊其脉，左关浮促，知其饮酒大吐，上焦反覆，以致胆腑颠倒，视物则然。法当吐以正其气，遂用藜芦瓜蒂散以涌之，后则复吐而愈。

《医学入门》：吕复，为吕东莱之后，以母病攻岐扁术。治一女孩，病嗜卧，面颇赤而身不热，医以慢惊治之，兼旬不愈。复诊其脉，右关独滑而数，他部大小等而和，曰此女无病，关滑为有积食。意乳母嗜酒，酒后辄乳，故令女醉，非风也。及诘之，果然。遂以枳壳、葛花，日二三服而愈。治一伤寒，人静脉伏，又无舌苔，而两颧赤如火，语言不乱。复曰：“此血为热搏，气无所依，必大发斑而后脉出。及揭其襟，赤斑烂然。即用化毒汤，继投承气汤下之，顿愈。发脉于无脉，长沙未论，复以意消息耳。治一妇人病喘不得卧，气口盛人迎一倍，厥阴弦动而疾，两尺俱短而离。复曰：“得之毒药动血，以致胎死不下，奔迫而上冲，非风寒作喘也”。乃用催生汤倍芎、归，煮二三盏服之，夜半果下死胎，喘止而愈。治一人下利完谷，脉两尺俱弦长，右关浮于左关一倍，目外眥如草滋。盖肝风传脾，因成飧泄，非脏寒所致。以小续命汤损麻黄加术，三五服而愈。治一室女经闭五月，腹大如有孕。复诊之，面色乍赤乍白者鬼也，非有异梦，则鬼灵所凭耳。乃以桃仁煎下五七枚而愈。治一人偶搔腘中疥出血，如泉不止，复视时，已困极无气可言，脉惟尺部如丝，他部皆无。乃以四逆汤加荆芥、防风，其脉渐出，更服十全大补一剂，遂痊。治一见杀人惊风入心，疾作奔走，不避水火，或哭或歌，脉上部皆弦滑，左部径于右。复曰：“及痰溢膻中，灌于心包，因惊而风缠五脏耳”。即为吐痰一斗许，徐以惊气丸服之而愈。治一人嗜酒善食，忽溲如脂，脉两手三部皆洪数，而左寸尤躁。复曰："此三阳病由一水不胜五火，乃移热于小肠，不癃则淋。"乃以琥珀、滑石、石膏、黄蘖清之；继以龙胆、辰砂末拌柿蘸食方寸匕，即愈。治一人因惊恐飧泄弥年，众皆谓休息痢，治以苦坚辛燥弗效。复诊其脉，双弦而浮，非饮食劳倦所致，乃惊风也。肝主风，故虚风日甚，困肝而成泄。当平肝太过，扶土不及，其泄自止。用黄牛肝和以攻风健脾之剂，服之逾月而愈。治一妇癃病，小腹痛，众以为瘕聚。复循其少阴脉，如刀刃之切手，胞门芤而数，知其阴中痛，痈结小肠，脓已成，肿迫于玉泉，当不得前后溲，溲则痛甚，遂用国老膏加将军、血竭、琥珀之类攻之，脓自小便出而愈。治一贵客患三阳合病，脉皆弦长，以方涉海为风涛所惊，遂吐血一升许，且胁痛，烦渴，谵语，适是年岁运左尺当不应，诸医以为肾绝。复曰："此天和脉无忧也"。遂投小柴胡减参加生地，半剂后，俟其胃实，以承气汤下之，得利而愈。治一人伤寒逾月，既下而热不已，胁及小腹偏左肿满，肌肉色不变。俚医以为风经四旬，其毒循宗筋入睾丸赤肿若匏子，疡医刺溃之，而胁肿痛如故。复诊尺中皆数滑而芤，脉数不时，则生恶疮，关内逢芤则内痈作，其胁之肿乃痈作肿。经曰："痈疽不得达时亟下之，慎勿晚"。乃与云母膏作丸，衣以乳香，而用硝黄煎汤送下之，下脓五升，明日下余脓而愈。

《宁波府志》：吕复之先，河东人，徙鄞，因家焉。幼孤贫，依母氏读《易》《书》，习词赋，后以小病攻岐黄术，历试有验。浙省平章左答纳失里在帅阃病，无寐心悸，神慑如处孤垒，而四面受敌，虽坚卧密室，睫未尝交也。召复诊，云："左关之阳浮而虚，察其色，少阳之支，外溢于目，胆虚而风乘以入，故无寐"。因投禁方乌梅汤、抱胆丸，日再服，遂熟睡。比寤，病如脱。其神效类如此。

王履

《明外史·本传》：王履，字安道，昆山人，学医于金华朱彦修，尽得其术。尝谓张仲景《伤寒论》为诸家祖，后人不能出其范围，且《素问》云："伤寒为病热，言常而不言变。"至仲景始分寒热立辨，然义犹未尽，乃备常与变，作《伤寒立法考》。又谓阳明篇无目痛，少阴篇言胸背满不言痛，太阴篇无嗌干，厥阴篇无囊缩，必有脱简。乃取三百九十七法，去其重复者，得二百三十八条，复增益之，仍为三百九十七法。极论内外伤，经旨异同，并中风中暑辨，名曰《溯洄集》，凡二十一篇。又著《百病钩元》二十卷，《医韵统》一百卷，学医者宗之。履工诗文，兼善绘事，尝游华山绝顶，作图四十幅，记四篇，诗一百五十首，为时所称。自滑寿、葛乾孙、吕复、周汉卿辈及履，皆元末人，至明初始卒。

《古今医统》：王履，昆山人，字安道。学究天人，文章冠世。极探医源，直穷奥妙，推演东垣之旨，著内伤余义名曰《溯洄集》；又备常与变作《伤寒立法考》；又有《医史补传》《百病钩元》《医韵统》书，所存者，惟《伤寒》《溯洄》而已，《钩元》《韵统》则未之见也。使二书俱存，其有补于医道，又岂小哉！顾其真书沦没，而《脉诀钤法》等伪书行世，岂天不欲后世斯民跻于寿域也耶？

《苏州府志》：王履，尝作《标题原病式》一卷，洪武初为秦府良医正，卒祀乡贤。

戴思恭

《明外史·本传》：戴思恭，字原礼，浦江人，以字行，受学于义乌朱震亨。震亨师金华许谦，以上接朱子之传；又学医于宋内侍钱塘罗知悌，知悌得之荆山浮屠，浮屠则河间刘守真门人也。震亨医学大行，时称为丹溪先生。一见思恭爱其才敏，尽以医术传之，思恭遂以医鸣。洪武时，征为御医，有所疗治，立效，太祖爱重之。燕王患瘕，韩奭治不效，太祖遣思恭往治。问所用药，良是。思恭念何以不效，乃问王何嗜？曰：“嗜庄芹”。思恭曰：“得之矣”。投一剂，夜暴下，视之，乃细蝗也。晋王末疾，思恭疗之，愈已再发，即卒。太祖怒，逮治王府诸医，思恭从容进曰：“臣尝奉命视王疾，启王曰：‘疾今即愈，但毒在膏肓，即复作不可疗也’。今果然矣。”诸医由是免死。一妃嗜烧酒致腹痛，治之而瘥。思恭曰：“十年必复发，发则难救”。后果验。思恭时已老，风雨辄免朝。太祖得疾，少间出御右顺门，召诸医侍疾，无状者悉付狱，独慰思恭曰：“汝仁义人也，事无预汝，毋恐。”已而驾崩，太孙嗣位，罪诸医，独擢思恭太医院使。辽简王闻太祖语，大书“仁义”二字赐之。肃庄王、庆靖王咸为赞味以赐。永乐初，以年老乞骸骨，奏四上，乃许。三年夏，遣使者征入，免其拜，特召乃进见。其冬复告归，遣官护送，赉金币，逾月而卒，年八十三岁。遣行人致祭。所著有《证治要诀》《证治类元》《类证用药》，总若干卷，皆隐括丹溪之书为之。又订正丹溪《金匮钩元》三卷，间附以己意，人谓无愧其师云。

张介宾

《会稽县志》：张介宾，号景岳。素性端静，易事难悦。年十三随父至京，学医于金英，尽得其传。暇即研穷书史，医法东垣、立斋，喜用熟地黄，人呼为张熟地。越人柔脆而幼即戕削，熟地专补肾，后辄效。病未极，人多不敢邀，危甚乃始求救，已无及矣。然亦有死中得活者，著有《类经》一书，为叶寅阳叹赏。卒年七十八，医术中杰士也。

《浙江通志》：张介宾，字景岳，山阴人。从父之京师金梦石授以医术，以扶元气为主。谓河间丹溪立论稍偏，后世寒凉之弊，多减元气，故其注本草独详参附之用。所著《类经》，综核百家，剖悉微义，凡数十万言，历四十年而成。西安叶秉敬谓之海内奇书。又作古方八阵，新方八阵，医学至介宾而无余蕴。

李时珍

《明外史·本传》：李时珍，字东璧，蕲州人。读书不治经生业，独好医书。医家本草自神农所传止三百六十五种，梁陶弘景所增数亦如之，唐苏恭增一百一十四种，宋刘翰又增一百二十种，至掌禹锡、唐慎微辈，先后增补合一千五百五十八种，时称大备。然品数既烦，名称多杂，或一物而析为二三，或二物而混为一品，时珍病之。乃穷搜博采，芟烦补阙，历时三十年，阅书八百余家，稿三易而成《本草纲目》一书。增药三百七十四种，厘为一十六部，合成五十二卷。首标正名为纲，余各附释为目，正始也；次以集解，辨疑、正误，详其出产、形色也；又次以气味、主治、附方，著其体用也。书成将上之朝，而时珍遽卒，未几，神宗诏修国史，购四方文籍。其子建元以遗表及是书来献，天子嘉之，命刊行天下，自是士大夫家有其书。本草之学始称集大成。时珍官楚王府奉祠正，子建中四川蓬溪知县。又吴县张颐、祁门汪机、杞县李可大、常熟缪希雍皆通医术，治病多奇中。而希雍常谓上古医经，未遭秦火，独《内经》《本草》耳。《本草》出于神农，朱字譬之《五经》，后又增补《别录》，譬之注疏，未免朱墨错互。乃沉研剖析，《本经》以经之，《别录》以纬之，著《本草单方》一书盛传于世。

吴有性

吴有性，字又可，震泽人，著《瘟疫论》。其自序曰："夫温疫之为病，非风非寒，非暑非湿，乃天地间别有一种异气所感，其传有九，此治疫紧要关节。奈何自古迄今，从未有发明者。仲景虽有《伤寒论》，然其法始自太阳，或传阳明，或传少阳，或三阳竟自传里①。盖为外感风寒而设，故其传法与温疫自是迥别。嗣后论之者，纷纷不止数十家，皆以伤寒为辞。其于温疫证则甚略之。是以业医者，所记所诵，连篇累牍，俱系伤寒，及其临证，悉是温疫，求其真伤寒，百无一二。不知屠龙之艺②。虽成，而无所施，未免指鹿为马矣。余初按诸家咸谓春夏秋皆是温病，而伤寒必在冬时。然历年较之，温疫四时皆有。及究伤寒，每至严寒，虽有头疼、身痛恶寒、无汗、发热，总似太阳证，至六七日失治，未尝传经，每用发散之剂，

---

① 里：原作"冒"，据文义改。

② 屠龙文艺：指高超的技艺，但不实用。

一汗而解。间有不药亦自解者，并未尝因失汗以致发黄、谵语、狂乱、苔刺等证。此皆感冒肤浅之病，非真伤寒也。伤寒感冒，均系风寒，不无轻重之殊。究竟感冒居多，伤寒希有，况温疫与伤寒，感受有霄壤之隔。今鹿马攸分，益见伤寒，世所绝少。仲景以伤寒为急病，仓卒失治，多致伤生，因立论以济天下后世，用心可谓仁矣。然伤寒与温疫，均急病也。以病之少者，尚谆谆告世，至于温疫多于伤寒百倍，安忍反置勿论！或请温疫之症，仲景原别有方论，历年既久，兵火湮没，即《伤寒论》乃系散亡之余。王叔和立方造论，谬称全书，温疫之论，未必不由散亡也，明矣。崇祯辛巳，疫气流行，山东、浙省、南北两直①感者尤多。至五六月益甚，或至阖门传染。始发之际，时师误以伤寒法治之，未尝见其不殆也。或病家误听七日当自愈，不尔十四日必瘳，因而失治，有不及期而死者；或有妄用峻剂，攻补失序而死者；或遇医家见解不到，心疑胆怯，以急病用缓药，虽不即受其害，然迁延而致死，比比皆是。感之轻者，尚获侥幸；感之重者，更加失治，枉死不可胜纪。嗟乎！守古法不合今病，以今病简古书，原无明论。是以投剂不效，医者彷徨无措，病者日近危笃，病愈急投药

① 南北两直：指北京和南京地区。直，为直隶。“直”原作“伤”，据文义改。

愈乱，不死于病，乃死于医；不死于医，乃死于圣经之遗亡也。吁！千载以来，何生民不幸如此。余虽固陋，静心穷理，格其所感之气，所入之门，所受之处，及甚传变之体，平日所用历验方法，详述于下，以俟高明者正之。时崇祯壬午仲秋，姑苏洞庭，吴有性书于淡淡斋。

叶天士

君名桂，字天士，号香严。先世自歙县迁吴，诸生巙山公曾祖也。祖紫帆，有孝行，通医理。至君考阳生而精其术。范少参长倩无子，晚得伏庵太史，生无谷道，啼不止，延视医之，皆束手。阳生翁至曰："是在膜里，须金刀割之。"割之而谷道果开。太史既长，为紫帆翁作传以报焉。君少从师受经书，暮归，阳生翁授以岐黄。学年十四，翁弃养，君乃从翁门人朱君某，专学为医，朱君即举翁平日所教教之，君闻即彻其蕴，见出朱君上，因有闻于时。君察脉望色，听声写形，言病之所在，如见五脏癥结，治方不执成见。尝云："剂之寒温，视疾之凉热。自刘河间以暑火立论，专用寒凉；东垣论脾胃之火，必务温养，习用参附；丹溪创阴虚火动之说，又偏于寒凉。嗣是宗丹溪者多寒凉，宗东垣者多温养。近之医者，茫无定识，假兼备以幸中，借和平以藏拙，甚至朝用一方，晚易一剂，而无有成见。盖病有见症，有变症，有转症，必灼见其初终转变，胸有成竹，而后施之以方；否则以药治人，实以人试药也。”持论如是，以是名著朝廷，下至贩夫竖子，远至邻省外服，无不知有叶天士先生，由其实至而名归也。居家敦伦纪，内行修备，交朋以忠信，人以事就商，为剖析成败，加决疾然，洞中窾会，以患难相告者，倾橐拯之，无所顾惜。君又不止以医擅名者。殁年八十。配潘孺人，子二，奕章、龙章，亦善医，以君名掩。孙二，堂、坚。曾孙三人，习儒业，食君之德，高大家声，将于是乎在。

论曰：自太史公传仓公，件系其事；陈承祚作华佗传因之；后戴九灵、宋景濂仿其体作名医传。君不欲以医自名，并不欲以医传后，临殁诫其子曰：医可为而不可为，必天资敏悟，又读万卷书，而后可借术济世。不然，鲜有不杀人者，是以药饵为刀刃也。吾死，子孙慎无轻言医。呜呼，可谓达且仁矣。长洲沈德潜撰。

徐灵胎

先生名大椿，字灵胎，晚自号洄溪老人。家本望族，祖钒，康熙十八年鸿词科翰林，纂修《明史》。先生生有异禀，凡星经、地志、九宫、音律，以至舞刀夺槊、勾卒、嬴越之法，靡不宣究，而长于医。每觇人疾，穿穴膏肓，能呼肺腑与之作语。其用药也，神施鬼没，斩关夺隘，如周亚夫之军从天而下，诸岐黄家目瞠心骇，帖帖詟服，而卒莫测其所以然。芦墟乍耕名，卧病六日，不食不言，目炯炯直视。先生曰："此阴阳相搏证也。"先投一剂，须臾目瞑能言，再饮以汤，竟跃然起语曰："余病危时，有红黑二人，缠绕作祟，忽见黑人为雷震死，顷之红人又为白虎衔去，是何祥也?"先生笑曰："雷震者，余所投附子霹雳散也；白虎者，所投天生白虎汤也。"乍惊以为神。张雨村儿无皮，见者欲呕，将弃之，先生命以糯米作粉糁其体，裹以绢埋之土中，出其头，饮以乳，两昼夜而皮生。任氏妇患风痹，两股如针刺。先生命作厚褥，遣强有力老妪抱持之，戒曰："任其颠扑叫号，不许放松，以汗出为度。"如其言，勿药而愈。商人汪令，闻十年不御，忽气喘头汗，彻夜不眠。先生曰："此亢阳也，服参过多之故。"命妇人一交而愈。有拳师某，与人角伎，当胸受伤，气绝口闭。先生命覆卧之，奋拳击其尻之下，遂吐黑血数升而愈。其他如沈文悫公未遇时，诊脉而知其必贵。熊季辉强壮时，握臂而知其必亡。皆所谓视于无形，听于无声者，其机警灵速，皆此类也。先生长身广颡，音声如钟，白须伟然，一望而知为奇男子。少时留心经济之学，于东南水利所洞悉。雍正二年，当事大开塘河，深六尺，傍塘岸起土。先生争之曰："误矣！开大深则费重，淤泥易积，傍岸泥崩，则塘易倒。"大府是之，改缩浅短，离增岸一丈八尺起土，工省费而塘以保全。乾隆二十七年，浙江大水，苏抚庄公欲开震泽七十二港，以泄大湖下流。先生又争之曰："误矣！震泽七十二港，非大湖之下流也。惟近城十余港，乃入江故道，此止真下流，所当开濬者。其余五十余港，长二百余里，两岸室庐坟墓以万计，如欲大开，费既重而伤民实多，且恐湖泥倒灌，旋开旋塞，此乃民间自濬之河，非当官应办之河也。"庄公以其言入奏，天子是之，遂赋工属役，民不扰而工已竣。先生隐于洄溪，矮屋百椽，有画眉泉、小桥流水、松竹铺纷，登楼则大湖奇峰，鳞罗布列，如兔丝拱椿状。先生啸傲其间，人望之，疑真人之在天际也。所著有《难经经释》《医学源流》等书，凡六种。其中爬剔利弊，剖析经络，将古今医书存其是，指其非，久行于世。子爔，字榆村，傥易有父风，能活人济物，以世其家。孙恒乙卯举人，以诗受业随园门下。赞曰："记称德成而先，艺成而后，似于德重而艺轻。不知艺也者，德之精华也。德之不存，艺于何有？"人但见先生艺精伎绝，而不知其平素之事亲孝，与人忠，葬枯粟乏，造修舆梁，见义必为，是据于德而后游于艺者也。宜其得心应手，驱遣鬼神。呜呼！岂偶然哉？犹记丙戌秋，余左臂忽短缩不能伸，诸医莫效。乃拕舟直诣洄溪，旁无介绍，惴惴然，疑先生之未必我见也。不料名纸一投，蒙其延请，握手如旧相识，具鸡黍为欢，清谈竟日，赠丹药一丸而别。故人李蓴溪迎而笑曰："有是者，子之幸也。使佗人来此一见，费黄金十笏矣"，其为世所钦

重如此。先生好古不喜时文，与余平素意合，故采其嘲学究歌一曲载诗话中，以警世云。袁枚《徐灵胎传》

余之习医也，因第三弟患痞，先君为遍请名医，余因日与讲论，又药皆亲制，医理稍通。既而四五两弟又连病卒，先君以悲悼得疾，医药之事无虚岁。家藏有医书数十种，朝夕披览，久而通其大义。质之时医，茫如也，乃更穷源及流。自《内经》以至元明诸书，广求博采，几万余卷，而后胸有实获，不能已于言矣。谓学医必先明经脉脏腑也，故作《难经经释》；谓药性必当知其真也，故作《神农本草百种录》；谓治病必有其所以然之理，而后世失其传也，故作《医学源流论》；谓伤寒论颠倒错乱，注家各私其说，而无定论也，故作《伤寒类方》；谓时医不考病源，不辨病名，不知经方，不明法度也，故作《兰台轨范》；谓医道之坏，坏于明之薛立斋，而吕氏刻赵氏《医贯》，以六味八味两方，治天下之病，贻害无穷也，故作《医贯砭》；谓医学绝传，邪说互出，杀人之祸烈也，故作《慎疾刍言》。自此三十余年，难易生死，无不立辨；怪症痼疾，皆获效验。远近求治，刻无宁晷。制抚河盐，以及司道各大宪，皆谬以谦辞礼聘。并知其为儒生，有以学问经济咨询者，由此而微名上达，九阍矣。乾隆二十五年，上访名医于诸大臣，秦大司寇文恭公以臣灵胎对，上颔之。九月大学士蒋文恪公病，上谕中堂，当招徐灵胎诊治，公一再遣人聘余，余适以病辞。廿六年正月，上乃下廷谕，命抚军陈公即送来京，时余病亦稍痊，乃就道。至即，命与施孙两大医同拟方，蒋公病已，不可为。余方欲奏明，适上命额驸福公问徐灵胎，蒋某病几时得愈，因密奏曰："过立夏七日则休矣。"福公转奏上，亲临视，见蒋公病果剧，驾回。谕秦大司寇曰："徐灵胎学问既优，人又诚实，不知能在京效力否?"秦公传旨，臣闻命之下感激涕零，自揣年老多病，万难效力，即恳秦公转奏。是晚，上命视大司农李公疾，明日又命入圆明园，连奉特旨六次。乃于五月初四日，蒙圣恩放归田里。事详述恩《纪略》中，自此筑室吴山之画眉泉，为静养之地，不复远行《洄溪公自序》。

总论

明清医工猥众，派别亦甚多，究其议论应于事实。治验传于人口者，大抵金元人之支与流裔也。葛可久、滑伯仁皆生元末，私淑河间、东垣之学。王安道、戴原礼皆受家于丹溪，故无论矣。若吕元膺者，尚论古人，不守家法。然观其治疗，亦不出金元诸家之范围。其后张景岳以温补为宗，欲救河间、丹溪之偏，然景岳好用地黄，即取法于丹溪者也。吴又可治瘟疫，好用攻下，以为瘟疫与伤寒异法，故著论以发明之，将与仲景《伤寒论》分庭抗礼。其实又可之技，但能治阳明府证耳。若其敢用大黄芒硝辈，亦河间、子和之绪余也。至叶天士发明暑温、湿温、白㾦之法，可谓别树一帜者。然其门人论之，以为其学直接河间之传华岫云语。于是知金元诸家之学，覆庇包荒，诚远大矣。至如李濒湖、缪仲醇专攻本草，宜其为治特长于单方，今观《本草纲目》有百病主治药二卷，于阴阳标本君臣佐使之论，最为详析，是盖得诸实验者。而《涌幢小品》记朱国祯患膈病，上下如分两截，中痛甚，不能支。仲醇至，用苏子五钱，即止。亦可见其善用单方矣。若夫为仲景之学者，自方中行作《伤寒论条辨》，削去王叔和序例，喻嘉言承之，以作《尚论篇》，创为风伤卫、寒伤营、风寒两伤营卫三纲之说，一变从来注释《伤寒论》之例；而徐忠可、尤在泾皆注《金匮要略》，皆宗喻氏之说者也；及柯韵伯作《伤寒来苏集》《伤寒论翼》，以太阳病属之心脏，于是六经之界说悉乱，而注释《伤寒论》之法，亦至此而极其变化矣。要之方喻以远，注释仲景书者数十家，大抵能为高论，不能见之实验。其间独有徐灵胎为能治病，然其术得之《千金》《外台》者居多，不纯任仲景方也。自余墨守《伤寒论》《金匮要略》者，以为万病之法，具在二籍。此于仲景之学，诚可谓不侵不叛之臣矣。顾其治验阙如，则不当在医工之数。至于黄坤载不知医理，悬解古经，乃敢诋仲阳为悖谬，东垣为昏蒙，河间、丹溪为罪孽深重，小人之无忌惮，一至于此，尤可愤嫉，今则一切无取焉尔。

医学史　下编

（缺）

医家常识

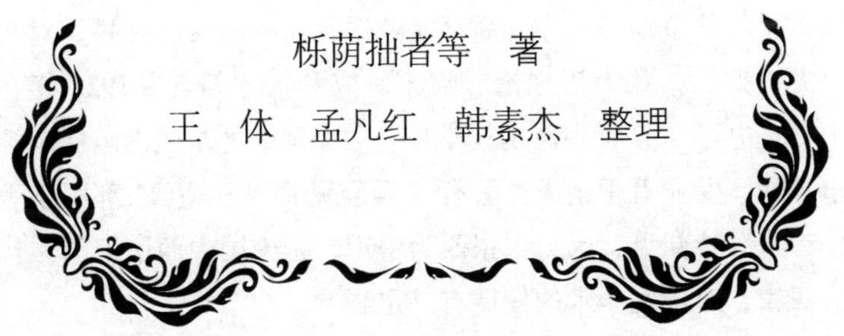

栎荫拙者等　著

王　体　孟凡红　韩素杰　整理

内容提要

恽铁樵（1878—1935），名树珏，字铁樵，别号冷风、焦木、黄山，江苏省武进人，是近代具有创新思想的著名中医学家。早年从事编译工作，后弃文业医，从事内科、儿科，对儿科尤为擅长，致力于理论、临床研究和人才培养。1925 年在上海创办了“铁樵中医函授学校”，1933 年复办铁樵函授医学事务所，受业者千余人。著有《群经见智录》等 24 部医学著作，有独特新见，竭力主张西为中用，是中国中西医汇通派代表医家，对中医学术的发展有一定影响。

本书为“铁樵函授中医学校”培训教材之一，共计 20 期。第 1 – 10 期辑录了日本丹波元简撰写的《医賸》。《医賸》属医史类著作，3 卷，附录 1 卷，是撰者平时的医学笔记汇编。内容包含历代医家传略、医籍评论、诊法治则以及中风、痰、瘴、咳、痫、癀等病的研究见解，还有某些药物概说和杂说等。每题一则，文字简洁，是一本很好的医史医说读物。第 11 – 14 期选辑了日本医家周深甫有关《伤寒论》的例解，对纯古、法语、续法、错混等 6 种大例，以及总冒、定证、应变、药轻证转、误治不变等 39 种小例作了考解；并对剂颈而还、支结、舌苔等《伤寒论》中文义难解者作了例解；同时，阐述了三阳三阴治法论、表里论、寒热论等见解。第15 – 18 期介绍了明张景岳的脉学著作《脉神章》的内容。《脉神章》分上中下 3 卷：上卷阐述《内经》脉义；中卷分析脉神、脉位，介绍 16 种脉象，并兼析脉之常变、逆顺等；下卷列述

《难经》、仲景、滑寿等诸家脉义以资参考。第 19 – 20 期接续第 14 期内容，对《伤寒论》有关阴阳、用方、加减、分两、伤寒死证以及伤寒戒忌、丸方药剂等作了发明。

本书依据 1924 年函授中医学校铅印本进行点校整理。

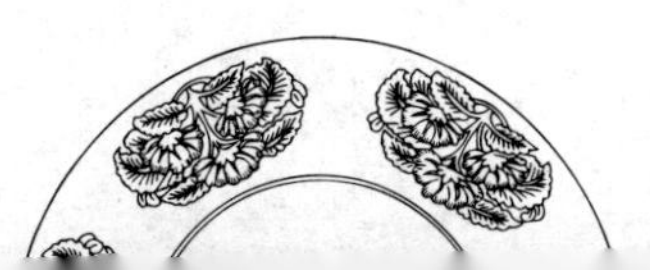

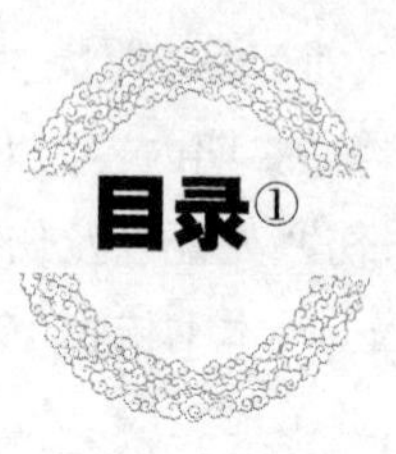

目录①

① 原书没有目录，为了便于阅读，整理者增加了此目录。

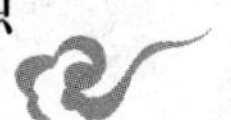

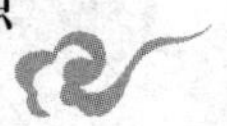

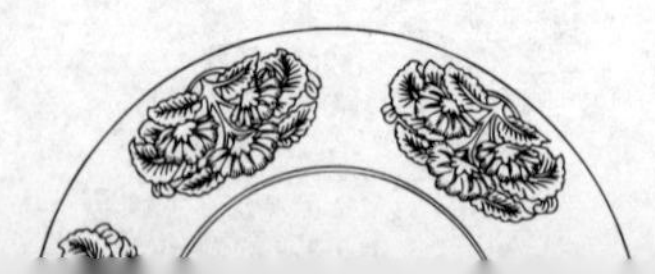

医家常识　第一期

栎荫拙者　旧著

神农尝药

《孟子》载为神农言者许行，而不言及医药。神农尝百草、制医药，世多引《淮南子》为证。余尝考《淮南》文，殊不然矣。曰：古者民茹草饮水，采树木之实，食蠃蚌之肉，时多疾病毒伤之害。于是神农乃教民播种五谷，相土地宜，燥湿肥垵①高下，尝百草之滋味，水泉之甘苦，令民知所避就。当此之时，一日而遇七十毒。此其尝百草为别民之可食者，而非定医药也。乃神农之所以称农也，陆贾《新语》曰：民人食肉、饮血、衣皮毛。至神农以为行虫走兽，难以养民，乃求可食之物，尝百草之实，察酸苦之味，教民食五谷。亦可以证矣。而其云神农定百药者，昉见《世本》。《太平御览》所引。而郑玄《周礼注》神农子仪之术，盖其说之来尚矣。《孔丛子》云：伏羲尝

① 垵（qiāo）：古同“硗”，土壤坚硬不肥沃。

味百药，乃在神农之前。杨朱云：五帝之事，如觉如梦。矧于三皇之事，要之不可知，亦不可穷而已。及读刘青田《医说》曰：天地辟而人生蠢蠢焉，圣人出而后异于物，于是垂衣裳，造书契，作为舟车、网罟、弧矢、杵臼之器。载在《易经》，不可诬也。凡可以利民用者，圣人无不为之，而况于医乎。辨阴阳于毫毛，决死生于分寸。其用心之难，又岂直舟车、网罟、弧矢、杵臼而已哉。吾固有以知其作于神农、黄帝无疑也。此言极是。《芸窗私志》至谓神农闻兽语而知药，怪诞极矣。

先天后天

先天后天，在《易》则不过论大人之德矣。而干宝《周礼注》云：伏羲之易小成为先天，神农之易中成为中天，黄帝之易大成为后天。似无谓焉。迨至宋儒以伏羲之易为先天，以文王之易为后天，遂作之图，最无谓也。元明以来医家，亦立元气先后天之目，牵强殊甚。然其理则固有焉。经云：真气者所受于天，与谷气并而充身也。

三阴三阳

太少阴阳，原是四时之称。董仲舒云：春者少阳之选也，夏者太阳之选也，秋者少阴之选也，冬者太阴之选也。《易乾凿度》云：易始于太极。太极分而为二，故生天地。天地有春夏秋冬之节，故生四时。虞翻《解易》则云：四象，四时也。而后世说易者，专用此论，蓍策之数矣。以阳明、厥阴合称三阴、三阳者，医家之言也。《灵枢》云：两阴交尽，故曰厥阴。王冰注《素问》云：厥，尽也。按：厥蹷同。汉《食货志》师古注：蹷，尽竭也。又按《晏子》云：阴冰厥阳，冰厚五寸。厥字，盖与此同义也。两阳合于前，故曰阳明。而后世运气家，强以此为天之六气矣。

《内经》之文似诸书

余尝著《素问解题》一篇，论其为汉人之作，证以前贤之数说。顷刀圭之暇，翻绎子史文，间有与此相似。古人虽不必剽袭，然足观时世之所以令然。兹举其一二，以证非典谟以前之笔。《上古天真论》云：美其食，任其服，乐其俗。《老子·八十章》云：甘其食，美其服，安其居，乐其俗。又云：以酒为浆。《汉书·鲍宣传》：浆酒藿肉。《四气调神论》云：渴而穿井，战而铸兵。《晏子春秋》云：临难而遽铸兵，噎而遽掘井。《阴阳应象大论》云：因其轻而扬之，因其重而减之，因其衰而彰之。《吕氏春秋·尽数篇》云：精气之来也，因轻而扬之，因走而行之，因美而良之。《阴阳别论》云：一阴一阳结，谓之喉痹。《春秋繁露》云：阴阳之动，使人足病喉痹。《六节藏象论》云：立端于始，表正于中，推余于终，而天度毕矣。文元年《左传》云：先王之正时也，履端于始，举正于中，归余于终。又云：草生五色，五色之变不可胜视。草生五味，五味之美不可胜极。《孙子·兵势篇》云：声不过五，五声之变不可胜听也。色不过五，五色之变不可胜观也。味不过五，五味之变不可胜尝也。此语又见《文子》。《脉要精微论》云：阴盛则梦涉大水恐惧，阳盛则梦大火燔灼，阴阳俱盛则梦相杀毁伤，上盛则梦飞，下盛则梦堕，甚饱则梦予，甚饥则梦取。《列子·穆王篇》云：阴气壮则梦涉大水而恐惧，阳气壮则梦涉大火而燔灼，阴阳俱盛则梦生杀，甚饱则梦与，甚饥则梦取。《气穴论》云：发蒙解惑，未足以论也。枚乘《七发》云：发蒙解惑，未足以言也。《营卫生会篇》云：上焦如雾，中焦如沤，下焦如渎。《白虎通》引《礼运记》云：上焦如窍，中焦如编，下焦如渎。《本神篇》云：生之来谓之精，两精相搏谓之神，随神往来者谓之魂，并精而出入者谓之魄，所以任物者谓之心，心有所忆谓之意，意之所存谓之志，因志而存变谓之思，因思而远慕谓之虑，因虑而处物谓之智。此一节全见《子华子》。其他文势语气类《淮南》者多。聂吉甫云：既非三代以前文，又非东都以后语。断然以为淮南王之作，岂其然欤。

巫 医

人而无恒，不可以作巫医。盖巫医唯是医已。《周礼》有巫马即马医。《汲冢周书》：乡立巫医，具百药以补疾灾，畜五味以备百草。《吕览》云：巫医毒药，逐除治之。故古之人贱之，为其末也。后汉许杨，及王莽篡位，乃变姓名为巫医，逃匿它界。皆非巫与医之谓。《山海经》：开明东有巫彭、巫抵、巫阳、巫履、巫几、巫相。郭璞注云：皆神医也。《世本》曰：巫彭作医。《楚辞》曰：帝告巫阳。又《吕氏春秋》：巫彭作医。《世本》：巫咸尧臣也，以鸿术为帝尧之医。《说苑》云：上古之为医者，曰苗父。苗父之为医也，以管为席，以刍为狗，北面而发十言耳。将扶而来、舆而来者，皆平复如故。《素问》有《移精变气论》：上古之医必为祝由，则所以有巫医之称也。

伊尹《汤液》

皇甫谧《甲乙经》序云：伊尹以元圣之才，撰用《神农本草》以为《汤液》。盖伊尹负鼎，言负才也。乃谓庖人，作遂《汤液》。原出于卮寓，而后人取附会耳。《素问》有《汤液醪醴论》：俞跗治病，不以汤液。醪酾，并非汤药之谓。而《汉书·艺文志》：《汤液经法》十六卷，岂伊尹所作耶。《活人书》桂枝加葛根汤方后云：《伊尹汤液》桂枝汤中加葛根，今监本用麻黄，误矣。又《卫生宝鉴》：伊尹《汤液论》云，大黄黄连泻心汤三味。今监本无黄芩，脱落之矣。所谓《汤液》，虽今无传，其出于后人依托明矣。

医　学

晋以上无医学之说。及刘宋元嘉二十年，太医令秦承祖奏置医学，以广教授。后魏及隋有太医博士助教。唐贞观三年九月，诸州置医学。开元元年，诸州置助教。十一年，诸州置医学博士。宋医学隶大常寺。神宗时始置提举局判官，及教授一人、学生三百人。政和五年正月，州县置医学。元世祖中统二年夏五月，太医院使王猷吉言：医学久废，后进无所师授。窃恐朝廷一时取人，学非其传，为害甚大。乃遣副使王安仁授以金牌，往诸路设立医学。吴澄《宜黄县三皇庙记》云：医有学，学有庙，庙以祀三皇，肇自皇元，前所未有也。夫上古圣人，继天心、立民命，开物创法以为天下利。至于今赖之者，莫如三皇也。然历代以来，未闻立庙以祀。唐天宝间制立三皇庙，与五帝庙同置，命有司以时祭享。盖曰祠古圣云尔，非如今日医学之专庙特祭也。当今路州府县儒学有孔子庙，皆因其旧。医学立三皇庙，与儒学孔子庙等，则新制也。乃知医学之制，至于元而始备矣。

明初，置医学提举司，设提举、副提举、医学教授、学生官医提领等官。寻改为太医监，设少监监丞。元年，改监为院，设院使、同知、院判、典簿等官。而各地医学，府正科一人，州典科一人，县训科一人。然似不知元之重医学也。故丘浚《大学衍义补》云：今世之业医者，挟伎以诊疗者有之矣，求其从师以讲习者何鲜也。我太祖内设太医院，外设府州县医学。医而以学为名。盖欲聚其人以教学，既成功而试之，然后授以一方卫生之任，由是进以为国医。其嘉惠天下生民也至矣。臣愿究成周所以谓之医师，国朝所以立为医学之故，精择使判以上官，聚天下习医者，俾其教之养之，读轩岐之言，研张孙之技，试之通而后授之职，因其长而专其业，稽其事以制其禄，则天下之人，皆无夭阏之患而跻仁寿之域矣，是亦王者仁政之一端也。今依此言而推之，当时医学之衰废可以知也。而嘉靖十五年，建圣济殿于文华殿后，以祀先医。二十二年，从侍医之请，又建景惠殿于太医院，以祀先医，令大臣春秋主祀。盖未始于医学建三皇庙也。

清因之。雍正元年，覆准行文直省巡抚，查所属医生，详加考试。课有《类经注释》《本草纲目》《伤寒论》三书者，指名题请，授为医学官教授。每省设立一员，准其食俸三年，如果勤慎端方，贡入太医院，授为御医。凡所属州县卫习医人，令其访明考试，即将三书教习，有精通医理者，呈报巡抚，给咨太医院。考试上者，授以吏目医士等官。其有年力不能赴京者，留为本省教授待缺。其致祭三皇于太医院之景惠殿，顺治元年定。仪注详出《会典》。然医学之制未得其详。享和癸亥冬，苏门民医胡振兆新来寅于崎岙，因使译官问之。胡乃覆曰：儒学者，设立教官专管在学诸生。衙署学宫之傍，凡读书人考取秀才，则知府知县送入学内，教官迎进，拜孔圣后，即拜教官为老师，所谓进学之称也。医学者，不过本地医家寒士寂寞官长强点充任，虽名医官，实以备承应传唤，兼治罪犯之人，每年俸谷无多，仍可在家诊治，并无学宫，亦不课教子弟。盖闾阎医士，一切衙门俱不承应。俱读书人为多，官长延请，须用名帖，所以医学之不屑为也。三皇庙者，寺院也，非学也，有道士承应供奉，医家朔望进香。此盖就苏门一地而言之。如两直隶，恐不如此也。

三皇庙

洪武四年诏曰：三皇继天立极，开万世教化之原，汩于药师可乎，天下郡县毋得亵祀。而至嘉靖二十二年，建三皇庙于太医院北，名景惠殿。又至隆庆四年，礼部侍郎王希烈建言：三皇既祀于历代帝王庙，又祀于文华东室，乃又杂之医师，使共俎豆，不亦渎且亵乎；且官廨中止宜有祠不宜有殿。穆宗不欲改先帝之制报罢。万历十八年，詹景凤修南京太医院三皇庙，谓三皇之称，于医无取，更额曰圣医庙。事详于其所汇刻《医学集览》序。按圣医庙之称，为协其实焉。然今清朝犹仍元明之旧制。

医　科

医之立科，历代不同。周四科，疾医、疡医、食医、兽医。见《周礼》。唐七科，体疗、少小、耳目、口齿、角法、按摩、咒禁。见《六典》。宋设三科教之，曰方脉科、针科、疡科。见《选举志》。又，太医局有丞、有教授、有九科。见《职官志》。而九科无考。金十科，亦无考矣。元十三科，大方脉、杂医科、小方脉科、风科、产科兼妇人杂病科、眼科、口齿兼咽喉科、正骨兼金镞科、疮肿科、针灸科、祝由科。见《辍耕录》。案《得效方》同，唯除祝由科。《辍耕录》云出《圣济总录》，今《圣济》无考，可疑。《续文献通考》无风科，妇人产科为一科，有伤寒科、按摩科。《事物绀珠》，古十三科，更有兽医，又名牛医。明十三科，大方脉科、伤寒科、小方脉科、妇人科、口齿科、咽喉科、外科、正骨科、痘疹科、眼科、针灸科。出《明会典》。按郑晓《吾学编》十三科，曰大方脉、曰小方脉、曰妇人、曰疮疡、曰针灸、曰眼、曰口齿、曰接骨、曰伤寒、曰咽喉、曰金镞、曰按摩、曰祝由，按摩以消息导引之法除大人八疾，祝由咒禁祓除邪魔之为厉者，二科今无传。考《会典》，凡十一科，乃除按摩、祝由二科也。《古今医统》、治十四科，更有脾胃科，李楼《小仙杂录》与《吾学编》同，无按摩科，以口齿咽喉为一科，有风科、养生科。清十一科，曰大方脉、小方脉、伤寒科、妇人科、疮疡科、针灸科、眼科、口齿科、咽喉科、正骨科、痘疹科。今痘疹归小方脉，咽喉口齿共为一科，现设九科。见《清会典》。王子接《十三科古方选注》，伤寒科、内科、女科、外科、幼科、痘疹科、眼科、咽喉科、折伤科、金镞科、祝由科、符禁科，此十二科，欠针灸科。王棠《知新录》无金镞、按摩、祝由，有痘科、疹科，分针与灸为二科，未知何据也。

医家常识　第二期

栎荫拙者　旧著

吕元膺论医

吕元膺论历代诸医，其文仿梁袁昂书评体，譬喻切当，可为后学之楷则。其言曰：扁鹊医如秦鉴烛物，妍媸不隐，又如奕秋遇敌，著著可法，观者不能测其神机。仓公医如轮扁斫轮，得心应手，自不能以巧思语人。张长沙医如汤武之师，无非王道，其攻守奇正，不论敌之大小，皆可制胜。华元化医如庖丁解牛，挥刀而肯綮无碍，其造诣自当有神，虽欲师之而不可得。孙思邈医如康成注书，详制度训诂，其自得之妙，未易以示人，味其膏腴，可以无饥矣。庞安常医能启扁鹊之所秘，法元化之可法，使天假其年，其所就当不在古人下。钱仲阳医如李靖用兵，度越纵舍，卒与法会，其始以《颅囟方》著名于时，盖因扁鹊之因时所重而为之变尔。陈无择医如老吏断案，深于鞠谳，未免移情就法，自当其任则有余，使人代治则繁剧。许叔微医如顾恺写神，神气有余，特不出形似之外，可摸而不可及。张易水医如濂溪之图太极，分阴分阳，而包括理气，其以古方新病自为家法，或者失察，刚欲指图为极，则近乎画蛇添足矣。刘河间医如槖驼种树，所在全活，但假冰雪以为春，利于松柏而不利于蒲柳。张子和医如老将对敌，或陈兵背水，或济河焚舟，置之死地而后生。不善效之，非溃则北矣。其六门三法，盖长沙之绪余也。李东垣医如狮弦新絙，一鼓而竽籁并熄，胶柱和之，七均由是而不谐矣。无他，希声之妙，非开指所能知也。严之礼医如欧阳询写字，善守法度，而不尚飘逸，学者易于摹仿，终乏汉晋风。张公度医专法仲景，如简齐赋诗，每有少陵气旨。王德肤医如虞人张罗广络原野，而脱兔殊多，诡遇获禽无足算者。见戴九灵《沧州翁传》。

天　医

范成大《问天医赋》序云：案，《晋书》卷舌六星，其一曰天谗，生巫医。而孙氏《千金书》以日辰推天医所在，其是欤？田汝成《西湖志》云：天医院，钱唐名医朱应轸建，以奉陶、吴、许三真君。钱希言《狯园》云：天医有十三科，今在曹属，陶、许两真人职掌。《月令广义》引《潜居录》云：八月朔，古人以此日为天医节，祭黄帝岐伯。《寿域神方》有八代天医名衔。

解胪穿胸

《抱朴子》淳意解胪以理脑[1]。又《初学记》引《抱朴子》云：文挚愆筋以疗危困，仲景穿胸以纳赤饼。王冰《宝命全形论》坏府注引此文。又，皇甫谧《释劝论》：岐伯剖腹以蠲肠。乃不特俞跗、华佗能斯术。

扁鹊墓

《酉阳杂俎》云：卢城之东有扁鹊冢，云魏时针药之士，以卮腊祷之，所谓卢医也。范成大《揽辔录》云：伏道有扁鹊墓，墓上有幡竿，人传云四傍土可以为药，或于土中得小圆黑褐色石，可以治病。《徐氏笔精》可疗饥，疑传闻之讹。《石湖集》载其诗云：活人绝技古今无，名下从教世俗趋。坟土尚堪充药饵，莫嗔医者例多卢。楼攻愧《北行日录》云：乾道五年十二月十四日，车行四十五里，过伏道，望扁鹊墓前，多生艾，功倍于他艾。王兆云《挥尘新谭》云：扁鹊墓在河间任丘县，其祠名药王祠，前有地数亩，病者

① 《抱朴子·至理》为“淳于能解颅以理脑”。

祷神，乃以珓卜之，许则云从其方取药，如言掘土，果得药，服之无弗愈者。其色味不一。四方来者日掘千掘，越宿俱平壤矣。文安王公守苏为陆给事子俞言如此。朱国祯《涌幢小品》云：郑州土城无门扉，相对如阙，中有药王庙。王即扁鹊，州人也，封神应王。神庙玉体违和，慈圣皇太后祷之，立奏康宁，为新庙，建三皇殿于中，以历代之能医者附焉。周石匏《东京考》云：扁鹊墓在阊阖门外西北菩提东，原在子城内，唐元和十五年宣武节度使张弘靖徙葬于此。相传四傍土可以为药，祷而求之，或得丸如丹剂。《神仙通鉴》云：扁鹊死于商都之阴，时年九十七。阳厉趋至死所，衰哭殓葬于路旁。有病者至墓祷求，撮土煎汤，服之即愈，或得小丸如丹，虽危证可救。墓旁多生艾草，能灸百病。后人为之立庙。吴震芳《述异记》云：山西潞城县民，病不服药，亦无医。县南十余里有卢医山，上有卢医庙，皆石壁石柱石瓦，远近病者持香烛楮钱请庙通籍贯，述病缘，用黄纸空包压香炉下，祷毕，纸包角动，开视得红丸者，入口病即愈。白丸者淹缠数日可愈，病不起者无药，再四渎焉，即与黑丸，服之亦死，无益也。庙门夜有二黑虎守之，傍晚即相戒不敢上山矣。按诸书所载如此，虽是理之渺茫者，大抵不得死于当时，而其遗灵赫赫于千载之后者，关壮缪、岳武穆之俦皆是。若我扁鹊，其技实旷古一人，遂为醯被杀，其亦宜如此，不足深怪也。

元好问尝作《扁鹊庙记》，详论此事。近沈归愚德潜亦有《题扁鹊墓诗》云：荡荡荡阴里，荒荒扁鹊墓。积此终古恨，草生不复青。当年活人多，到处留今名。活人转见杀，忌者争相倾。毋怪后世医，庸庸保其生。又，陶西圃镛诗云：一杯尚起膏肓疾，九死难医嫉妒心。又乾隆御制有数首。

黄帝时有仓公

稽康《养生论》李善注云：《经方小品》：仓公对黄帝曰，大豆多食令人身重。予谓此陈远公《石室秘录》之祖。《泊宅编》：汉武帝病渴，仲景为八味丸。《己任编》：张仲景立八味丸，治汉元帝三阴疟。疏谬亦甚。

三折肱

王棠《知新录》云：三折肱知为良医。谓屡折其臂，能参考其方之优劣也。后人谓三次曲肱而思，慎于下药。此说非也。《楚辞·九章》云：九折臂而成医兮。吾今而知其信然，岂亦下药而用九次思索乎？丹波元简云：按据王氏此说，三，苏暂切，去声。三字九字皆虚用，非实数也。屡折其臂，即折伤之义，于《左传》原文为确当焉。陆佴山解《孟子》折枝云：枝肞古通用。折枝，犹折腰也。折腰敬长，即孩提常事，于长者义亲切。知后说折字，乃与折腰之折同义，似不稳当。参方之优劣。见《孔丛子》梁丘据遇虺毒章孔子语。

以偏得名

《医说》载：藏用匣中三斛火，陈承箧里一盘冰。《六贴》陈承作①刘寅《浙江通志》云：严观，仁和人。不拘古方，颇有胆略。用姜汁制附子，是以用获奇效。人称之曰严附子。《倘湖樵书》云：近有陈姓医人，不问何疾，专用石膏，时人呼为陈石膏。又《会稽县志》云：张介宾，号景岳，年十三随父至京，学医于金英，尽得其传，暇即研究书史，医法东垣、立斋，喜用熟生地，人呼为张熟地。此皆以偏得名也。

王叔和

程郊倩《后条辨》诋王叔和书其字，而郑渔仲氏

---

① 作：原脱，据［日］丹波元简《医剩》补。

族略。王叔，姬姓，周襄王之子王叔虎之后也。然则王叔氏和其名，亦不可知也。清储大文《存研楼集》云：今王叔和墓在岘山下。未知地志有载此者否。

王 冰

李濂《医史》：王冰，一作王砯。乾隆《四库总目》云：冰名见《新唐书》宰相表，称为京兆府参军。林亿等引《人物志》，谓冰为太仆令。未知孰是。然医家皆称王太仆，习读亿书也。其名晁公武《读书志》作王砯。《杜甫集》有《赠重表侄王砯》诗，亦复相合。然唐宋志皆作冰，而世传宋椠本《素问》，亦作冰，或公武因杜诗而误欤？予按：晁公武《读书志》作王砯，沈作哲《寓简》、戴侗《六书考》之类并同，而考杜诗作王砅。砯，披冰切，音砰。砅，理罽切，厉同，即深则厉之厉。砯砅字递别，作次注者，疑非杜之重表侄。然宝应之时，杜犹在，与王冰同时。况砯砅一点之差，则果然否，亦不可知也。

朱葛齐名

陆采《都公谭纂》云：元江浙行省有某平章者，

将之任，道间忽染中风，四肢不举。延吾乡葛可久治之。可久登其舟，金华①朱彦修先在。二公素相闻，而不相识，见之甚欢，乃共脉平章。彦修曰：疾已殆，不可药矣。可久曰：吾固知殆，然尚有一针法。彦修曰：君之针第可运其二肢，无益也。左右强可久针。针入如修之言。彦修问平章家道里远近，以指计之，谓左右曰：即回，当可抵家，稍迟无及矣。后平章还，果以及门而卒。又徐祯卿《异林》云：朱彦修尝治中一女子瘵，且愈，颊上两丹点不灭。彦修技穷，谓主人曰：须吴中葛公耳，然其人雄迈不羁，非子所致也，吾遣书往，彼必来。主人悦，具供帐舟楫以迎。使至，葛公方与众博，大叫。使者俟立中庭。葛公瞪目视之曰：尔何为者。使者奉牍跪上之。葛公省书，不谢客行，亦不返舍，遂登舟。比至，彦修语其故。出女子视之，可久曰：法当刺两乳。主人难之。可久曰：请覆以衣。援针刺之，应手而灭。主人赠遗甚丰。可久笑曰：吾为朱先生来，岂责尔报邪。悉置不受。按二书所载葛朱之技，自无轩轾焉。而《明世说》则曰：葛脉一人曰，子三年疽发背不救矣。朱教以日饮梨汁不致大害。后果无恙。葛知其故，叹曰：竟出朱公下，何医为。悉取平生所论著焚之，曰：留之适以祸人。此与《夷坚志》所载杨吉老茅山道士之事相类，疑归

① 华：原作“素”，据《都公谭纂》改。

美于朱之溢谈耳。

运 气

运气之宗，昉于《素问》，见褚澄《遗书》。褚，南齐人。然则运气之混于《素问》，在于六朝以前乎。褚书盖萧渊所依托，得于古冢中云者，乃欲托汲冢古书耳。隋萧吉作《五行大义》，上自经传，下至阴阳医卜之书，凡言涉五行者，莫不网罗搜辑焉。特至五运六气、胜复加临之义，则片言只字无论及者。其起于隋以后，确乎可知矣。而其说凑合纬、医二书所立，正是一家。未知创于何人，岂所谓玄珠先生者乎？但至王冰采而补入《素问》篇内，其说始显。然竟唐代，犹未闻有言之者。后及宋刘温舒、沈括、杨子建辈，笃信之，精诣其理，各有所发明。而当时泗州杨吉老尝谓黄鲁直曰：五运六气视其岁而为药石，虽仲景犹病之也。此言极是。伊川、朱子亦尝论其浅近焉。而《伤寒论》卷首所载运气诸图，未知出于何人之手。黄仲理云：南北二政，三阴司天在泉，寸尺不应。交反脉图，并图解运气图说，出刘温舒《运气论》。又，六气上下加临，补泻病症图，并汗差棺墓图歌括，出浦云《运气精华》。又，五运六气加临转移图，并图说，出刘河间《原病式》，后人采附仲景《伤寒论》

中。夫温舒、浦云、守真三家之说，岂敢附于仲景之篇，特后人好事者为之耳。缪仲淳《论运气》云：予从敝邑见赵少宰家藏宋版《伤寒论》，皆北宋善版，始终详检，并未尝载有此说。六经治法之中，亦并无一字及之。予乃谛信予见之不谬，而断为非伤寒外感之说。按：赵少宰，盖赵开美，与仲淳同海虞人。今所传宋版《伤寒论》，乃系于开美翻镂，而无运气诸图，正与仲淳言符矣。予家藏元板成无己注解本，亦不载此诸图。知是出成氏以后之人也。

对 脉

《旧唐书》柳太后病风不能言，脉沉而口噤。《新唐书》作脉沉而难对。按宋太平老人《袖中锦》云：宫中以诊脉为对脉。盖难对，谓脉沉伏而诊得之难也。又唐裴庭裕《东观奏记》云：上宣宗自不豫，宰辅侍臣无对见者，疮甚，令中使往东都太仆乡裴诩宣索药，中使往返五日复命。召医疮方士院士，对于寝殿。院言可疗。既出，不复召矣。所谓对于寝殿，亦诊脉于寝殿也。

息数不同

人一日一夜，凡一万三千五百息。方以智云：穷之盖《洛书》之数也。而考诸书，其数不一。张杲《医说》：一万三千五百二十息。《小学绀珠》引胡氏《易说》：一万三千六百余息。朝鲜金悦卿《梅月堂集》云：人一日有一万三千六百呼吸，一呼吸为一息。一息之间，潜夺天运一万三千五百之数，一年三百六十日，四百八十六①万息。《天经或问》：二万五千二百息。吕蓝衍《言鲭》云：一气之运行，出入于身中。一时凡一千一百四十五息，一昼夜计一万三千七百四十息。《释氏六帖》引《罟意经》云：一日有三万六千五百息也。何梦瑶《医碥》云：《内经》曰，脉一日一夜五十营。营，运也。经谓：人周身上下左右前后凡二十八脉，共长一十六丈二尺。五十运，计长八百一十丈。呼吸定息脉行六寸，一日夜行八百一十丈，计一万三千五百息。按此为说也，人一日夜，岂止一万三千五百息哉！据何之②言。佛说西说，并多于一万三千五百。未知以何为实数也。

---

① 四百八十六：底本重复“十六”二字，据［日］丹波元简《医剩》删。

② 之：底本重复“之”字，据［日］丹波元简《医剩》删。

轻身延年

《论衡》云：道家或以服食药物，轻身益气，延年度世。此又虚也。夫服食药物，轻身益气，颇有其验。若夫延年度世，世无其效。百药愈病，病愈而气复，气复而身轻。凡人禀性，身本自轻，气本自长，中于风湿，百病伤之，故身重气劣也。服食良药，身气复故，非本气少身重，得药而气乃长身更轻也。禀受之时，本身有之矣。故夫服食药物除百病，令身轻气长复其本性，安能延年至于度世。有血脉之类，无有不生，生无不死。以其生，故知其死也。仲任之言，极为直切。盖当时其说盛行，故具论如此。陶隐居云：《本草》，后汉时书。今阅之无药而不有延年轻身之说者，时势令然也。

药物所出

陶弘景云：《本经》所出郡县，乃后汉时制，疑仲景、元化等所记。又《颜氏家训》云：《本草》，神农所述，而有豫章、朱崖、赵国、常山、真定、临淄、冯翊等郡县名出诸药物，由后人所属，非本文也。又，

《证类本草》滑石条之赫阳县，先属南阳，汉哀帝置，明《本经》所注郡县，必是后汉时也。今考《本经》一无言所出者，惟女萝、柳华二条仅有焉。盖慎微修《证类》时，误为墨字耳，及时珍作《纲目》，犹且不察，以旧经所载地名为别录文。此袭《证类》之误也，唯《太平御览》所引《神农本草经》，每药下载所出地名，且文字与卢复本颇异，此乃旧经之文矣。

王冰引《月令》

《寓简》云：王砅注《素问》叙气候，仲春有芍药荣，季春有牡丹华，仲夏有木槿荣，仲秋有景天华。皆今月令历书所无。又以桃始华为小桃华，王爪生为赤箭生，苦菜秀为吴葵华。戊寅①历皆有之。按晁公武《读书志》：唐《月令》一卷。唐明皇改点旧文，附盖时事，号《御删月令》，升为首卷，意是王氏所引，乃唐《月令》而已。郎瑛以为《淮南》文，田艺蘅为伪撰，俱不考耳。

① 寅：原脱，据［日］丹波元简《医剩》补。

背阳腹阴

《金匮真言论》云：言人身之阴阳，则背为阳腹为阴。或曰：阴阳二字互误已，人南面则腹乃为阳，背乃为阴。《老子》曰：万物有阴而抱阳。又《阴阳离合论》曰：圣人南面而立，前曰广明，后曰大冲。况于其文南主夏，故腹字从夏肉。背为北，故背字从北肉。朱子云：天地东西南可见，而北不可见。人之瞻视，亦前与左右可见。此皆其明证也。予为此说不必也。凡物有体质，有功用。以功用言，则背阴腹阳也。而以体质言，背阳腹阴也。盖天地之道，大为阳，小为阴；高为阳，卑为阴；外为阳，内为阴。《易》云：立天之道阴与阳，立地之道刚与柔。又云：乾刚坤柔。今夫以大小视之，背大而腹小；以高卑视之，背位于上，而有覆帱之势，乃天之象，腹居于下，而有受载之形，乃地之象；以刚柔外内言之，背刚坚而在于外，腹柔软而在于内。且男生而覆，女生而仰，其溺水亦然。背为阳，腹为阴。而阳经行于背，阴经行于腹者，体质之势也。人之于走兽飞禽鱼鳖虫豸之属，虽伏走飞翔浮游蚑行，其状各异。然至其禀天地阴阳之气，各具其体，则一也。今夫背阴腹阳，于人犹可言耳，至于走兽飞禽鱼鳖虫豸之属，谓之背阴腹阳而可邪。且如背字，《说文》云：从北肉声；然如腹字，则偏旁从夏，而非①夏，况《易》以腹为坤，岂可为夏肉乎？夏肉果为腹，则背字当是冬肉；北肉果为背，则腹字当是南肉。滑是水之骨，坡是土之皮。字学界说岂足据乎。予因谓背腹阴阳，有功用体质之别，必不可拘于一言说矣。

动　气

近有传荷兰学者云：人脊骨里面有一条大动脉，乃百脉之源也。揣人腹上恻恻跳手者，即其动也。予考《灵》《素》已有其言，不特昉于荷兰焉。按《五音五味篇》云：冲脉循背里，为十二经之海。《岁露篇》云：卫气之行风府，日下一节，二十一日下至尾骶，二十二日入脊肉，注于伏冲之脉。《疟论》作伏膂之脉。《天真论》云：太冲之脉盛。《逆顺肥瘦篇》云：夫冲脉者，五脏六腑之海也。《动输篇》云：冲脉者，十二经之海也，与少阴之大络起于肾。《灵》《素》诸篇所论如此，曰冲脉、曰伏脉、曰大脉、曰伏膂之脉，皆其所谓大动脉者是也，则亦其所谓百脉之源者是也。又《百病始生篇》云：虚邪之中人也，

① 非：原脱，据［日］丹波元简《医剩》补。

其著于伏冲之脉者，揣之应手而动。《举痛论》云：寒气客于冲脉，冲脉起于关元，随腹直上，寒气客，则不通，脉不通则气因之，故喘动应手。喘蠕音通。此论其动之发于外者，所谓动气是也。噫，经言何所无有，乃知不昉于荷兰矣。又尝考吕广注《难经》，肾间动气云，气冲之脉者，起于两肾之间，主气，故言肾间动气。按所谓五脏六腑之本，十二经之根，与《灵枢》云五脏六腑之海，十二经之海者，所指必同。且《阴阳离合论》云：太冲之地，名曰少阴。《动输篇》云：与少阴之大络起于肾。则吕氏之说有所据焉。今验之冲脉之见，有虚实之分，凡人之腔里一处有隙之地，则脉动发泄，或左或右，虚之所在，随而应手焉。而又其食积留饮痃癖癥瘕等物，则物与脉相抵触。实之所在，亦随而应手焉。《伤寒论》原于《十六难》，立动气在于左右上下者不可汗下之戒，盖其一端已。

记　性

汪讱庵云：金正希先生尝言人之记性皆在脑中。凡人外见一物，必有一形影留在脑中。小儿脑未满，老人脑渐空，故皆健忘。愚思：凡人追忆往事，必闭目上瞪而思索之，此即凝神于脑之意也。出于《本草备要》辛夷注。王惠源《医学原始》亦云：人之一身，五脏藏于身内，止为生长之具，五官居于身上，为知觉之具，耳目口鼻聚于首，最显最高，便与物接，耳目口鼻之所导入，最近于脑，必以脑先受其象而觉之而寄之而剖之而存之也，故云心之记，正记于脑耳。《黄庭内景》亦言脑为泥丸宫，元神居焉。是必有本，何惑之有。予按荷兰说人之精神在于脑中，故人断头立死，亦与《内景》之说符矣。而《五杂俎》《谈荟》载头断而不死者数，则此皆人妖耳。

医家常识　第三期

栎荫拙者　著

解剖脏腑

朱载堉《律学新说》云：岐伯曰，夫八尺之士，皮肉在此，外可度量切循而得之，其死可解剖而视之。盖太古时风俗淳朴，死则弃之于野，初无衣衾棺椁之葬，故使为医术者，可得剖而视之，亦无所禁。后世圣人，取诸太过之象，始制棺椁，由是之后，国有残毁尸体之禁，无敢剖而视之者。以此推之，知彼医经，其来之远，又奚止于三代而已。此说非也。赵与旹《宾退录》云：广西戳欧希范及其党，凡二日，剖五十有六腹，宜州推官灵简，皆详视之，为图以传于世。王莽诛翟义之党，使太医尚方与巧屠，共刳剥之，量度五脏，以竹筳导其脉，知所始终，云可以治病。然其说今不传。又晁公武《郡斋读书志》，载《存真图》一卷，皇朝杨介编，崇宁间，泗州刑贼于市，郡守李夷行遣医并画工往视，决膜摘膏肓，曲折图之，尽得纤悉，介校以古书，无少异者，比欧希范五脏图，过之远矣，实有益于医家也。又《闻见后录》，载无为军医张济能解人，而视其经络，则无不精。因岁饥疫人相食，凡视一百七十人。以行针，无不立验。按：明程式亦尝解倭人，检视脏腑，详见其《医彀》中。近世斯邦医家，亦好剖解，验以荷兰内景书，颇极精微，然有益于外科，而无裨于内科矣。

少 腹

王冰注《气交变大论》云：少腹谓脐下两傍髎骨内也。刘熙《释名》云：自脐以下曰水腹，水沟所聚也，又曰少腹，少小也，比于脐上为小也。《病源候论》以少腹为臝腹，未详何义。

玉 房

《病源候论》：玉房蒸，男则遗沥，女则月候不调。又曰：精藏于玉房，交接太数，则失精。玉房未知何处。明李君实《紫桃轩杂缀》云：《铜人针灸图》载脏腑一身俞穴，有玉环俞。不知玉环是何物。张紫阳《玉清金华秘文》论神仙结丹处曰：心下肾上，脾左肝右，生门在前，密户居后，其连如环，其白如锦，方圆径寸，包裹一身之精粹，此即玉环也。医书论诸种骨蒸，有玉房蒸，亦即是玉环，其处正与脐相对，人之命脉根带也。按今针灸图，玉环作白环。

性命之根

陆文量《菽园杂记》云：回回其俗善保养者，无他法，惟护外肾，使不著寒。见南人夏著布裤者，甚以为非，恐凉伤外肾也。云夜卧当以手握之令暖，谓此乃生人性命之本根，不可不保护。此说最有理。张文潜《明道杂志》云：洛阳刘几年七十余，精神不衰，体干清健，犹剧饮。予素闻其善养生，因问之。曰：暖外肾而已。以两手掬而暖之，默坐调息，至十息，两肾融液如泥，沦入腰间。此术至妙。冯梦祯《快雪堂集》与何民部书云：昨视丈病体，大都虚火上腾，火降即安矣。弟所善方士张君，善用救命索。其法惟紧缚外肾，虽垂绝之症，可以立苏。现有一人，症与丈同，行此法而愈。试验非一，特为送致诸，努力珍护，以待平复。祝允明《苏谈》云：口疮无问新旧，遇夜卧，将自己两睾丸，以手枥紧，左右交手，揉三五十遍。每夜睡觉辄行之，愈于服药。诸书所载如此。予闻北人冒雪而行，必以稻秆打揉包外肾，必不冻死。又人多误扑损外肾立殒者。乃其为性命之本根明矣。然宫刑男子割势。势，外肾也。《韵会》云：外肾为势。《刑德经》云：势，阴核也。《折骨分经》云：外肾，睾丸也。李时珍《纲目》人部载：人势为阴茎。未见所本。所谓宦者云其宗筋是也。而骟马、宦牛、羯羊、阉猪、洁鸡、善狗、净猫之属，《事物纪原》云汉文始阉洁六畜。亦皆割其势者，云此易肥焉。又种树书，有骟树之法。人畜去其性命之本根而不死者，犹树木之骟而不凋枯耶。予弱冠时，见一商家仆，年二十余，阴囊肿痛十余日，隐忍不语人，忽一日破裂，失血数升，昏冒困惫，吐蛔五条，汤药皆呕。予因与单甘草汤，而呕止。家人以为便血，方其除秽见之，双丸坠在于蓐上。家人惊惶，急邀外科疗之。凡百日许而痊，寻归其乡于江州。问之江州人，乃云：渠今犹无恙，所坠睾丸，常绵裹藏于匣中，若寒日启之，体忽淋栗，若误置之于高处，眩瞀瞑晕，苦楚叵耐，盖彼此气之相应也。枯骨寒而胫脚疼，柯古《杂俎》尝记之，况于性命之根，理宜然矣。

诊脉借菽

《难经》以菽况诊脉之轻重。前人注解，率不得其旨。盖菽之在荚，累累相连，与脉动指下者相类，以此意推之，言三菽之重者，非三菽加于寸关尺之上，一指下各有一菽之重也。通称三部，则三菽也。六菽之重者，三部各有二菽之重也。九菽之重者，三部各有三菽之重也。十二菽之重者，三部各有四菽之重也，以三乘之，可以见耳。今如一部有三菽之重，则于与皮毛相得者，为甚重矣。且何不言三菽、四菽、五菽，而必以三累加之乎。弘前医官服子温良，著《难经》。愚得其说如此，可谓发千古之秘蕴矣。其书未及脱稿，子温殁，殊可惋惜也!

手检图

《脉经》第十卷首标曰：手检图三十部。明袁表校本及沈际飞本，作二十一部。袁后序曰：末篇有手检图二十一部。今观其文，则皆覆论十二经脉，与奇经八脉、三部二十四种形证所属，无图可见，岂叔和所著。故有图，久不复传耶。乃宋臣林亿札中，则称世之传授，其别有三。隋巢元方《时行病源》为第十篇，以第五篇分上下，而撮全经之文，别增篇目者。亿尝据《素问》《九墟》《灵枢》《太素》《难经》《甲乙》、仲景诸书，校其脱漏，仍为十篇以传，则知末篇传疑已久。亿但补正其文，而所谓手检图二十一部云者，直存旧目，无从考证耳。袁氏所论如此。今阅《脉经》十卷之首，以气口一脉，分为九道，以论三阴三阳奇经之脉。其义未太明，且不及手三阳、任、督、冲之六脉。知是不止其图失传，其文亦残阙，不可复寻绎焉。而李东璧《奇经考》，以手太阳合手太阴，以手阳明合手太阴，采《脉经》第二卷文，增任、督、冲之三脉，因作九道图，自谓泄千古之秘藏，而犹缺手少阳之一位，将何以合三十二部之数。疏谬亦甚矣。吴山甫云：手检图脉法，惟通融之士，能知能行。亦未知图与经文既亡且缺也。呜呼！一寸之口，配乎五脏六腑，犹且大烦，纵令古手检图如李氏所撰，岂可得更辨所谓九道者，以定奇经八脉之病乎。前年有人问于予者，因以此答焉。

詹王论脉

詹东图《明辨类函》云：医者之审病，曰望、曰闻、曰问、曰切。盖以切脉验之望闻也，先审之有形声，以终审之无形声。内外本末，具知之矣。脉之有浮、沉、弦、数固矣，然浮沉弦数之中，其端各又至烦。苟非问以证闻，闻以证望，原始要终，以求其是，既参又伍，以求其当，脉之所指冥冥，虽求必失之矣。古人置切脉于望、闻、问之终，非谓其证断尽于脉耶，而脉之不可无望、闻、问、审矣。又云切脉而断之不差者，所恃先有望也、闻也、问也。予谓问尤急焉。

欲得其身之所疾病，与病之所自始，详在问也。今之医者，自负其明，故不问而切脉，一以脉断，即病者欲以其故告，诞诞然曰：我切得之矣，无烦言也。如斯而得一当，且为不免而幸中，万一失之，如病者何。故医而自负恃，不求细详，最为大病。人命生死在兹，可以轻试而漫投耶。王兆云《湖海搜奇》亦云：脉理吾惑焉。盖自太史公作《史记》，已言扁鹊饮上池水，三十日能隔垣视见人五脏。特以诊脉为名，则其意固可见矣。今以两指按脉三部，遂定其为某腑脏之受病，分析七表、八里、九道，毫毛无爽，此不但世少其人，虽古亦难也，世不过彼此相欺耳。二氏之论，宜为诊家之正眼矣。

初学诊脉

初学诊脉之际，心以为弦，则如弦，既又以为紧，则如紧。除浮、沉、大、小、滑、涩等之外，皆为尔。譬之静坐闻鹁鸽声，心认脱布裤而听之，则莫闻而不脱布裤，认德不孤而听之，则莫闻而不德不孤。盖心预有所期也。王叔和曰：心中易明，指下难晰。方此际洗尽胸次所蓄，寓孔神于三指头，自然得矣。

刘　蒍[①]

《福建通志》载：刘蒍者，邑诸生也，因善病成医，医多奇中。尝自言负病时，独居一室，设木案，置瓦瓶食器，鸡飞其上，器展转欲坠地，不为动色，于是疗者曰：病可治。故其为医也，亦以此法愈人。于《本草》《丹溪》《肘后》诸方，多所发明。于贫者不受，人以此益归之。经曰：精神进，志意定，故病可愈。宜乎其病愈焉，而及之于人也。

《千金方》

叶梦得《避暑录话》云：孙真人为《千金方》两部。说者谓凡修道养生者，必以阴功协济，而后可得成仙。思邈为《千金》前方时，已百余岁，固以妙尽古今方书之要，独《伤寒》未之尽，似未尽通仲景之言，故不敢深论。后三十年作《千金翼论》，伤寒者居半，盖始得之。其用志精审，不苟如此。今通天下言医者，皆以二书为司命也。按《千金·伤寒门》

---

① 蒍：原作“通”，据下文及［日］丹波元简《医剩》改。

云：江南诸师，秘仲景《伤寒》要方不传，然则方其著《千金》前方未曾研其全书也，后及撰《翼方》所采摭，亦非今所传《伤寒论》，其文字大抵与《玉函经》同。知唐以前《伤寒论》，原自非一通也。《翼方》世多传乾隆重刊王肯堂校本，不啻误文数行寻墨，刊脱数十页。予常恨焉，闻城东白医家藏元板，予百计索之不敢许。丙午冬，米价腾跃，渠不能支，遽欲售之。予因鬻杂书数十帙而购之，乃太德乙巳梅溪书院所刊，文字端正，首尾完备，与肯堂本异。予既得之，喜剧。明年六月，浪华木世肃孔恭，不量以元版前方，千里邮寄以贻，于是俨然双璧，始具于插架。古人云：好学之笃，又有好书济其求。不堪欣跃，聊笔于此。

《圣济总录》

政和《圣济总录》二百卷，宋《艺文志》《艺文略》《玉海》、晁陈二氏，并不载其目。南宋诸方书，未见引据者。盖此书之成，在于徽宗之季年，《圣济经》《和剂局方》之后。洪景卢《容斋随笔》云：宣和殿大清楼龙图阁所储书藉靖康荡折之余，尽归于燕。考之宋史，则云靖康二年，少帝在青城，金人尽索国子监书版、三馆秘阁四部书、大尝礼物、大成乐舞、明堂大内图，以至乘舆服、御珍玩之物，辇致军前。意者如此书，镂版才成，未及颁布，亦在其中。尔后南北殊界，彼此不通，故南宋之士，不得观之。遂至有并其目而无知者。及金世宗大定中取所俘于汴都，重刊颁行，因传于今矣。呜呼，是书成于北宋，而晦于南宋，不传于中国，而存于夷狄。而徽宗慈心之所寓，得不泯于千载之后者，抑亦奇矣。清程云来云：大德重校《圣济总录》，元朝奉诏颁行者，大版大字，每卷首篇署元耶律楚材五字。今吉医官及余家所藏大德重校本，亦大版大字，然无元耶律楚材五字。原文书法端雅，盖为宋版之旧。但每卷首页，大德重校《圣济总录》卷第某数字，书刻并劣，系于元人所改刊无疑矣。

《活人书》

宋楼攻愧钥序增释《活人书》王作肃著云：尝闻之老医京师李仁仲之子云，前朝医官，虽职在药局方书，而阶官与文臣同。《活人书》既献于朝，蔡师垣当轴，大加称赏，即令颁行，而国医皆有异论。蔡公怒，始尽改医官之称，不复与文臣齿。楼之言如此。宜乎世之言伤寒者，只知有《活人书》，而不知有长沙之书也。及明陶节庵六集书出焉，又至并《活人书》而无知者。今如斯邦，天下莫不知有长沙之书而读焉，然而其微言大义殆熄矣。

《儒门事亲》

骊恕公忠尝言《儒门事亲》一书，前三卷，议论精确，文亦俊逸；后八卷，乃体裁殊异，必是别一种书，或出于门人之手焉。后阅《心印绀珠经》云：子和，金宛丘人氏，张戴人是也，有《儒门事亲》三十篇，《十形三疗》一帙，《治病百法》一帙，《三复指迷》一帙，《治心要》一帙，《三法六门世传方》一帙。今考之于《医统正脉》所收本，从第一卷七方十剂绳墨订，至第三卷水解，凡三十篇，此即《儒门事亲》也。自第四卷至第五卷，别是一书。自第六至第十一，乃《十形三疗》也。自第十二至第十五，乃《三法六门世传方》也。寻借元版于西京伊良子氏而抄之，凡三卷，首有中统年间高鸣序，及金人张颐齐序，后有金人无名氏跋，篇数与《绀珠经》所载符矣。恕公没十余年，惜不见此书焉。朝鲜所辑《医方类聚》多引《十形三疗》《三法六门》，今正脉本《儒门事亲》中并有之。

妄改书名

汪颖著《食物本草》，而改为《东垣食物本草》。王求辅著《惠济方》，而改为《简选袖珍方》。艾元英著《如宜方》，而改为《回生捷录》。李东璧作《脉学》，而改为张孔受《脉便》。程云鹏著《慈幼筏》，而改为张介宾《慈幼新书》。陈司成著《霉疮秘录》，而附之于窦梦麟《疮疡全书》。凡此类不一而足，皆使人眩惑，乃因书估欲易售耳。

中　风

《伤寒论》中风，乃是伤寒中之一证，宋以后呼为伤风者是也。而《金匮》中风，乃《灵》《素》所谓偏枯，后世中风之称昉于此。夫《伤寒论》《金匮》元是一书，而同成仲景之手，理宜无以一中风之名、互称两种之疾。然《魏志注》引《曹瞒传》云：魏太祖阳败面㖞口，叔父怪而问其故。太祖曰：卒中恶风。叔父以告嵩。嵩惊愕，呼太祖。太祖口貌如故。嵩问曰：叔父言汝中风，已瘥乎？太祖曰：初不中风。魏武与仲景氏同汉末人，知当时有此语。又按后汉朱浮

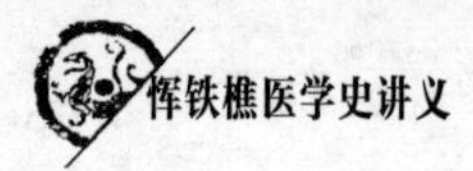

与彭宠书：伯通独中风狂走。此以狂为中风。后世狂风、风狂、心风等之称，盖有所由，均之东汉语，所指递殊，不可不知也。若夫后世紫白癜风、落架风、食迷风之类，风字更不可穷诘焉。盖风善行而数变，凡病变动移易不定者，以风呼之耶。录以徯识者。

痰

痰，五饮之一。王氏《脉经》作淡饮。宋黄伯思《法帖刊误》载《初月帖》中云①：淡闷干呕，淡方淡液之淡，干古干湿之干。今人以淡作痰，以干作乾，非也。予考之佛典《大般若经》初分愿品云：身病有四，一者风病，二者热病，三者痰病，四者风等种种杂病。又唐慧琳《一切经音义》云：淡饮，徒甘反，下于禁反，谓胸上液也。又云：淡阴，谓胸上液也，医方多作淡饮。又云：痰癊，上音淡，阴下禁反。案：痰癊字无定体，胸膈中气病也。津液因气凝结不散如筋胶，引挽不断，名为痰癊。四病根本之中，此一能生百病，皆上焦之疾也。又，《义楚六帖》云：四百四病，百一风、百一黄、百一热、百一痰等。乃知后世以痰饮为诸饮之总称，以为十病九痰，或百病生于

① 中云：原作“云中”，据［日］丹波元简《医賸》改。

痰之类，皆原于内典也。而痰癖二字，在我医方，始视《肘后》，乃痰饮耳。而《圣惠方》三十六黄中，有癖黄一证，此即《巢源》所载阴黄，唯以疒者，与痰癖之癖自异。《疗痔病经》有癖痔，盖亦阴痔已。

病分左右

王文正《笔录》载，太祖与张永德洎当时宿将数人，同从周世宗征淮南，战于寿春，获一军校，欲全活之，而被疮已重，且自言素有瘫风病，请就戮。及斩之，因令部曲视其病患之状，既而睹其脏腑及肉色，自上至下，左则皆青，右则无他异，中心如线直分之，不差发毫焉。按以理揆之，风属木，木色青，此宜然也。盖人身一气脉也，今及其感病，左瘫者不及右，右痪不及左，麻痹亦有如此者。又有汗出偏于左右者，又有疮疡左不淫于右，右不侵于左者。又有偏肠毒，自首至踵，平分寒热者。见《船窗夜话》。虽则一气脉，其有界限如此。《笔录》所载，恐不虚诞也。

草　子

范成大《桂海虞衡志》云：草子，即寒热时疫，南中吏卒小民，不问病源，使人以小锥刺唇及舌尖出血，谓之挑草子。实无加损于病，必服药乃愈。又，王贶《指迷》论瘴疟云：南方谓之中箭，亦谓之中草子。此盖沙病而已。

吹 䨲

《癸辛杂识》云：吹䨲二字，见刘长卿用之，作伤寒感冷意，问之则谩云，出《汉书》。然莫可考也。继阅方书，于《香芎散证治》云：吹䨲伤风，头疼发热。此必有所据也。予考诸书，《香芎散证治》未见有载此二字者，唯《十便良方》伤寒门首云：伤风吹䨲附，乃似指感冒。又《和剂指南》云：凡伤风者，皆因脱衣感冒，被风吹䨲，著则洒然骨寒毛起。恶风自汗者，乃是伤风证也。凡风吹则体自寒，恶风无汗者，伤寒证也。

病从口鼻入

《仁斋直指》云：暑气自口鼻而入，凝之于牙颊，达之于心胞络，如响应声，此暑自口鼻而入也。吴昆《升麻葛根汤考》云：冬月应寒，而反大温，民受其湿厉之气，名曰冬温。非时不正之气，由鼻而入，皮毛未得受邪，故无汗。又，疫疟五神丸，《塞鼻法考》云：以疫气无形，由鼻而入，故亦就鼻而塞之。此冬温疫气，并自鼻而入也。又《太无神术散考》云：山岚瘴气，谓山谷间障雾，湿土敦阜之气也。湿气蒸腾，由鼻而入，呼吸传变，邪正分争。又《医学全书》云：瘴气之病，东南两广，山峻水恶，地温沤热，春秋时月，外感雾毒，寒热胸满少食。此毒从口鼻入也，此瘴气自口鼻而入也。《广笔记》云：伤寒温疫三阳证中，往往多带阳明者。以手阳明经属大肠，与肺为表里，同开窍于口。凡邪气之入，必从口鼻。故兼阳明证者独多，此阳明病从口鼻而入也。张锡驹《伤寒直解》云：霍乱者，不从表入，不失形层。大邪从口鼻而入，直中于内，为病最急。又云痧者，即天地间不正之气，湿热薰蒸，从口鼻而入，不吐不泻，腹中绞痛，俗所谓绞肠痧是也。此霍乱及痧，并自口鼻而入也。沈明宗《金匮注》云：中恶之证，俗谓绞肠痧，即臭秽恶毒之气直从口鼻入于心、胸、肠、胃、脏、腑也，此中恶从口鼻而入也。诸书所载已如此，世人徒因吴又可之言，而知瘟疫自口鼻而已。

医家常识　第四期

栎荫拙者　著

瘴名不一

《巢源》：岭南瘴，犹如岭北伤寒也。《外台》引《备急》：岭南率称为瘴，江北总号为疟，此由方言不同，非是别有异病。按《后汉书·马援传》：军吏经瘴疫。又《宋均传》则云：及马援卒于师，军士多温淫病。由此观之，瘴即温湿之气，特以南方岭嶂之地，此气最酷烈，故谓之瘴气也。其名称颇繁，今以余所知录下。

黄芒瘴、黄茅瘴，《南方草木状》青草瘴，《巢源》黄梅瘴、新禾瘴，《桂海杂志》黄茆瘴，《番禺杂记》虾蟆瘴、黑脚瘴、芳草瘴、朴蛇瘴、锁喉瘴、蛇瘴，《圣济总录》冷瘴、热瘴、中箭，《瘴疟论》烟瘴、岚瘴、黄瓜瘴、蚺蛇瘴、蚯蚓瘴、乌蜂瘴、迴头瘴、搅肠瘴，《管见良方》梅瘴，《摭遗》鹦鹉瘴，《北户录》哑瘴，《岭南卫生方》花风瘴，《医林集要》乌脚瘴，《漳州志》人瘴，《使缅录》炎瘴、揪头瘴，《体仁汇编》桂花瘴，《泉州府志》暑湿瘴、毒水瘴、孔雀瘴、江米瘴，《证治大远》额瘴《涌幢小品》，香花瘴、毒淫瘴，《广东新语》菊花瘴《粤述》。

瘴母有二

《岭表录异》云：有物自空而下，始如弹丸，渐如车轮，遂四散，人中之即病，谓之瘴母。《管见良方》云：腹胁间有一癖块而痛者，名曰瘴母。盖《录异》瘴母者，乃飓母之属；《良方》瘴母者，乃疟母之类。名同递异。

寒热异治

邝湛若《赤雅》云：炎方土脉疏，地气外泄，人为常燠所熯，肤理不密，两疏相感，草木之气通焉，上脘郁闷虚烦，下体凝冷，吐之不可，下之不可，用药最难。但宜温中固下，升降阴阳，及灸中脘气海三里，或灸大指及第五指，皆能止热。予试立验。如用大柴胡汤，及麻黄金沸草散、青龙汤，是胶柱鼓瑟也，鲜不败矣。而椿园《西域闻见录》云：温都斯坦，亦西域回国之大者也。大黄尤为至宝，以黄金数十倍兑换。盖其地之一切疾病、疮疡，得大黄即愈，百不失一。贵客来及大筵宴，皆以大黄代茶。若经年不服大黄，则必死。故虽贫苦小回，亦必有一半两大黄，囊系胸前，舌舔而鼻嗅之。考二书所载，乃《内经》所谓腠理开闭之异，寒方以寒、热方以热之义，亦不可不知也。

廉沥

先友篁墩吉处士安，尝问予廉沥何病，予茫然不能答，后读唐张彦远《法书要录》云：陶隐居梁武帝启云，《治廉沥》一纸，凡二篇，并是谢安卫军参军任靖书。后又《治廉沥狸骨方》一纸，是子敬书，亦似摹迹。又宋董逌《广川书跋》云：狸骨方，官帖中定为王右军书，唐人谓此本荀舆治劳方，右军临之，至今谓狸骨帖。梁武帝常以古书杂迹二卷，问于陶隐君，对以狸骨方，是子敬书，亦似摹迹。就二书所载考之，廉沥，乃劳之谓。《外台》引《苏游论》云：因虚损得，名为劳极，吴楚云淋沥，巴属云极劳。按廉淋一声，廉沥即淋沥。又《巢源》云：尸疰病者，岭南中瘴气，土人连历不瘥，变成此病。连历，乃绵连历久之义，正与淋沥同，盖江左时，用方言书，唐人乃改作劳也。阅《千金》等书，古方多用狸骨治劳，而后世用猫头，方药地《物理小识》，论之详矣。

肺焦黄胖

孔毅父《谈苑》云：贾山谷采石人，石末焦肺，肺焦多死。陆俨山《农田余话》云：作园士、治蔬圃，其人必病黄，日与秽恶之气相近。盖五脏之内脾香，臭恶气入脾，以害脾也。今斯邦人亦云：石匠年老，多发干咳，此以积年石末飞入腹里，伤脏所致，医不能疗。又云：黄胖以常触粪秽所发。乃与二书之言符矣，而医书不言及者何诸。

鬾记鬾之讹

鬾，音奇。《玉篇》：小儿鬼也。故小儿继病，谓之鬾。《菊坡丛话》云：今小儿乳哺时，值母有孕，辄眉心青黄泄泻，此俗谓之记，乃鬾之讹也。《巢源》《千金》误本。或作魃。故《保婴撮要》云：鬾病，又名魃病。夫魃者，旱神也，何干小儿之疾。而《萍洲可谈》云：世传妇人有产鬼形者，不能执而杀之则飞去，夜复归就乳，多瘁其母，俗呼旱魃。亦分男女，女魃窃其家物以出，男魃窃外物以归。予按：此亦鬾之讹，遂呼为旱魃耳。又《书影》云：今中土大旱，辄谣某妇产旱魃，聚众捽妇，用水浇之，名曰浇旱魃。呜呼，魃之为魃，遂令产妇受浇水之苦，只字之讹，一至于此，良可惧矣。《澹寮方》载治小儿魃方云：音其，即解颅也，用钱氏铁箍散、局方安肾圆。此说亦误。《医学启蒙》谓之魅病，误甚。

辜 姑

颜师古《匡谬正俗》云：或问曰：小儿羸疾，谓之辜姑，何也？答曰：此谓巫蛊尔，转为辜姑，此病未即殒毙，而惙惙不除，有似巫祝压蛊之状，故祭酬出之。或云：汉武末年，多所禁忌，巫蛊之罪，遂及贵戚，故其遗言，遍于三辅，至今以为口实也。胡侍《真珠船》云：《韵会》：辜姑，小儿羸疾。今云无辜，声之讹也。方以智《通雅》云：凡物头员，谓之孤都，俗以愁苦尖喙曰孤都，因以栾栾孤独可怜之状。黄公绍曰：小儿羸疾曰辜姑是也。规模作规抚，无有摸音，则辜姑之声，亦从无辜来。辜之为罪，正谓其粗恶堪怜也。予考数说，类似牵纽焉。接诸书引《玄中记》：无辜病，为无辜女所病。一名天帝少女，一名女鸟，一名姑获鸟，一名夜行游女，一名乳母鸟。曰女、曰姑、曰母，无辜之讹，而辜姑亦为鸟名明矣。又按：芜荑，治小儿疳疾，《尔雅》一名无姑，无既有摹音，摹姑即痞疾。因意无姑之得名，因治无姑之病，犹百合之于百合病耶。并录俟考。

痎

吴处厚《青箱杂记》云：蜀有痎市，而间日一集，如痎疟之发，则其俗又以冷热发歇为市喻。谢肇淛《五杂俎》亦云：西蜀之市，谓之亥。亥者，痎也，痎者，疟也，言间日一作也。吴注《素问》，引《方言》书：夜市谓之痎市。与二书所言异。按：《说文》痎：二日一发疟也。吴说恐是杜撰。

让

《急就篇》：消渴呕逆咳懑让。颜师古注：让，大便节蕴，积而利也。让即《圣惠方》所谓襄利，《幼幼新书》所谓酿泻。刘昉云：酿者如酒之意，皆痞积为病是也。《通雅》以为五泄之大瘕泄，误。

郑 声

郑声，重语也，义未明晰。田艺蘅《留青日札》云：郑声淫。今考郑诗非淫，郑声则淫。淫者，声之过也，犹雨之过者曰淫雨，水之过者曰淫水，故曰溢也。《左传》曰：烦手淫声，慆堙心耳，乃忘和平，谓之郑声。许慎《五经通义》云：郑重之音，使人淫过也。得之而义自见。

登豆疮

林恒斋良以云：《巢源》登豆疮，登当是豋字讹。考字书，豋与豌同。杨升庵引《唐六典》，有豋豆，音弯，即豌豆。《外台》引《巢源》曰：其疮形如豌豆，亦名豌豆疮。可以证矣。恒斋，元禄中医官，博览群籍，著书数种，予藏其《病名续录》《怪疴续抄》，并有益于学者。

社　公

《续医说》引《席上辅谈》云：今人指发眉如雪，而肌肉纯白者，以为社日受胎，故男曰社公，女曰社婆。阅宋人《卫生总微论》：不治病胎内十二症中，有社老。又《书影》云：人之赋形有羊白，星家，金羊鬼宿次未，家宅偏感其气，则人羊白，是乃此邦呼为白子者。

野　鸡

《外台》：小儿野鸡，下部痒闷。程衍道云：野鸡未详。按《草木子》云：汉吕后讳雉，改雉名野鸡。人患痔者，名野鸡疾。因知《本草拾遗》：蛇婆主治五野鸡病，即五痔尔。而《直指方》云：大便下血日久，多食易饥，腹不痛，里不急，名曰野鸡。又《医说》云：以大便艰难，为野鸡痔，谓欲便而复止故也。此则不干吕后之讳，别是痔中之一证。

腊　梨

白秃蜡梨。盖腊梨者，腊月之梨，所谓冻梨也。头生白秃，其状类此，故亦呼腊梨焉。《坚瓠集》载《腊梨赋》云：葫芦之质，油灰之色，盔头以摆锡为装，灯笼以梅花为式。又有《腊梨歌》，并为此疮作耳。《外科奇救方》作辣离，《医法指南》作瘌痢，《事物绀珠》作喇哩，皆因音而转讹也。

狐　臭

胡侍《真珠船》云：洪刍《香谱》，金磾香。《洞冥记》：金日磾入侍，欲衣服香洁，变胡虏之气，自合此香。由是言之，今谓腋气为狐臭，狐当作胡。又《寿域神方》云：胡者，谓胡人之臭，俗称狐臭，误矣。按《肘后方》：人体及腋下，如狐犼气。《巢源》亦作狐臭，则不必改作胡也。《教坊记》谓之愠羝，《崔氏海上方》谓之鸦臭，《全幼心鉴》谓之猪狗臭，《南史·宋后废帝纪①》谓之蒜气，《类书纂要》谓之

① 纪：原作“记”，据《南史》改。

犼臭，此皆不过以其臭之相似呼之而已。

闷脐生

陈眉公《闻见录》云：大原王相公始生，冷无气，母惊谓已死。有邻妪徐氏者，反覆谛视，良久笑曰：此俗名卧胞生，吾能治之，当活，活则当贵，但不免多病累阿母耳。促使治之，其法用左手掬儿，右手掴其背百余，逾时嚏下而醒。又周亮工《书影》云：今北方难产者，落无声，若熟寐然，以火气熏接其脐，或从旁击镜，以引其声，始能寤，谓之草寐，十只有一二生全。按《育婴家秘》云：儿才生下，即气绝不啼哭，俗名闷脐生，即寤生也，必是难产，或冒寒所致。《物理小识》作闷寂生，《胤产全书》谓之梦生，《汇聚单方》谓之梦胎，《推拿秘法》谓之草迷，并同。

痫

王符《潜夫论》云：婴儿常病伤饱也，父母常失在不能已于媚子，哺乳太多，则必掣纵而生。徐嗣伯曰：大人曰癫，小儿曰痫。《巢源》云：痫者，小儿病也。十岁以上为癫，十岁以下为痫。此痫即宋以后所谓惊风也。始见《圣惠》。而大人之病，亦可称痫。隋许智藏，诊秦孝王后曰：疾已入心，即当发痫，不可救也。见《隋书》本传。时孝王已为大人。又《外台》大人方中，有痫门，可以见耳。

䁵

《炮炙论》序：目辟眼䁵。䁵字无考。《容斋随笔》引作䁵，亦未详其义。何镇《本草必读》作眼矔。注云：矔音贯，张目视，及转目视也。张目视与转目视，岂是病目。予按：䁵，疑是睢之讹。《病源候论》：有目睢候，其皮缓纵，垂覆于目，则不能开，世呼为睢目。《汉书》注：睢，仰视貌。盖皮垂覆，则不得不仰视，故谓之目睢。

瘄

《霉疮秘录》有或瘄爪甲语。又《万氏家抄》：疮名蟮瘄头。《本草汇言》有软瘄疮。瘄字，检字书无考，但《品字笺》为首上毒疮，而其义未允当。《原病集》释音：瘊音贡，疮疾瘊臀。知是与瘊同，肿起之义。《小儿袖珍方》：瘨字亦同。

文字从疒

医书文字，温疫之为瘟疫，水肿之为痳瘇，鼓胀之为瘯痕，消渴之为痟㾍，劳瘵之为痨瘵，霍乱之为癨乱，历节之为疬疖，哮嗽之为痚瘷，眩晕之为痃瘒，鼠漏之为瘟瘺，痄腮之为痄瘟，便毒之为瘙毒，发背之为发痟，辣离之为瘷瘸，休息痢之为痳瘜痢。凡此类强从疒者，郭忠恕所谓：飞禽即须安鸟，水族便应著鱼。正是此之谓也。

护　项

人之惹风，必是风府，项间飒然，喷嚏随出，次之以恶寒发热，寒日宜护而避之。《资生经》云：岐伯对黄帝之问曰：巨阳者，诸阳之属也。其脉连于风府，故为诸阳主气也。然则风府者，固伤寒所自起也，北人皆以毛裹之，南人怯弱者，亦以帛护其项，俗谓三角是也。予少怯弱，春冬须数次感风，自用物护后无此患矣。凡怯弱者，须护项后可也。《针灸聚英》云：北人以毛皮裹之，今之护风领。南人怯弱者，亦以帛护其领。今护领，乃云蔽垢腻，实存名亡矣。又朱辅溪《蛮丛笑》云：朱漆牛皮以护头颈，名固项。盖固项，即护领，不止北人为然。按：道书以脑后为风窝。

贼 风

《医垒元戎》：俗云：贼风者，窗牖之风，非也。予按：以窗牖之风解经之贼风，固非也，然此摄生家之所最可避也。尝阅明陈龙正《几亭外书》云：孔隙风，名为贼风，何也？曰平面风，如开口之呵；檐下风，如嗫口之吹，呵温而吹冷。吹已不可不避，况孔隙风乎。铁之为物，方圆平厚，可坐可凭，惟刀锥不可近，薄与尖故。缝风如刀，隙风如锥，可谓能近取譬矣。

露首温足

予夜寝必覆被没头，否则不能稳睡，数十年以为常矣。《内典》云：欲得老寿，当温足露首。又应璩诗《下叟前致词》云：暮眠不覆首。尝日中坐地读书，见头上有影二三尺，蒸蒸如游丝，盖阳气之从玄府上腾也。方知露首所以得寿，而下叟之言不偶然，然不能顿止。

羹上肥

瞥瞥如羹上①肥，世人多不解。井金峨先生尝谓予云：瞥瞥，财见难认之义。肥谓肉之脂液，浮乎羹面者。凡羹中有肉，则其面有小轮无数，光彩不定，瞥瞥然相逐，此即肥也。后予得数证以质，先生称善。《后汉·郡国志》引《博物记》记石脑油云：其水有肥，如煮肉洎，羕羕永永，如不凝膏。《脉经图说》曰：羹上肥，犹肥珠在于羹面。《病源候论》有肥目候云，似羹上脂，致令目暗。《外台》载范汪五淋方云：气淋者，下如羹上肥。

剂　颈

剂颈而还，无明解。按：剂，剂限之义。而还，犹谓以还。言剂限颈以还，而头汗出也。《脉经》有剂腰而还之文。又《尸子》云：莒国有名蕉原者，广

① 上：原作“下”，据《外台秘要》改。

寻，长五十步，临百仞之溪，莒国莫敢近也。有以勇见莒子者，独却行剂踵焉，此所以服莒国也。剂颈、剂腰、剂踵，皆限剂之义耳。

消　息

《伤寒直格》云：消息，谓损益多少也。锦城大田公干元真尝谓云：公羊昭十九年曰，乐正子春之视疾也，复加一饭则脱然愈，复损一饭则脱然愈，后加一衣则脱然愈，复损一衣则脱然愈。何休注：脱然，疾除貌也，言消息得其节。《伤寒论》消息二字，得之而义自明。此说得之。

索　饼

来元成《倘湖樵书》云：今俗以麦面之绵索而长者，曰面。其团块而扁者，曰饼。考之古人，则皆饼也。刘禹锡《赠进士张盥诗》曰：忆尔悬弧弓，余为座上宾。举箸食汤饼，祝辞添麒麟。汤饼而举箸食之，马永卿云：即世之长命面。此唐人以面为饼之一证也。汉张仲景《伤寒论》云：食以索饼。饼而云索，乃面耳。此汉人以面为饼之一证也。予按：庞安时《总病论》：煮饼是切面条。汤煮水淘过，热汤渍食之，即索饼也。方有执改作素饼，误。《千金》作馎饼。

黄龙汤

仲景之方配四兽，曰白虎、曰青龙、曰玄武、曰朱雀。十枣汤一名朱雀汤，见《外台·澼饮门》。先友山田宗俊正珍著《伤寒考》，详论之。而《丹铭总录》云：余尝疑天有五行，星有五纬，地有五岳，人有五事，而二十八宿，何独无中央之宿也？后观《石氏星经》云：中宫黄帝，其精黄龙，为轩辕。又按张衡《灵宪》：轩辕黄龙于中。则是轩辕一星，与苍龙、白虎、朱雀、玄武四兽为五矣。余于是谓方已取名于四兽，则必有配中宫一星者。后读《千金方·劳复篇》，小柴胡汤名黄龙汤，乃并四方以应五兽焉。此当补《伤寒考》。

震　气

《菽园杂记》云：凡空屋久闭者，不宜辄入。先以香物及苍术之类焚之，俟郁气发散，然后可入，不然感之成病。久闭智井窨窖，尤宜慎之。御医徐德夫寓京日，家人方春入花窖，窖深，久不起。疑之，又使一人入焉，亦久不起，燃炬照之，二人皆死其中，盖郁毒中之也。按《辍耕录》枯井有毒一则，与此事相类。又熊三拔《太西水法》载避震气说，曰：说云：地中之脉，条理相通，有气伏行焉，强而密理，中人者，九窍俱塞，迷闷而死。凡山乡高亢之地多有之，泽国鲜焉。此地震之所由也，故曰震气。凡凿井遇此，觉有气飒飒侵人，急起避之，俟泄尽，更下凿之。欲候知气尽者缒灯火下视之，火不灭，是气尽也。今东都造曲家窖中，时或有发气，烛必灭，以苍术一块障火，则不灭。至其甚，人中之而死。救疗之法，具于先考所辑《济急方》。

砒　毒

《秋灯丛话》载，莱郡刘某遇僧授《海上方》，多效。其解砒毒，尤为神验。戚某屡求不与，衔之，乃置酒延刘。食毕，扃其户谓曰：尔已中砒毒矣，速语我方，为尔疗。刘不信，顷觉腹中溃动，乃曰：何恶作剧如是，可疾取白矾三钱来。戚如言取至，调水饮之，立解。因恶其吝也，榜其方于通衢。享和中，东都木挽街有医西良庵，制截疟丸子入砒者，盛囊携出，而行医百余里外。数十日后归家，搬移之际，丸子滚转，杂于烟中。西不知之，一日解装出烟饮之，忽觉口中异常。妻及儿子亦饮之，复然。少选三人心腹大痛，苦楚不可名。因开烟检之，见有丸子，大骇，急服解毒药数种，并无寸效。遽呼邻家仙台医官永井元庵而议之。元庵无计可出，偶记《丛话》用白矾事，如法用之。三人便云，药下胸，顿觉心腹一道开豁矣。竟得救三人之命。予亲闻之永井氏，实神验方也。时辑《救急选方》，因收其方。呜呼！为医者，小说杂记，亦安可不寓目哉。

八月生子

董含《莼乡赘笔》载，俗传七月生子生，八月生子死。西邻有朱氏妻，八月产一子，妾七月产一子。妾产者周岁而殇，妻所生至今无恙。医书以胎成七月，属太阴脾经脉，内属于肺，土能生金，故寿。八月属手阳明脉，内属于大肠，生气交于泄气，故夭。此论似不足执以为据也。按张志聪注《素问·六元正纪》云：七月所生小儿，能育而亦多长寿者，盖七月乃肺藏司养，肺属天，而主气主血，天一生水感天地之气而生，故育。九月、十月，乃少阴太阳所主，皆感阴阳水火而生。若夫八月，乃阳明大肠主气，感阳明之府气而生，故虽生而不育。董氏所引医书，未有所考，与隐庵之言少异。要之，此说不足信据。然世人多知之，故录此。

古方

古方二字，唐人有于诗中用之者。如，卢纶“寂寞日长谁问疾，料君惟取古方寻”，又，雍陶“新句有时愁里得，古方无效疾来抛”是也，天下皆知学古方书矣。见宋陈振孙《书录解题·外台秘要部》。

医家常识　第五期

药　剂

茅元仪《野航史话》云：余尝怪岐黄家制方，必穷析分厘，而置剂者每以手为度，必不能合，欲以已疾，焉得不疏。古之名医，止华陀置剂，心识分铢，不假称量。他如剖腹破背，湔洗肠胃，此可仿效乎。我邦医家，亦坐于此弊。然数十人数百裹之药，每药必较量钱分，殆不胜烦琐，是不得已之势也。栎荫拙者，日人，故有我邦云云。据此是日人之治汉医，殆鲜用称者。

诊　腹

临病必诊按其腹，详见于《四十九难》，杨玄操、丁德用注，此医家四诊之外，不可缺之事也。但历代医书，未见有详论者。张志聪《伤寒论集注》云：中胃按之而痛，世医便谓有食。夫胃为水谷之海，又为仓廪之官，胃果有食，按必不痛。试将饱食之人按之，痛否？惟邪气内结，正气不能从膈出入，按之则痛。又，胃无谷神，岁气虚而外浮，按之亦痛。若不审邪正虚实，概谓有食，伤人必多。又，按者轻虚平按，若按不得法，加以手力，未有不痛者，此才①挽近诊腹之一证也。而近闻吴中医士，寓于崎岙者，独诊脉而不及腹，予心讶之，甲子冬，使译官问之于苏门胡振。振覆曰：唐山诊治，但有按脉，而无按腹之说。况古来亦并无此法，然亦有之。或患肿胀、腹满之症者，视其腹之形色，按其腹之坚软耳。再或幼科童稚，未免伤于食者，故亦按之。其他癥瘕痞块，病人自能详述，亦毋庸按之也。此盖彼邦近代之弊习为然。振不考诸古今医书，漫为之答，亦何陋也。

靥字音

痘疮收靥结靥，世医或为掩音，或为叶音，未详何是。尝阅林恒斋良以《札记》，定为掩音，曰：痘靥，或作痘黡，又作痘腤。《全幼心鉴》：痂疕②疮黡。《医学纲目》：疮腤曰痂是也。又通作厣，见《本草》败茅条。合诸说考之，原是《大学》厌然之厌。康成注厌读为黡，陆音乌簟反。痂有闭藏之意，黡之为痂，

① 才：原脱，据［日］丹波元简《医剩》补。

② 疕：原作“花”，据［日］丹波元简《医剩》改。

乃本于此。予按此予是栎荫自谓《准绳》云：痘疮收靥，圆净坚厚，如螺靥者上也。《品字笺》：疮痂，俗曰疮厣，《正字通》，疮弇，疮痂也。螺厣草，《养疴漫笔》作螺掩草。时珍海嬴释名，厣，音掩，闭藏貌。乃知黶、靥、厣、弇通用，而音掩，皆可以证恒斋之说矣。又，《王氏易简方》作收擫，擫于琰切，音黶。要之，会意假借，展转不一如此。又，《杨氏家藏方》：摊膏药于纸花，谓之药靥。靥字之义，亦可见也。

福医药案

龚氏①《回春》载，南方人有患病者，每延医至，诊视后，止索一方，令人购药于市。彼土风俗，今犹为然。天明壬寅岁，浪华舶商十数人，飘泛到福州地，留月余，其内一人染时疾。县司差医日就客馆诊，医不自调药，唯疏其方而去。衙卒乃携方案买之药铺，而其煎药，将铁蕉十余本，搕根取土，投诸水中，搅澄用之，曰：铁蕉从日本所载来，株犹带其地土，所以治不服水土之患也。盖其用心切矣。予向得其药案二纸，红笺纵九寸，横五寸，字厕行草，其一日治即。初一日，洋参五分；麦门一钱，去心；川石斛二钱；

① 氏：原作“字”，据［日］丹波元简《医賸》改。

新会皮三钱；谷芽一钱，炒；生苡仁二钱；云苓一钱；甘草一钱；加东洋土搅水澄清，代水煎。

锡饧

金华戴元礼，国初名医，尝被召至南京，见一医家，迎求溢户，酬应不间，元礼意必深于术者，注目焉，按方发剂，皆无他异。退而怪之，日往观焉。偶一人求药者，既去，追而告之曰：临煎时下锡一块。麾之去，元礼始大异之，念无以锡入煎剂法。特叩之，答曰：是古方尔。元礼求得其书，乃饧耳。呜呼，不辨饧锡而医者，世胡可以弗谨哉。见于陆深《金台纪闻》。予弱冠有偶成诗云：国手喧喧孰是真，俱言寸圭能回春。由来锡饧无辨得，委命求生世上人。乃用此事。近清人说部载有宦医，以败酱为陈年食酱，用之病人，病转剧者，事大相类。

左右齐诊

鲁华祝《卫藏图识》云：西藏医名厄木气，其视脉以左手执病者之右手，右手执病者之左手，一时齐诊。予向得本邦古医书一卷，其中载诊脉法，云左右齐诊而脉动应于医之手，左右动数不齐者，死之兆也。此从前脉书所未言及焉。

文人叵信

予前年得汪伯玉《大函集》，观其传世医吴桥，文辞遒上，全拟太史公，而其治验三十余则，莫不神且奇焉。以为仓公之俦也，常欲得其遗书而读之。顷者，偶阅詹景凤《明辨类函》曰：歙岩镇吴氏医，本未精通，而以奔竞得乡绅荐引，出入郡县公，遂起巨富。予尝同其视一姻家内人病，日未时切脉，曰无病，偶感风寒尔，一剂可疗。至酉时复切脉，曰病减矣。及戌时而妇死。死尚不知，可谓医乎。汪司马公伯玉往来主于其家，遂为作传，以比仓公。予于是始知其医之庸劣，而文人之叵信也。

草　药

《本草》有解草药毒方，张杲《医说》、萧京《救正编》并载草药不可服之戒。盖草，草粗之义，非草木之草。《外科精要》云：或用君臣药，或用草药，其疾益甚。《体仁汇编》云：平日有旧病，腹中有草药，又服君臣药者不治。《己任编》云：浙西人言，出自医家药笼中者，谓之宦料药。俗传单方一二味，谓之草头药。妇女酷信草头药，不读书者从而和之，往往以此误事。

引线候脉

世传翠竹翁引丝诊脉，此医书所未言。《襄阳县志》载：崔真人名孟传，北水关人，从族兄授医学，扫云留月，直得壶公妙术。万历朝，太后病笃，真人应召，诏自帘孔引线候脉，投剂立愈。上赐官赐金皆不受，遂赐以真人号，后于武当羽化，自号朴庵。此恐因小说《西游记》孙悟空之事传会者。

一　贴

药一贴，始见《金匮》柴胡饮子方后，或通作帖，盖是包裹粘贴之义。陈眉公《太平清话》云：宋朝吴郡士登科者，始于龚诚，其家居昆山黄姑庙，犹藏登第时金花榜帖，乃涂金纸，阔三寸，长四寸许，大书姓名，下有两知举花押，又用白纸，作大帖，如药帖状，贮金花帖于中，外亦书姓名二字，盖以此报其人。以此知其制与斯邦药裹仿佛相似也。食物亦有称帖。元李材《解醒语》云：尚书范谷英，赐食帝前，食韭菜面尝之，一箸而止。帝曰：不中食乎。吴曰：臣岂敢。但天厨珍味，臣已领恩矣，山妻久厌糟粕，将以遗之，使知官家有人所不见之物也。帝令尽食之，复赐一帖以归。又《徐氏笔精》：墨一笏，笔一帖。

一 周

今俗病之剧愈，药之验否，皆预期以七日，谓之一周。按郎仁宝《七修类稿》云：天之所以为天，不过二气五行，化生万物，名曰七政。人之所以为生，亦不过阴阳五常之气，行于六脉见之，名曰七情。天之道惟七，而气至六日有余，气盈朔虚，推算时刻。则为一候，故天道七日来复。人身之气惟七，六日而行十二经一日行二经。有余，故人之疾，至七日而轻重判矣。

高 缓

小说载医缓姓高，初不知其出何书。又《神仙通鉴》：扁鹊自称高缓。后长桑谓之曰：即以高人自许，更济以谦和，始可免祸。我即以高和名之。后阅郑夹漈《通志》，医缓即医和声之讹。小说戏文非无所由。若夫张松北见曹操，以其川中医有仲景为夸，则无所考，而方中行引以为证者何诸。

艾 师

杨铁崖赠艾师黄中子古乐府云：艾师艾师古中黄，肘有补注明堂方。笼有岐伯神针之海草，岐伯遗针于海岛，岸生艾草，他艾十不及一。箧有轩辕火珠之燧光，灼艾禁木火，火镜火珠取火佳。针窠数穴能起死，一百七十铜人孔窍徒纷庞。华陀针灸不过数处。三椎之下穴一双，二竖据穴名膏肓。百医精兵攻不得，火攻一策立受降。金汤之固正捣穴，快矢急落如飞鸧。梅花道人铁石肠，昨日二竖犹强梁。明朝道人步食强，风雨晦明知阴阳。老师药券不受偿，何以报之心空藏。施药胜施羊公浆，会有仙人报汝玉子成斗量。按：艾师，又呼灸师。《夷坚甲志》云：汝前世为灸师，误灸损人眼是也。乃以灼艾为业者，今斯邦多有焉。

果子药

予每观世医疗病，至虚不多用参附之属，至盛不多用消黄之辈，特主平稳之剂，至其危殆，不敢自省。然而以此驰名致富者颇多，不特斯邦，尝阅明江邦申岁寒社《耳目日书》云：小儿医痘科，杭城首推某矣。某用药极平易简少，俗所谓果子药，然渠所谓吉凶分数，约日不差。人以此服之。予曰：此自其眼力高耳，胸中定耳。渠知痘无药也，顺不必服药，逆药亦无功，险症亦只须果子药，可保无后怨。《仓公传》云：秦越人非能生人，人自当生者，秦越人能使之不死耳。此又可为一不必服药之明征矣。

矢 医

徐东庄《医贯评》云：热既入里，离表已远，驱出为难，故就大便，通泄其热，从其近也。得汗而经热从汗解，非汗为害而欲祛之也；便矢而腑热从矢出，非矢为难而欲攻之也。医不察此，专与糟粕为敌，自始至终，但知消克泻下之法，求一便矢，以毕其能事，夭人生命。如是者，曰矢医。近来斯邦矢医极多，可叹矣。

同身寸

俞穴分寸，滑氏以降，以骨度取之。王太仆所谓同身寸者，未知何寸。徐春甫遂有同指寸之说。《肘后方》取巨阙法云：以赤度之。赤尺古通。《下经》曰：岐伯以八分为一寸。亦未知何尺。考《晋书·裴頠传》云：今尺长于古尺，几于半寸。乐府用之，律吕不合；史官用之，历象失占；医署用之，孔穴乖错。此三者，度量之所由，得失之所取征，皆挂阂而不得通。此乃似用常尺。要之，无论古人所用何尺，即肥瘦修短，随取而随而无差者，莫若骨度焉。此乃千古不刊之活法也。近重表弟山崎子政善创制骨度折量尺十二条，不啻用心之苦，便捷未有过于此者焉。

针下胎

针术之妙，李洞玄于长孙皇后，屠光远于番阳酒官之妻，庞安时于桐城民家之妇，凌汉章于吴江贵家之妇，张公寿于松江一妇，出《都公谭纂》。高邮一医于窭人妻。出《读律佩觿》。又，滑寿《绍兴府志》、焦蕴稳《海州志》、丁毅《江宁府志》、殷渠《仪真县志》之于临产妇人，或云儿执母心，或云儿手挂母肠，皆隔腹针儿手，胎下而视儿掌有针痕。夫儿居母腹中在胞内焉，此决理之所无，而传纪载之，实可疑矣。

针不出

《齐东野语》云：赵信公在维杨制阃日，有老张总管者，北人也，精于用针。其徒某得其粗焉。一日，信公侍姬苦脾血疾，垂殆。时张老留傍郡，函呼其徒治之。某曰：此疾已殆，仅有一穴或有疗。于是刺足外踝二寸，徐而针为血气所留，竟不可出。其徒仓惶请罪曰：穴虽中，而针不出，此非吾师不可，请急召之。于是命流星马宵征，凡一昼夜而张至，笑曰：穴良是，但未得吾出针法耳。遂别于手腕之交刺之，针甫入而外踝之针跃而出焉。即日疾愈。又《新安文献志》云：程约，字孟博，婺源人，世工医，约精针法。同邑马荀仲，自诩齐名。约不许也。太守掌爰尝有疾。马于左胁下针之，半入而针折。马失色曰：是非程孟博不可。约至，乃为右胁下一针，须臾而折针出，疾亦随愈。由是优劣始定焉。今医家遇针不出，乃针他穴道，正与张、程之术符矣。

八脉名义

冲脉起于气冲，阳维、阴维者，维络于身。《难经》既论之，但余四脉，未详其义。杨玄操云：督之为言都也，任者妊也，此是人之生养之本，故曰位中极之下、长强之上。予①切疑任者妊也，在女子则可，至男子则穷矣。因考四脉，皆取义于衣物耳。督褶也，又作裻，其脉在脊中行，犹衣褶之在于背后。申生偏衣，《国语》作衣之偏裻之衣，韦昭注：裻在中，左右异，故曰偏。《史·赵世家》：王梦衣偏裻之衣。《正义》按：裻衣背缝也。《庄子·养生主》：缘督以为经。《释文》引李注云：督，中也。赵注奇经八脉，中脉为督，衣当中之缝，亦为之督。见《礼记》深衣注是也。督已为衣当中之缝②，任则为衽之义，其脉循腹中行，犹衣衽之在于腹前也。而带脉以总束诸脉，犹带之绕腰也。跷，草履也。《史记》：虞卿蹑跷担簦。二脉共起于跟中，故取名焉。跷音吉约切，滑氏音丘妖切，云是取跷捷超越之义，恐非也。

脱文校补

《济世拔③萃》载，遗山阿魏散，治骨蒸传尸等劳，寒热羸劣，困倦喘嗽。上阿魏三钱，研；青蒿一

---

① 予：原脱，据［日］丹波元简《医剩》补。

② 缝：原文“衣”，据［日］丹波元简《医剩》改。

③ 拔：原作“援”，据［日］丹波元简《医剩》改。

握，细切；东北桃枝一握，细剉；□□□[①]病人中指许大，男左女右，以童子小便二升半，隔夜浸药，明旦煎取一大升，空心温服，分为三服进，次服槟榔末三钱。如人行十里更一服。服至一二剂，即吐出虫子或泄泻，更不须服余药。若未吐利，即当尽服。病在上即吐，在下即利，皆出虫如马尾人发，即瘥。万金良药，可以当之。予尝欲试用此方，然所缺三字，未知何字，亦无他本可校，因姑置之。后偶阅王渔洋《居易录》引元遗山《续夷坚志》载此方所缺乃“甘草如”三字，遂得补完之。但此药如斯邦人不堪臭，因改为丸子用之，颇有效验。噫，此三字不得之方书中而校补，不意于说部而得之者，抑亦奇矣，医焉可不涉猎群籍乎。

纸鸢放鸽

《续博物志》云：今之纸鸢，引丝而上，令儿张口望视，以泄内热。《香祖笔记》引张合《宙载》云：张铎佥事言鸽能辟小儿痦气，当多房养之。清暑令儿开房，故其气著面，则无痦气。邦俗云病瘵人可弄鸟猫，患风人宜乎观鹜，必有所由。

---

① □□□：此处原脱三字。

疮毒发痢

王世懋《二酉委谭》云：予历藩臬，于疔审间见异症，因录以俟知医者。秦方伯淦右辖楚中时，背胁间生一痰核，渐大如瘤，闻荆南有善医者，须服药百贴始除。即少，弗效也。如数服之，果愈。迁为豫章左，至时了无恙，亡何足微蹇。问之云：足面似簇筋。令童子扪之，伤皮耳。已遂愈，数日而病痢。提学江公以东私谓同僚曰：大夫其非痢之谓，疾殆不起乎。余怪而问之，曰：余非知医者也，先大夫先患足疮一如秦公，已而下痢，竟不治，盖疮毒所发也。秦公乃竟死。一闽参政王公懋德，自延平归，忽瘦甚，须发皆枯，云是消渴证，百方药之弗效。先是延平一乡官潜谓人曰：王公病，会有尝其溺否？有此患者溺甚甜，此不治验也。王后闻之，初试微甘，已而渐浓，愈益甜。王亦自知必不起，云：消渴病闻之，溺甜则未之前闻也，岂亦粪甜苦之类乎？二事皆《医说》所未载。予前年视一士人妻，岁五十余，云常穿衣缲线。一日于指节间针尾所触生小疮，状如瘯起，后渐肿起，延及臂肘，发红紫晕，不堪痛楚，日夜号呼，疡医祝药，数日而愈，寻患痢，日数十行，所下如烂鱼肠，百方无效。时予偶记麟洲所笔，心断其必死，后果然。至渴疾尝尿，则见《外台秘要》，而许学士《本事》亦有说。麟洲儒者，或未及检尔。尝粪甜苦，见《吴越春秋》。

缢死用药

《明史》嘉靖二十年，宫婢杨金英等谋逆，以帛缢帝。气已绝，太医院使许绅，急调竣剂下之，辰时下药，未时忽作声，去紫血数升，遂能言，又数剂愈。考焦竑《献征录》，所用桃仁、红花、大黄诸下血药也。

双睛突出

王远《奇疾方》载，九江有夫殴其妇，致双睛突出。适有兵过其门，令勿动，取手巾水湿盛睛旋转，使其系不乱，然后纳入，即以湿巾裹住，令三日勿开。其妇性急闭二日，遂解巾，眼好如故，但遇风寒，常发痛，云解早之故也。予尝见一扑汉，角力之际，左眼睛突出，大如鸡蛋，垂下尺余，初不觉痛，一人多唾手，搁而纳之，须臾，半面肿起，痛剧甚急。请眼医点熨，十余日复故。但顾眄之际，乌睛不转为异耳。又闻有力掀鼻涕、目睛突出者，亦不可不知。

医家常识　第六期

疥　虫

《草木子》：疥有虫，使明者针而取之，其大不以半粟也，肤革完全，乃因人气血不和，而化生者。钮玉樵《觚剩》云：曹溪金盂常短视，离物寸许，即摸扪不辨，近则能察毫末，年踰七十余犹然，见人有疥者，辄为搜取其疥内虫，云疥虫有雌雄，雄者颔下有须，种种然可数，亦有老少，少者色白，但其口稍黑耳。

鹅血治噎

鹅血治噎膈，于方书所未见，特张路玉《医通》载，王御九仲君、中翰金淳还公即、太史韩慕庐东坦，咸赖此霍然。按：王渔洋《香祖笔记》、钮玉樵《觚剩》并云，武昌献花寺僧自究病噎死，遗言其徒，剖之胸腹，果得一骨如簪，取置经案，久相传示。后有戎师寓寺，从者杀鹅，未断其喉，偶见此骨，取以挑刺，鹅血愤发，而骨遂消灭。自究之徒，亦病噎，因悟鹅血可治，数饮遂愈，以此方授人，无不验者。鹅血治噎，昉见于此，与《广五行记》所载靛治噎疾事正相类。王渔洋晚年著《古夫于亭杂录》云，鹅血治噎，试之亦不甚效。盖噎有五种，未知何噎，必有所主对也。

瘪 瘩

吴震芳《谈往》载崇祯十六年八月至十月，京城内外，病称瘪瘩，贵贱长幼，呼病即亡，不留片刻。兵科曹良直古遗正与客对谈，举茶打恭，不起而殒。兵部朱希莱念祖拜客急回，入室而殂。宜兴吴彦升授温州通判，方欲登舟，一价先亡，一价为之买棺，久之不归，已卒于棺木店。有同寓友鲍姓者，劝吴移寓，鲍负行去，旋入新迁，吴略后至，见鲍已殂于屋，吴又移出，明辰亦殂。又，金吾钱普民同客会饮，言未绝而亡，少停夫人婢仆辈，一刻间殂十五人。又，两客坐马而行，后先叙话，后人再问，前人已殒于马鞍，手犹扬鞍奋起。又，一民家合门俱殂，其室多藏，偷儿两人，一俯于屋檐，一入房中，将衣饰叠包，递上在檐之手，包积于屋已累累。下贼擎一包托起，上则俯接引之，上者死，下者亦死，手各执包以相纤。一长班，方煎银，蹲下不起而死。又，一新婚家合卺坐帐，久不出，启帏视之，已殒于床两头。沿街小户，收掩十之五六。街坊间的儿，为之绝影。有棺无棺，九门计数已二十余万。大内亦然，天师张真人辑瑞入都，出春明不久，急退再入，谕其施符喷咒，啐经清解，眠宿禁中，一月而死亡不减，发内帑四千，三千买棺，一千理药，竟不给。十月初有闽人补选县佐者，晓解病由，看膝湾后，有筋肿起，紫色无救，红则速刺出血，可无患。来就看者，日以万计。后霜雪渐繁，势亦渐杀，闽医以京衔杂职酬之，明春为流贼所贼。予按：所谓瘪瘩，即痧病也。王庭《痧胀玉衡》序云：忆昔癸未秋，余在燕都，其时疫病大作，患者胸腹稍满，生白毛如羊，日死人数千，竟不知所名。有海昌明经李君见之曰：此痧也。挑之以针，血出病随手愈。于是城中舁而就医者，亦日以千计，皆得愈而去。崇祯十六年岁在癸未，正与《谈往》之言符矣。比明年，闯贼陷燕京，明亡。予谓此不必病，亦妖孽耳。

针入肉中

针误入肉，若不即出，经年累月，走趋肉中，必出从他处。予亦往往目击焉。袁漫恬《书隐丛说》云：鄂州武氏女，得奇疾，痛时宛转不堪。一道人以药傅之，一铁针隔皮跳出。余侄家幼婢，寤寐中手面腕间，如虫螫之痛，若有物入于中，自后蠕蠕微痛，渐渐缘臂湾环而上，直至肘背，忽露一细头，以指掷之，乃是一无孔铁针，其痛始愈，计其三月之久矣。夫针之偶入肤肉亦常耳，独异其宛转而上，且能自穴而出。视武氏女又异矣。昔人之所谓蜿蜒如龙者，安知非此等耶，以是知事理之不可测而物性之不可知也。

辟谷丹

甲辰初冬，予于旧书肆中，见古本《脉经》，乃购归而检之，乃熙宁三年，官刊小字原本也。会篁墩吉资坦安见过，二人反覆展览之际，忽获夹纸一幅，疏辟谷丹方甚详，不知何人书，小行草如发。资坦曰：此书态度清逸，在于董玄宰、陈仲醇伯仲之间，此宜宝惜焉。未知试之于今，验否如何，而其方甚奇，姑录于此。曰：此方健者服之终岁无饥寒之迫，病者服之，七日有回生之功，更宜修真著行之侣，为入山了道之助，夙缘秘授，妄泄遭愆。凡修制须用黄道天德吉日，忌孝服妇人鸡犬见之，砂裹汞七厘半，明朱砂一分七厘半，乳香一分五厘，茯神五分，茯苓五分，木香二分飞，贯中七分，蕨粉二钱八分，龙骨五分，黄丹飞过二分五厘，雄黄二分，黄蜡三钱，松香三分，冰片一分五厘，上好者白术五分，大金箔十五张，存二张为衣，金箔汞丹雄五味，细药另配，研极细不见星片。又，另细研余八味共末，候松香黄蜡溶化，先入搅匀，次下细药，速搅随提，离火下片，捣千余下，捣一下，念一声救苦观世音菩萨。如凝硬，焙软再捣。分作六丸，金箔衣之，磁合阴干，仍蜡固为丸。服此先淡斋数日，临时食白水淡面，一饱然后用乳香汤，乘热送下一丸，入室静养，扦心减言，不得劳动。如觉微饥，进梨汁三五口，或井花水一小杯，七日外，方可行走说话。时常冷水不忌，或一月一季以至半年一年并不饥饿，身体转健，精神倍加。要饮食，服青菜汤一碗，原药饵下稀粥补之，兼用枣汤梨汁独参汤更好。七日内忌盐酱酸辛，以后不忌矣。服药咒曰：这灵丹不可言，名山洞府聚神仙。遗在世内常救苦，保国安家性命全。吾奉太上老君，急急如律令。

五云子

名医五云子，名宁宇，系出于太原王氏，庆安中投归，住于东都，就学医者众，万治三年，庚子四月十六日卒，墓在三田小山大乘寺。后门人数辈，列于医官，于是一派相传，盛于今焉。张膏字甘子，号提山，朝鲜之役，属袁了凡从军，为我兵所俘。张善眼医，后丰公遣归之，赞州渡边氏得其术，行眼医，子孙相传于今。又，孟二宽，武林人，朝鲜之役，为我军所俘，业医改姓名称武林次庵，明历三年死，其孙唯七为赤穗侯臣，殉节。

知时捷法

《北山医话》载鼻息知时一则。予尝得知十二时捷法，其法先用丝线长尺余，穿钱孔缠结，双指举线末持之，钱下垂尺许，下承以瓯若盂属，勿令钱至底，勿令手动摇，如此须臾，钱稍稍活起，左右摇荡，触边作声，若辰时则作声五次而止，巳时则四次，余皆如此。但两时中间，则仅一声，妙不可言，仓猝之际，可以代自鸣钟。或谓指端有脉动而应之，此不可晓者。

虎　咬

明和中，朝鲜有虎患。对州戍卒夜巡者，忽遇一虎，直操枪刺之，虎怒号，临死啮断其胫肉，急召国医请治，医诣先以新汲水，浇灌伤处数十回，冷极矣。

因活剖鸡腹，乘热罯伤处，随冷随换，杀鸡数十只。伤处渐膹起，而焮热，乃以膏药傅其上，内用败毒散，加一味雄黄服之，凡旬余而愈。此法又可治瘈狗咬伤。州人雒河某，尝为余谈，未知方书有载之者否。

蒙汗药

《本草》载解蒙汗毒方，未知蒙汗何物。《十便良方》引《鸡峰方》云：解中毒蒙翰，昏迷不省。盖蒙翰即蒙汗。郎仁宝《七修类稿》云：小说家尝言蒙汗药，人食之昏腾麻死，后复有药解活。予则以为妄也。昨读周草窗《癸辛杂志》云：回回国有药名押不卢者，土人采之，每以少许，磨酒饮人，则通身麻痹而死，至三日，少以别药，投之即活。御药院中亦储之，以备不虞。又，《齐东野语》亦载草乌末，同一草食之即死，三日后亦活也。又，《桂海虞衡志》载曼陀罗花，盗采花为末，置人饮食中，即皆醉也。据是则蒙汗药非妄。予按：明梅元实《药性会元》云：羊踯躅花不可服。误则令人颤抖昏倒一昼。如用可拌烧酒蒸三次，即无虑矣。同它罗花、川乌、草乌合末，即蒙汗药。又，王翌《万全备急方》：蒙汗俗名麻汗。又，清张介石《资蒙医径》铦骨门载蒙汗药，一名铁布衫，少服则止痛，多服则蒙汗。其方闹阳花、川乌、草乌、瓦龙子、自然铜、乳、没、熊胆、朱砂、麝香，凡九味，上为绝细末，作一服，用热酒调服。乘饮一醉，不片时浑身麻痹。得数说而始明矣。然蒙汗未详何义。先友山田宗俊云：蒙汗即闷之反切，犹秀之为唧溜，团之为突栾之类。予昧于韵学，未知此说为得否？何培元《本草必读》云：蒙汗药，烟草子所造。烟草岂宋元时得有之。又《秘方集验》云：蒙汗药俗呼烧闷香。不知亦是何物。后阅史搢臣《愿体集》云：旅店临卧，置水榻前，以防闷香。又郑仲夔《耳新》云：昔有客投河北逆旅，室中纸糊甚密，俄一女子过前，言烟来伏地者再。夜久，果有烟，因忆女子言，得不死，明日白官捕设媒者，娶女子以去。尝闻失火之家，须匍伏而遁，不则难出于烟。又有衔水以御之。王兆云《挥尘新谭》亦载一事，全与此同。盖此烧闷香也。然《水浒传》蒙汗药，皆置酒中，无毒烟薰死事，则《集验》之说恐妄耳。

金箔治杖疮

《四朝闻见录》云：王泾颇宗继先术，亦有奇验，然用药多孟浪。高宗居北宫，苦脾疾，泾误用泻药，竟至大渐。孝宗欲戮之市朝，宪圣以为恐自此医者不敢进药，止命天府杖其背，黥海山，泾先怀金箔以入，既杖则以傅，若未受杖者。邦俗打扑肿疼亦傅金箔，未无所自也。

丹药

程宗衡《释方》云：丹，丸之大者也。程涓《千一疏》云：丹，单也，一方治诸病之谓。予按：二说皆非也。赵与旹《宾退录》引王思诚《翠虚篇》序云：采时唤为药，炼时唤为火，结时谓之丹。又《圣济总录》云：丹者烹炼而成，有一阳在中之义，丸者取其以物收摄而已。今以火炼及色赤者为丹，非炼者为丸。又按《抱朴子》云：仙药之上者丹砂。陶弘景云：丹即朱砂也，盖以方士多煅炼服饵。凡诸石煅炼之物，泛然称之丹，后草药，如控涎丹，亦称之丹，竟无知其所由焉。

六一泥

仙丹以六一泥封之火之，始见《抱朴子·金丹卷》，未言六一泥是为何物，《黄白卷》云：以蚓蝼土及戎盐为泥，泥釜外，此之盖六一泥，千金而降，其方渐繁，六一泥，唯取其坚固，使药气不泄耳。按商浚《博闻类篡》云：凡炉火中，用盐泥乃是盐烂研细自然成泥，一名六一泥，六与一皆水数也，盐泥固济，医家常为之，而其知为六一泥者殆希矣。《本草述》云：六味同为末，故云六一泥。非。

刀圭

陶氏《本草》序例云：刀圭者十分方寸匕之一，准梧桐子大。《医心方》引《范汪方》云：二麻子为一小豆，三小豆为一梧实，二十黍粟为一簪头，三簪头为一刀圭。《外台》删繁车前草汤方后云：一刀圭者，准丸如两大豆大。汉《律历志》注云六十四黍为一圭，按数说似异，而其实大抵同。董谷《碧里杂存》云：按晦翁感兴诗“刀圭一入口，白日生羽翰”，然学者皆不知刀圭之义，但知其为妙药之名耳。嘉靖十四年八月晦日，忽悟刀圭二字，甚痛快，不知古人亦尝评及此否。前在京买得古错刀三枚，京师人谓之长钱，云是部中失火，煨烬中所得者。其钱形正，似今之剃刀，其上一圆正似圭璧之形，中一孔，即贯索之处，盖服食家，举刀取药，仅满其上之圭，故谓之刀圭，言其少耳。刀，即钱之别名，布也、泉也、错也、刀也，皆钱之类也。无年号款识，殆汉物乎。又按《千金》太乙神明丹方后云：凡言刀圭者，六粟为一刀圭。一说云：三小豆为一刀圭。据以上诸说，六粟疑是六十粟之讹。

三　建

程氏《释方》云：附子、川乌、天雄，性燥而悍烈，乃雄健之药也。又，陶隐居云：三种本出建平，故谓之三建。苏敬则辨陶之非，谓建乃堇之讹，盖堇乌头苗耳。亦未为得也。又周草窗《癸辛杂志》云：川乌建上，头目虚者主之。附子建中，脾胃寒者主之。天雄建下，腰肾虚惫者主之。予按：仲景有建中汤，果如《杂志》之言，则当曰建三汤，而不可曰三建汤也。尝读谢灵运《山居赋》云：三冬并称而殊性，三建异形而同出。自注三建者，附子、天雄、乌头。三建之名，盖其来尚矣。偶检韵书，建根一声。《巢源》：疮根一名疮建。《本草》：毛茛，一名毛建。因窃疑三建，或是三根之谓。王晋三《古方选注》云：三生饮方中，南星作虎掌云。《肘后方》名三建汤，附子小而丛生者，为虎掌，悉是天雄一裔。南星亦名虎掌，乃相沿之误，实非南星也。按：《肘后》不载三生饮，此说殆为谬妄。

骗马丹

程泰之《演繁露》云：尝见药肆鬻脚药者，榜曰骗马丹。归检字书，其音为匹转，且曰跃而上马。《通典》曰：武举制土木马于里闾间，教人习骗。始悟骗之为义。予按：《神仙遗论》：便毒，一名骗马坠。盖亦取义于此。薛蔚《西厢》注：骗马盗贼之属，误也。

中毒昏眩

陆粲《庚巳编》云：盛御医寅，一日晨入御药房，忽头痛昏眩欲绝。群医束手，莫知何疾。敕募人疗治，有草泽医人请见，投药一服，逡巡即愈。上奇之，召问所用何方。对曰：寅空心入药室，卒中诸药之毒。能和诸药者甘草也，臣用是为汤以进耳，非有他术也。上诘寅，果未晨飱而入，乃厚劳其人云。《龚氏回春》载药室家人，正剉药，忽仆地不省人事，此非病也，必药气薰蒸，中于药毒，令与甘草煎汤，灌之立醒。盖本于此。

紫色

《五脏生成篇》：生于肾，如以缟裹紫。据宋王栐《燕翼贻谋录》及赵彦卫《云麓漫抄》，古之紫，赤汁染之，与朱相近，故《论语》云：夺朱。今之紫，起宋仁宗晚年，时谓之黑紫，又谓油紫黝紫。以古之紫为浅紫，或北紫，或赤紫。予按：经文与乌羽对，与炲反。《神农本草》：紫草、紫芝、紫石英属，皆以今之紫得名焉。《尔雅》：藐，茈草。郭璞注：可以染紫。《本草》陶注亦云：紫草，即今染紫者。《说文》：紫，帛赤青色。邢昺《论语疏》云：紫，北方间色。北方正水黑，刻火赤，故紫色。则知不始于宋时也。《本草》《素问》，皆汉人所撰述，许慎亦汉人，意今紫古有焉，而后失染法，至于宋再得之者。王赵博洽之士，何不检及于此乎。世妇女藏衣物于匣中，紫赤必分置之，不然，紫吸赤色变绛。家人亦数验之。岂夫子所称亦今之紫，而其云夺者，其谓之与，是诚臆度。录以徯后考。

鹘突羹

先友奥州志茂吉卿云旦尝问予曰，《本草》鲫鱼附方，有鹘突羹，未审鹘突是何义。予书一纸，引援诸说以答之，今漫记于下。刘孟熙《霏雪录》云：骨董乃方言，初无定字，东坡尝作骨董羹，用此二字。晦庵先生《语类》只作汩董。《字学集要》云：骨董，以鱼肉诸物，埋饭中，谓之骨董饭，和羹中，谓骨董羹。《留青日札》云：卖宝货诸物兼备者，曰骨董铺，村夫称古董。谬矣。《渔隐丛话》作谷董羹。《通雅》引《名物考》云：惠州有骨董羹，则鹘突羹耳。孙奕《示儿编》云：糊涂读为鹘突，或曰不分明也，鹘隼也，突起卤莽之状。《金壶字考》云：糊涂音忽突。成聊摄注《伤寒论》云：懊侬者，俗谓鹘突是也，盖心中愦闷，不可名状之义。《品字笺》云：骨指肉中之脆骨，董谓连之藕芽也。未知此说何据。

药用后窍

《新齐谐》载，回回病不饮药。有老回回能医者，熬药一桶，令病者覆身卧，以竹筒插入谷道中，将药水乘热灌入，用大气力吹之，少顷腹中汩汩有声，拔出竹筒，一泻而病愈矣。按便秘不中用承气辈，宜用密煎姜兑等者，以西洋唧筒名契里私打儿、盐水和蜜，入筒中，以筒嘴插臀窍，挤入直肠内，甚为捷速。

儿啼于腹中

玉芝堂《谈荟》云：《鸡跖集》，王昙逸母孕时，腹中闻啼声。宋孝武大明中，张畅妾怀孕而子腹中啼，声闻于外。又后废帝元徽中，车莞徐垣妻，怀孕亦然。《旷园杂志》云：康熙三十八年，柏某分巡江西，有胥役吴敬妇，孕八月，腹中忽呱呱作声，一时喧传。时杭州有柴北溟善医，客柏署，柏因嘱往视，见妇极委顿，而腹中作声不止，举家惊恐。柴坐定，审视良久。顾座间有象棋一奁，随手倾散于地，令人掖妇，逐一拾起纳奁中，逾时拾至二十三枚而声止。按虞氏《正传》云：脐带上疙瘩，乃儿口中含者，因妊妇登高取物，脱出儿口，以此作声。令妊妇曲腰，向地拾物，使儿复得含入口中即止。柴乃用此术耳，不足为奇。予昔闻先慈言，予亦在先慈腹中，作声者数次。

医家常识　第七期

茶　功

《名医类案》载沉诚庄以茶治肃王疾事。何乔远《名山藏》云：西番，中国藩篱也。秦蜀产茶，茶性通利，疏胸膈底滞之气。西番人嗜乳酪，不得茶则困以病。《七修类稿》亦载此事云：盖以彼欲茶不得，即发肿病死矣。欲麝香不得，则蛇虫为毒，禾麦无矣。殊不知贡易不通，则命死一日，安得不救也哉。《滴露漫录》云：茶之为物，西戎吐藩，古今皆仰给之，以其腥肉之食，非茶不消，青稞之热，非茶不解。是山林草木之叶，而关系国家大经。诸书所记，皆以其荡涤胸中之腻也，而《本草》所未论及，故表而出焉。又《国史补》载故老云：五十年前，多患热黄，近代悉无，而病腰脚者多，乃饮茶所致也。按：茗见《管子》，茶出王褒《僮约》及《飞燕外传》。又，吴孙皓赐茶荈于韦曜。盖李唐以前，未大行于世也。唐开元中，泰山灵岩寺，有降魔师，大兴禅教，学禅务于不寐。又不夕食，皆许其饮茶，人自怀①挟，到处煮饮，从此转相仿效，遂成风俗。至陆鸿渐、常熊伯，茶道大行。详见《封氏闻见记》。古时有《扁鹊疗黄经》《点烙三十六黄经》，知斯疾多。考《本草》，茗：清热、解炙煿毒。今如本邦，亦罕患之者，岂茗饮行之验欤。而《相感志》云：吃茶多，令人黄，后世亦有茶黄之称，则与《国史补》之说相反。

若木疮

《三因方》露宿汤，方中用若木疮一掌大，人无辨其为何物焉。考程月溪《释方》露宿汤诗曰：露宿青榴皮，椿根草果宜。杏仁甘草剉，乌梅姜片随。知若木疮，是椿根。《奇效良方》亦无若木疮，有椿根皮。而施氏《续易简》《永类钤方》作苦木疮。《王氏易简》治痢药中有苦木桐。疮桐音相近，岂桐讹为疮乎。《百一选方》引《泊宅编》载椿根止痢之功，当并考。《东医宝鉴》露宿汤方云，若木疮，一掌大，即樗白皮。

---

① 自怀：原作“怀自”，据［日］丹波元简《医剩》互乙。

钟馗

《本草纲目》历日后出，钟馗一条，时珍集解全袭杨用修而不详药方所用何物。按都印《三馀赘笔》云：唐故事，岁暮赐群臣历日并画钟馗，刘禹锡有《代杜相公谢钟馗日历表》云：图写威神，驱除群厉，颁行元历，敬授四时，弛张有严，光增门户之贵，动用协吉，常为掌握之珍。又有《代李中丞谢钟馗日历表》云：绩其神像，表去厉之方；颁以历书，敬授时之始。按张说谢赐钟馗及历日表，见《文苑英华》五百九十六卷。乃知《圣济总录》、杨起《奇效单方》所用正是此物也。又《日下旧闻》云：明时禁中，岁除，安放绢画钟馗神像，像以三尺素木小屏装之，缀铜环悬柱，最为清雅。出《旧京遗事》。

龟板

冯梦祯《快雪堂集》载：王节斋先生，素工医，抚蜀时，患虫病，访知青城山有隐者能治，招之不来，乃躬造之一宿。隐者脉之云：此虫病也。问何以至此。乃诘其尝所服药云：素服补阴丸。曰：是矣。其虫乃

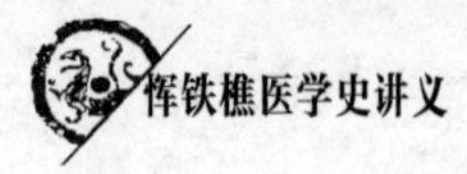

龟板所致，龟久生之物，惟败板入药，不得已用生解者，须酥炙极透，应手如粉者良，少坚得人之生气，其生气复续，乃为虫耳。此非药饵所治。公自今寿尚可三年，犹及生子。公遂归，三年生子而卒。龟板良药，制法一乖，取祸如此，以节斋之善医，尚有此矣，医可轻言哉。庚寅八月廿一日，闻之姜子干。按王节斋《本草集要》云：龟乃阳中至阴之物，禀北方之气而生，故能补阴血不足。又，方家以其灵于物，故用以补心甚效。此说盖出于丹溪。王氏深信丹溪，不啻笔之于书，自用以取祸如此，抑似愚焉。然龟板为虫之说，亦难信据。而又《紫桃轩杂缀》所载一事，殆与此相类，云：昔润州一大老，性喜服食，所制补剂，中用败龟板饵之，垂十年颇建朗，晚岁忽患虫膈，厌厌就尽，乃谒白飞霞。飞霞诊视良久曰：此瘕也，公岂饵龟板药耶？今满腹皆龟，吾药能之，逐其在骨节肤腠中者，非吾药所能也。公可速治后事。乃与赤丸数粒服之，下龟如菽大者升余，得稍宽，不数月，仍敝，易箦时验小遗，悉有细虫，仿佛龟形，其得气而传化如此，可畏哉。

紫河车

紫河车不可服饵，李东璧既辨之，今又读诸书，采李氏所未言及者，备录于下。程若水《医彀》云：紫河车，《本草》并无其名，今人取其生发之源，混沌之皮包含变化，将以补人，此未达至理者。夫儿在胞，始由白露桃花，渐而变化脏腑四肢百骸，以至皮干骨肉气血精神，无不具备。十月满足，乃变化至极之处、物极则返之时，正是瓜熟蒂悬、栗熟自脱之际，且其精华皆聚于儿①。既产，其胞衣尚有余气存耶，未闻栗壳瓜蒂尚有补者。其大造丸有服之而效者，乃余药之功，非河车力也。李日华《六研斋笔记》云：宋元干，吾里奇士，以医游长安，所寓必楚洁，种树引流以自怡，见一时贵者竞服人胞，乃著论排之曰：今人食禽卵而弃其壳，以其无滋也。胞即人壳，奈何贵之。周亮工《书影》云：亲串有从余游都门者，其人谨愿生平，绝迹北里，突生天疱，不解所自。予忽悟其故，解之曰：君质弱，常服紫河车，京师四方杂集，患天疱者甚夥，所服药中，安知无天疱衣胞。此疮能延子孙，气味所冲，尚能中人，生子多无皮肤，衣胞尤为毒气所归，君之患必源于此。众皆以为然。

① 儿：原作“足”，据［日］丹波元简《医賸》改。

人参生熟

明徐兢《高丽图经》云：人参之干特生，在在有之，春州者最良。亦有生熟二等，生者色白而虚，入药则味全，然而涉夏则损蠹，不若经汤釜而熟者可久留。清《三朝纪事》云：我国与明人以人参交易，用水渍之。明人佯不欲市，国人恐朽败，急售，多不得价。上虑民用不充，欲煮而暴之以售。诸贝勒难之，上不听，令如法以制，不急售，得价倍常，民用以利。按《本草》无人参汤煮之说，特冯氏《锦囊秘录》云：人参微寒温。微温者，言其功用也；云微寒者，言其所禀也。有采来入沸汤，略沸即取起焙干，或生置无风处阴干。凡带生而采者，有皮力大；过熟而采者无皮力驯。临用切薄片，银石中器浸，火熬汁，如入丸散，膈纸微焙炒，如欲久藏，和炒米拌匀，同纳瓶中封固，则久藏不坏，且得谷气也。余试之，生者不啻轻虚，肉脆而瘪皱，不若经汤者，肉实而肥也。今朝鲜所贡，皆经汤者。如其收藏法，唐秉钧《人参考》载数款。今试之冯氏之法为得矣。

广东人参

《惠州府志》云：韩宗伯曰，坡公《罗浮五咏》：人参、地黄、甘菊、薏苡、枸杞。莳于山房之小圃，各为诗纪之。今罗浮所产惟枸杞、薏苡恒有，甘菊亦时有之，人参、地黄即老圃无能识者。当时崎岖万里，从何移根。人参之诗曰：灵苗此孕育，肩股或具体。又曰：青桠缀紫萼，员实坠红米。言之凿凿，应非浪语，然二物不书，传言也。又屈翁山《广东新语》云：广东无人参。而宋广业《罗浮山志会编》则云：人参，罗浮所产。殊与《本草》人参不类，状如仙茅，叶细圆，有紫花。三叶一花者为仙茅，一叶一花者为人参。根如人字，色如珂玉，煮汁食之味与人参无别，但微有胶浆耳，滋补亦如人参。山人采作药饵。按：罗浮，在广东惠州。此则别是一种人参，而今舶上广东人参，非广东所产，以其初广舶载来，遂有其名，乃与罗浮产者殊异。

刨　参

王士祯《居易录》，载新定刨参之例，刨人参亲

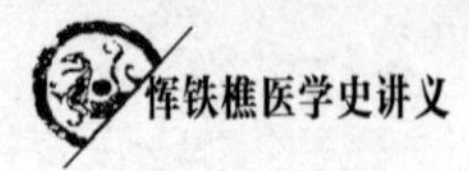

王一百四十名，人参七十斤；世子一百二十名，人参六十①斤云云。按：刨，削也。高士奇《扈从东巡日录》云：采参之法，以四月及七月，裹粮入山，其草一茎直上，独出众草，光与晓日相映，则刨取其根一窠，或四五歧或二三歧者。《清会典》康熙五十三年题准，令乌喇采蜂蜜人一年采蜜，一年刨参。据此则刨参，似谓刨取而不经制者。

人蓡茈胡

蓡，《说文》：人蓡，药草，出上党。《本草》遂谓后世因字文繁，遂以参星之字代之，从简便尔。然而前汉史游《急就篇》远志续断参土瓜，颜师古注，参谓人参、丹参、紫参、玄参、沙参、苦参也。又王符《潜夫论》云：治病当得人参，反得罗服，则《本草》之言，不必矣。茈，《尔雅·玉篇》及《上林赋》皆为紫草之紫也，惟《急就篇》云：黄芩茯苓礜茈胡。颜注，茈，古柴字。而《战国策》淳于髡曰：今求柴胡、桔梗于沮泽，则累世不得一焉。世称好古者特用人蓡、茈胡字，而以人参、柴胡却为后世之字。且以茈为紫音，可笑之甚也。时珍云：《伤寒论》尚

① 六十：原作“十六”，据［日］丹波元简《医剩》互乙。

作蕿字作茈字。考宋板《伤寒论》，犹作柴参。今宋板赵清常所校，必非治平之旧。但成无己本释音，茈音柴，人蕿下音参。则知古本如此。

生金脑子

晋贾后饮金屑酒死，则生金有毒可知矣。又梁萧衍废齐宝融为巴陵王，乃使伯禽诣姑熟，以生金进。王曰：我死不须金，醇醪足矣。是亦以生金毒杀之也。《吴录》荆州刺史王睿刮金饮之而死。此亦当是生金矣。宋文天祥、贾似道皆服脑子求死，不得，惟廖莹中以热酒服数碗，九窍流血而死。此非脑子有毒，乃热酒引其辛香，散溢经络，气血沸乱而然尔。又，《明季遗闻》丘瑜和初被执，即自缢，为贼救醒，后服冰片死。

土中焦米

《酉阳杂俎》：乾陀国，昔尸毗王仓库，为火所烧，其中粳米焦者，于今尚存，服一粒，永不患疟。又，周栎园《书影》云：去汀州八十里名蓝田，石城邑所属，地有山，号蜡烛峰，圆秀异常，山腰环转，一路如带。路产糯米，杂砂砾中，色若火微煅，而文理划然。乡人病心者，拾啖之即愈。余曾游此，命小奚数人拾，各盈匊，几殆尽矣，旋踵视之，又累累如贯珠，真异事也。又，吴震芳《述异记》云：楚武昌府汉阳门内，旧有陈友谅广积仓基，今皆为民居。康熙甲子年，有地中掘得黑米者，黑如漆，坚如石，炒之松，研为末，治膈症如神，价比兼金。临海教谕吴牖丹在楚亲见言之。又，王棫《秋灯丛话》亦载武昌黑米治膈事，云：天门学宫前，明改建北郭仓基地，亦掘得黑米，治疾颇验。乾隆丙申黄州重修郡学，疏浚泮池，池底积米甚多，色似漆而坚，治病如前，人争取之。太守王公廷栋，恐系前人镇压物，禁而掩之。按本邦奥州二本松，地有名长者仓，土中出焦米如诸书所记，金峨井先生东游之时，采得而归。详见其所著《考槃堂漫录》中。又，闻上总州，夷灊郡，万本城趾中，于草间往往得焦米，患痁人，水服一粒，立愈。见《房总志料》。

肉豆蔻

《本草》所载肉豆蔻形状，仅其中核耳，不知核外有肉包之。予常于侍医桂川公鉴国瑞所，啖蛮舶所赍蜜渍者，大如鹅卵而圆，香味异常极美。此盖《池北偶谈》所载荷兰贡物中，甜肉豆蔻者。公鉴云：肉豆蔻，木本，《本草》收之于芳草部中，甚误。考荷兰药谱，树如梨，叶如桃而小，花如蔷薇，其香可爱，花褪后，结实形如胡桃。第一层为肉，极厚，可以为蜜渍而食。在树而熟，则拆裂。第二层为膜，著核上如栗荴，软而黄赤，其香最馥郁，剥下干收，以为料物，甚佳。中核即药品所用也。核外肉厚，故对草豆蔻，称肉豆蔻。

牧靡

郦道元《水经注》，牧靡，县名，云：牧靡可以解毒。百卉方盛，鸟多误食乌喙，口中毒，必急飞往牧靡山，啄牧靡以解毒也。李奇注《汉书》云：牧靡，即升麻也。而段柯古云：牧靡，不知何药也。盖失考耳。予谓《方书》云：无犀角，以升麻代之。朱二允辨其误。然若用此县之产，其效宜不减于犀角焉。萨州曾士考昌启云：牧，当是收讹。收周同音。《本草》升麻一名周麻，可以证焉。《通雅》作收靡县。

茯 苓

茯苓、茯神，原是一物，《别录》强判之耳。《史记·龟策传》作伏灵，乃神灵二字互用。《广雅》：茯神，茯苓也。《太平御览》引《本草经》：茯苓，一名茯神。可为证也。屈大均云：茯者，伏也。神伏于土中而为苓，故曰茯苓。苓者，灵也。神能伏则灵。盖有见于此。大洲太田子通澄元有茯苓辨，甚为明确。

薏苡枸杞

《素问》：坚而抟，如循薏苡子，累累然。所谓薏苡，非粳糯而何。予尝多种粳糯，中或有变为薏苡者，因知二种原是一类，功用亦当不太远。苏颂云：枝无刺者真枸杞也，有刺者枸棘也。时珍云：枸杞，二名，此物棘如枸之刺，茎如杞之条，故兼名之。果如苏之言，当曰杞，而不可曰枸杞也。予家园圃亦多栽枸棘，时或有不生棘者，知是犹薏苡与粳糯。寇氏《衍义》以枸棘，为枸杞一名，似是。

陈廪米

颜师古《匡谬正俗》云：《本草》有陈廪米。陶弘景注云：此今久仓陈赤者。下条有粳米，弘景又注，云此即今常所食米。前陈廪米亦是此种，以廪给军人，故曰廪耳。按：陈廪米，正是陈仓米。廪即是仓，其义无别。陶公既知已久入仓，故谓之陈；而不知呼仓为廪，改易本字，妄以廪给为名，殊为失理。《万安方》云：性全按陈廪米者，日本人皆谓在仓廪中经年者，误矣。今如诸本草说者，廪军地名米，即虽新米，如陈米，入用药尤佳。余州余地米，必须用陈米也。但虽言陈米，不可经两三年之米，只经一年之米宜用之。今不见蜀本草者，用经数岁之米，大谬矣。予按：《大观本草》所引《蜀本草》与此大异。师古唐人，已为仓廪之廪，则《蜀》本之说难从焉。况廪军为地名，他书所未见，不知性全何据云尔。

滑　石

《本草》载：滑石，初取软如泥，久渐坚。时珍云：今人亦以刻图书，不甚坚牢。高士奇《江村归田集》云：冻石，旧时处州山中，往往从璞中剖出，初本软，见风结为石，故名曰冻。其色或淡白，淡黄淡青，光泽可爱，以之镌刻图记远胜铜玉，近惟青田旧坑间尚有之，冻石绝不可得矣。依此说，青田冻石蜡冻灯光之属，乃与滑石一类。曩西湖田元长善之亦有此说。知其言偶相符焉。又，袁慢恬《书隐丛说》云：湖广山中多石膏，初生似膏液，滑凝如矾石。人家往往多采之。雍正中有人采石膏至一处，见小穴中有人语，自谓前亦采膏人，偶遭山石崩随，塞其出处，于中不记年岁，朝夕食石膏之未凝者生，幸为出我。采膏者异之，闻之于官。官使人验之，果然。幕中有识者曰：不可骤使见风，恐其身僵成石，以服石膏日久故也。遂以粥饮于穴口。渐进之，一二十日后，始出之外。肤如朽腐，后亦渐愈。《二程遗书》云：南中有人采石，石陷压闭石罅中，取石膏食之，不知几年，后他人复采石，见而引之出，渐觉身硬。才见风便化为石，幕中人亦博识矣。又包汝楫《南中纪闻》云：大理石，初采时柔软可卷，取出见风始坚劲。采石必谙画理，临采携画谱进壑，遇可点缀处，辄用指法。那移添凑，片片揭下，席卷怀出，故大者最难得。据二书所载，则见风坚结者，不特滑石之类然也。

龙骨

陆深《金台纪闻》云：鄜县河滩上有乱石，随手碎之，中有石鱼长可二三寸，天然鳞鬣，或双或只不等，云藏衣笥中，能辟蠹鱼。又，平阳府候驿浍河，两岸仄土上，皆妇人手迹，或掌或拳，俨然若印，削去之，其中复然。又，大同山中，有人骨，在山之腰，上下五六十丈，皆石耳。惟中间一带，可四五尺，皆髑髅，胫节龈龈然。关中之山，数处亦尔。予按：倪氏《本草汇言》，龙骨非真龙之骨。晋蜀山谷，随地掘之，要皆石燕石蟹之伦，蒸气成形，石化而非龙化也。亦当以俨山所纪，推而知已。

蟾酥

蒋一葵《长安客话》云：太医院，例于端阳日，差官至南海子，捕蛤蟆，挤酥，以合药，制紫金锭。某张大其事，备鼓吹旗幡喧阗以往。或嘲以诗曰：抖擞威风出凤城，喧喧鼓吹拥霓旌。穿林披莽如虓虎，捉得蛤蟆剜眼精。《嘉兴县志》云：宫中用蟾蜍锭，于每岁端午日修合。各坊车蛤蟆至医院者亿万计。往时取用后率毙，盖两日俱废，不能跳跃也。东山朱公按《朱彝尊年谱》，高祖儒，字宗鲁，号东山。典院事，命止刺其一偏，得苏者甚多。此事似微，然发念甚真，为德不浅。按：内府酥黄丸，出于《月令广义》，其方五月五日，以雄黄加朱砂少许，研末入真蟾酥，和阴干，凡遇恶毒疮初起，以唾磨擦，微痛立止。紫金锭用蟾酥，见于臞仙《乾坤生意》。其方，人言、巴豆、轻粉等，凡十五味。与《是斋》诸方所载大异。王文谟碎金方：取蟾酥法，先将皂角三两，煎水三沸，旋候冷，用大口瓮或缸盛水，将癞蟆不拘多少入中，以稀物覆之勿令跳出，过一宿，其酥即浮水面。若未浮，其酥即在身上矣，可用竹刀，刮下用之。又，鲍叔鼎《医方约说》：蟾酥，乃治诸毒之要药也。制合得宜，傅服皆可用。蛤蟆皮，即蟾皮也，大能收毒，外贴不可缺也，皆《本草》不载，故姑录于此。

杬有二种

杬有二种，其一药①中芫花，《尔雅》所谓毒鱼是也。其一藏卵果者，《齐民要术》作杬子法所用是也。而郭注《尔雅》云：杬大木，子似栗，生南方，皮厚

---

① 药：原作“藏”，据［日］丹波元简《医剩》改。

汁赤，中藏卵果。颜师古注《急就篇》引郭注云：此说误耳。其生南方用藏卵果者，自别一杬木，乃左思《吴都赋》所云绵杬杶櫖者，非毒鱼之杬也。颜注明确如此，李东璧不读《急就》颜注，于芫花条载煎汁藏果之说，抑失考耳。朱锡鬯彝尊著《释杬》一篇，辨坊本《尔雅》，为杭之讹，征引极博，犹且以毒鱼藏果为一杬，亦失于不检矣。

医家常识　第八期

矾礜之讹

《医话》载刘敬叔《异苑》曰：魏武北征蹋顿，升岭眺瞩见一山冈，不生草木。王粲曰：必是古冢，此人在世，服生矾石，死而石气蒸出外，故卉木焦灭。即令凿看，果得大墓，有矾石满茔。仲宣博识强记，皆此类也。姚宽《西溪丛话》云：据《本经》，矾石性寒，《异苑》云热，盖误矣。愚按：方书。矾石礜石，或误写，仲宣所谓恐礜石也。矾石亦出温泉，则不可谓寒性，但不如礜之甚热耳。拙者按：黄长睿《法帖刊误》云，王子敬《静息帖》云礜石，深是可疑事。兄喜患散，辄发痈。散者，寒食散之类，散中盖用礜石，是热极有毒，故云深可疑也。刘表在荆州，与王粲登障山，见一冈不生百草。粲曰：此必古冢，其人在世服生礜石，热蒸出外，故草木焦灭。凿看果墓，礜石满茔。又，今洛水，冬月不冰，古人谓之温洛，下亦有礜石。今取此[①]石，置瓮水中，水亦不冰。又，鹳伏卵，以助暖气，其烈酷如此，固不宜饵服。子敬之语，实然，聊附于此。《异苑》魏武顿岭云云，此段《本草》误刻在矾石部。此云刘表登障，别有所出。刊误所载如此，甚为明备。姚氏岂不见《静息帖》耶。洪《容斋》亦有引《静息帖》论礜石一则，东壁《纲目》载之。芳氏之博洽，盍检及于此。又，以王子敬言考之，侯氏黑散亦是寒食散之一，《外台》有礜石钟乳，必是仲景之旧方。《巢源》论寒食散发候云：仲景经有候氏黑散。《要略》黑散方后云：常宜冷食，自在腹中不下也，热食即下。可以互证矣。程云来以为黑散宋人校正时所附，盖不考耳。

笑　菌

予家一仆，于豆州与其友五人，得异菌于道傍，其状似松蕈而小，稍带赤色，数茎攒簇，采归煮食之，旋心如醉，稍稍发笑不止。一时许，目运颠倒不能起，口里黏唾，吐之色如磨刀汁，继之以涕泣。如许者半日而复故。其中有酒人，无异平常。本邦不产枫树。其令人笑者，乃《清异录》所谓笑矣乎。《夷坚志》

---

① 此：原作“敬”，据［日］丹波元简《医剩》改。

载邱岑食蕈事。信乎，酒能解其毒矣。

孔雀尾有毒

《体仁汇编》云：鸩鸟毒，即孔雀毛并胆也。用干葛三两为末，水调顿服良。《岭南杂记》云：孔雀尾金眼有毒，孩童戏取衔口中有死者。其胆与粪尤毒，能杀人。《品字笺》云：孔雀之顶，有毛长一二寸，以之画酒中，饮之立死，又谓之鸩毒。此皆《本草》所不载，亦不可不知也。

甘露雀饧

吴仁杰《两汉刊误补遗》云：衡阳尝有甘露降。刘贡父曰：此戾气所成，其名雀饧。王定国谓：当从博识者，求甘露雀饧之别。仁杰按：《汝南先贤传》，都尉听事前，有甘露降。功曹郑敬曰：明府政事，未能致甘露，但木汁耳。又，陈祥明中，松柏林冬月出木醴，后主以为甘露之瑞，俗呼为爵饧。贡父所云，其出于此。王仲任曰：欲验《尔雅》之甘露，以万物丰熟，灾害不生，此则甘露之验。其言足以泮群疑也。

王陶《谈渊》云：翰林侍讲学士杜镐，博学有识。都城[1]外有坟庄，一日若有甘露降布林木，子侄辈白于镐，镐味之惨然不怿，子侄启请镐，曰：此非甘露，乃雀饧，大非佳兆。郎仁宝《七修类稿》云：雀饧味虽甘，色则白浊，其臭如松脂，嚼之胶舌；甘露色微红，凝结如脂如珠，馨香而有酒味，食之百窍皆爽也。按：东璧《纲目》载，杜镐言作甘露非瑞也。盖传写之讹耳。东都西郊有一松树，每冬有雀饧，枝叶如凝露，土人呼为松蜜云。

马 肉

《续医说》载酒制马毒一则。《晏子》已云，悬牛首于门而卖马肉于内也。知是从古非常食之品，而《周礼》六牲，马其一也。《穆天子传》有献食马之文。郭景纯注云，可以供厨膳者。由是观之，骏马驾车而不食，犹后世有坐马菜马之别与。本邦人，戒食四足，且严禁杀马，不啻不充厨膳。偶有食之者，目以非人。闻唯东奥之俗，有患霉疮结毒者，饵以自死马肉，经久极有效验。此古人所未言及也。

---

① 城：原作“成”，据［日］丹波元简《医剩》改。

底野迦

底野迦，治眼疾。《龙树菩萨眼论》摩顶膏方中用之，云西番者，状如驼胆。又《医方类聚》引《五脏论》云：神方千卷，药名八百。中黄丸能瘥千疴，底野迦善除万病。《职方外纪》云：如德亚之西，有国名达马斯谷。土人制一药甚良，名的里亚加，能治百病，尤解诸毒。有试之者，先觅一毒蛇咬伤，毒发肿胀，乃以药少许咽之，无弗愈者。各国甚珍异之。

鲊　答

鲊答，始见于元杨瑀《山居新话》、陶九成《辍耕录》，而后世其文字不一。沈周《座客新闻》作赭丹，田艺蘅《留青日札》作鲊单，七十一《西域闻见录》作劄答，并云出牛马腹中。《冀越集》云：马黑在肾。又《蟫史》云：马墨破之可千叶，煎熬用膈噎疾。按本邦人以马腹中石，用膈噎。余亦试之。似饮食稍得下，然两三日后必觉心气壅闷，故病人不肯久服。享和纪元夏，城东白银街木匠误吞铁钉，哽咽不出，痛苦欲死。医师数辈环绕，无术可施。适一老人以药末，水调灌之，少选，喀一声，钉随而出。众人惊异，访问药。则云：此秘方也，不敢告。后有一医，恳请之。乃云：一味马腹中石也。可见其通塞之功耳。《职方外纪》云：渤泥岛有兽，似羊似鹿，名把杂尔。其腹中生一石，能疗百病。西国极贵重，可至百换。国王藉以为利。又，方观承《松漠草》云：蒙古西域祈雨，以楂达石浸水中咒之，辄验。楂达生驼羊腹中，圆者如卵，扁者如虎胫，在肾似鹦鹉嘴者良，色有黄白。驼羊有此，则渐羸瘁，生剖得者，尤灵。并是一种之兽，楂达亦盖鲊答耳。《七修类稿》云：羊哀形如湿茅纸，时亦用之，谓治翻胃。《留青日札》云：羊哀在肠，形如小鼠子，可治膈食反胃。余见其三。《蟫史》云：按牛有黄、狗有宝、羊有卵，俱在腹中，附胆而生。羊卵白石，色如玉，绝类狗宝，可治翻胃。考《本草》不特诸兽腹中石，淋石、癖石，亦并治膈噎翻胃。又，《池北偶谈》载高阳民家子，方十余岁，忽臂上生宿瘤，痛痒不可忍。医皆不辨何症。一日忽自溃，中有圆卵坠出，寻化为石。刘工部霖以一金售之，治膈病如神。予所识岩槻街一瞽者，患囊痈，溃烂已久，忽迸出圆石十七枚，大者如杏仁，小者如按豆。余得二枚藏之，后为人持去，恨不试之斯疾。

樟木虫

《体仁汇编》：治疔疮及无名肿毒，用樟木虫，即人家灶上出者，不拘多少，研烂敷之，少时疔出，毒散即消，如神效。按商浚《博闻类纂》云：曹婆虫，南人谓之狙戛虫，江南谓之樟木虫，京师谓之偷油虫，夜则出，有翅不飞，其走甚疾，多入酒食器中，臊气可憎。按《当涂县志》：蜚蠊，《尔雅》谓之蜰，俗呼樟木虫，斯邦俗亦呼油虫，然人多不知有治疮之功矣。王永辅《惠济方》：土牛儿，春生墙下，作土窝，如钱大，上圆下尖，一名旦谷虫，此即《本草》所谓沙挼子，斯邦俗呼造白虫。徐尔贞《医汇》：治齁喘用盐油虫，入竹筒，七日化水。《涌幢小品》云：蜗蜓，即今俗语所谓沿油也。按：盐油即沿油，《本草》所谓蜒蚰虫，斯邦俗，生吞以治齁喘，颇验。

灵　柴

《广笔记》：五宝丹，非完方也，无红铅灵柴，不能奏效。按《本草蒙筌》：天灵盖，一名灵山柴。丁凤《医方集宜》：五宝丹方，凡四道。其后云：鼻子阳物蚀去，加天灵盖五分更能长出，诚仙方也。明是《笔记》所用灵柴，即天灵盖也。又，张筠亭《医门秘旨》：灵山柴，即新生小儿脐带落下者，名同而物异。

白　酒

白酒，胸痹所用，未详其为何物。《齐民要术》载河东颐白酒、白醪酒等造法，岂其是耶。又，《隋经藉志》有白酒并作物法十二卷、白酒方一卷之目，抑亦是耶。时珍《食物本草》，并彭用光《普济良方》《扬州府志》亦有造法，疑非古之白酒。《食物本草》云：白酒处处有之，以蓼与面为曲酿，糯米为酒母，以水随下随饮。初下时味嫩而甘，隔宿味老而酢矣。《普济良方》云：糯米一斗，隔夜用冷水浸，次日蒸熟，用井花水，淋下白酒曲五稠，匀拍在缺边，中间留空，得有浆，是为白酒。若洗以烧酒一坛，即：蜜淋漓酒。《扬州府志》：白酒各州县皆有，用草曲，三日可成，味极甘美，少入水曰水白酒，冬月煮过窨之，曰腊白酒。虞兆隆《天香楼偶得》以为美酒，《偶得》云：古人酒以红为恶，白为美。盖酒红则浊，白则清。故谓薄酒为红友。而玉醴、玉液、琼浆、琼饴等名，皆言白也。梁武帝诗云：金杯盛白酒。正言白酒之美。近来造酒家，白面为曲，并舂白秫，和洁白之水为酒。久酿而成，极其珍重，谓之三白酒。于是呼数宿而成之浊醪，曰白酒，使诗词家不敢用白酒字，失其旨矣。然而《灵枢·经筋篇》以白酒和桂，且饮美酒，则知医方所用。白酒与美酒自别。究竟古之白酒不可得而详焉。今且从《千金》，用白截浆。截浆酢也。酢有通气下痰、豁胸利膈之能，此乃为得矣。

灵 猫

灵猫，时珍《本草》，举数说已，似未亲睹其物。《职方外纪》云：有山狸，似麝，脐后有肉囊，香满其中，辄病，向石上剔出之始安。香如苏合油而黑，其贵次于龙涎，能疗耳病。宽政癸丑年，从崎岙邮致蛮舶所赍一头，先考蓝溪公，重价购之，畜于小槛中，其臭异常，状如家狸，稍长大，尖头短耳，黑鼻巨口，其利在于牙，爪短而不著地，浑身茶褐色，黑班如虎，尾颇似雉，两阴间有一囊大如桃，即香囊也，香如白涎，满则痒闷，举一足开囊，著之于柱壁间。常于三四人捉之，以氍毹蒙其头，令不得咬人，因视囊。囊左右分开，色白有底，向上有一小孔，如针眼，乃香所泄出窍也。香以竹篾刮取，嗅之，与真麝无别，与身臭大异，后久变黑色。此兽行则低首垂尾，不闻鸣声。人或触之，吓如猫。时闭窗户，放活雀于堂上，出之于槛，跳跃捕之而啖，甚捷，喂之以雀，日五六头。先考命二童豢之，年余而死，惜不多取其香而贮焉。《本草》云：自为牝牡，恐诞矣，盖阴囊之外有香囊，两扉略似牝户，故生此说耳。又云粪溺香，此亦不然。

烟　草

王逋《蚓庵琐语》云：烟叶出闽中，边上人寒疾，非此不治，关外人至以匹马易烟一斤。崇祯癸未，禁烟之令严，间私种者问徒，法轻利重，民不奉诏，寻令犯者斩。然不久而边军病寒无治，遂停是禁。予儿时尚不识烟为何物，崇祯末，我地偏处栽种，二尺童子，莫不食烟，风俗顿改。按张璐《本经逢原》方，北人藉以辟寒，此果信。近阅一书，载鄂罗斯人言云：吃烟草，免青腿牙疳之疾。盖其证因寒毒所发也。

募原考

募原，未详其义。检字书：募，广求也，无干人身之义。因考《素》《灵》诸篇：募者，幕之讹也。幕又从肉作膜。刘熙《释名》云：膜，幕也，幕络一体也。《痿论》：肝主身之筋膜。全元起注云：膜者，人皮下肉上筋膜也。李时珍《脉学释音》：募与膜同，盖幕本取义于帷幕耳。《太阴阳明论》：脾与胃以膜相连。《新校正》云：《素》膜作募。又，《邪客篇》：

地有林木，人有募筋，此募幕易讹之证也。其已如此，而膜之在躯壳中最为用者为膈幕。《人镜经》云：膈膜者自心肺下与脊胁腹周回相著，如幕不漏以遮蔽浊气，不使熏清道是也。《甲乙经》：膈俞在第七椎。因推之，盖膈幕之系，附著脊之第七椎即是幕原也。《疟论》：邪气内薄于五脏，横连募原也，其道远，其气深。王冰注幕原谓鬲幕之原系，《新校正》云：全元起本募作膜，《太素》、巢元方亦同，今以横连二字观之，则为膈幕之原系无疑也。而幕原又所指不一。《百病始生篇》云：肠胃之外，募原之间。又云，或著于肠胃之募原。《举痛论》云：寒气客于肠胃之间膜原之下，又云：寒气客于小肠膜原之间。盖所谓膜原者，言膜在各脏各腑之间而遮膈者之原系也，各脏各腑之间皆有薄膜，而外连于皮肉孔穴，直其次者谓之幕穴、肝幕期门、胆幕日月之类，岂脏腑位于身中。而其气背部则从脊骨间而输出，故谓之俞穴。腹部则脏腑之幕，直著于皮肉，故谓之幕穴乎。《六十七难》亦误作募。滑寿遂注云：募，犹募结之募，言经气之聚于此也。亦何不考也。此他后世诸家释募原者，多牵强迂谬之说。兹举其一二如下。

马玄台《百病始生》注云：募原之间，皮里膜外也。又，《举痛论》注云：膜，谓鬲间之膜，原谓鬲肓之原。

张介宾《百病始生》注云：肠胃之外、募原之间，谓皮里膜外，是皆隐蔽曲折之所，气血不易流通。

又云：募原，如手太阴中府为募、大渊为原之类也。又，《举痛论》注云：膜，筋膜也；原，肓之原也。肠胃之间、膜原之下，皆有空虚之处。又，《疟论》注云：诸经募原之气，内连五脏。

张志聪《百病始生》注云：募原者，肠胃外之膏膜。又，《举痛论》注云：膜原者，连于肠胃之脂膜，亦气分之腠理。《金匮要略》云：腠者，是三焦通会元真之处。理者，皮肤脏腑之文理也。盖在外则为皮肤肌肉之腠理，在内则为横连脏腑之膜原，皆三焦通会元气之处。又，《疟论》注云：募原者，横连脏腑之膏膜，即《金匮》所谓皮肤脏腑之文理，乃卫气游行之腠理也。

高世拭《疟论》注云：横连膏膜之募原也。

吴又可《温疫论》云：疫气之来，从口鼻而入，则其所客，内不在脏腑，外不在经络，舍侠脊之内，去表不远，附近于胃，乃表里之分界，是为半表半里，即《针经》所谓横连募原是。又云：若表里分传者，邪气伏于膜原。膜原者，即半表半里也。

高鼓峰《四明心法》云：凡脏与脏，腑与腑，或脏与腑，彼此相接之处，中间盖有虚界之募原，而虚界中复有刚柔经脉，其为某脏之筋，便为某脏之病。譬如胃与小肠相近，而邪入于①胃与小肠之虚界，而

① 于：原作“与”，据［日］丹波元简《医剩》改。

彼筋脉属胃，则为阳明疟也。又如肝与脾相近，而邪入于肝脾之虚界，而筋脉或属脾，便为太阴经疟矣。究之脏腑虽病，皆因募原之气迁移也。

王子接《古方选注》云：疟邪内薄，则邪不在表，非但随经上下，其必横连于膜，深入于原矣。膜谓鬲间之膜，原谓鬲肓之原，亦冲脉也。《灵枢经》云：肓之原，出于脖胦，止一穴，在脐下同身寸之一寸半。经又言邪气客于肠胃之间、膜原之下，则膜原又有属于肠胃者。

蒋示吉《医意商》云：胃外肺下，即为膈膜，前齐鸠尾，后齐十一椎，周围著脊，以遮隔中下二焦浊气，不使上熏。故疫邪亦不得下流伏于隙处也。

刘奎《温疫论类编》云：膜音莫，胸中支膜。《嵩崖尊生书》云：募原一说，诸书不及。朗仲云：原者旷野之意，在脏腑之外，与胃相近，邪在此，其证不怕寒，一味发热不止。

案：考以上诸说，募原二字，曰为皮里膜外，曰为鬲肓之原，曰为募穴原穴，曰为膝里，曰为膏膜，曰为冲脉，曰为胸中支膜之原野，其不一定如此。然因《疟论》所言而揆之，其地即在形层之内，脏腑之外，侠脊之界。吴又可谓之半表半里者似是，但其言未清晰，是可惜耳。其余数说，未免歧误，学者勿见眩惑焉。

医家常识　第九期

《铜人针灸图经》考

拓本《铜人针灸图经》三卷，系于明正统八年所重刊，首有英宗御制序及伏仰侧三图，十六字为一行，百六十行为一段，五段为一卷，每段之首，各标而分之，别有都数一卷，又为五段，四旁皆有花草栏格。今依此而考其制，盖石二板，广二丈余，高六尺许，碑面每十余字断为一行，百六十行，横为一层，凡五层以为五段，表里刻之，即为四卷。意者石经之设资便于览诵抚拓，必不如寻常碑文。就石面上下，书丹为行，观唐开成石经而可见也。今以此校镂板正统本、徐三友重刊本，剥裂泐阙，虽间有焉，订讹正谬颇多，不啻一纸当瑶琨，抑医家之鸿宝也。二十余年前，针科医官山崎子政善得拓本《铜人图经》，因授引诸书，以为之考。丙寅仲夏，予亦得一本，视之于子政所藏，虽其拓稍粗，装潢亦楛，然首尾完好，无半简之缺遗，最可贵重。今以前所考，更为改补，备录于下。

《宋艺文志》曰：王惟一《新铸铜人腧穴针灸图

经》三卷。

郑樵《艺文略》曰：《铜人腧穴针灸图经》三卷，宋朝翰林医官王惟一编修，天皇中，诏以针艾之法，铸为铜人式。

王应麟《玉海》曰：《天圣针经》。五年十月壬辰，医官院，上所铸腧穴铜人式二。诏一置医官院，一置大相国寺仁济殿。先是上以针砭之法传述不同，命尚药奉御王惟一考明堂气穴经络之会，铸铜人式。又纂集旧闻，订正讹谬，为《铜人腧穴针灸图经》三卷。至是上之，摹印颁行。翰林学士夏竦为序曰：圣人有天下，论病以及国，原诊以知政。王泽不流，则奸生于下，故辨淑慝以制治。真气不荣，则疢动于体，故谨医砭以救民。昔圣祖之问岐伯，以为善言天必有验于人。上下有纪，左右有象，督任有会，腧合有数，尽书其言，藏金兰之室。洎雷公请问其道，乃坐明堂以授之。后世言明堂者，以此。针艾之法，旧列王官之守，思革其谬。王惟一受禁方，精厉石，定偃侧于人形，正分寸于腧幕，总会诸说，勒成三卷。又以传心，岂如会目，著辞不如按形，复铸铜人为式，内分脏腑，旁注谿谷，窍而达中，刻题于侧。将使多瘠咸诏，巨刺靡差。案说蠲疴，若对于涪水；披图洞视，如旧饮于上池。保我黎庶，介乎寿考。昔夏后叙六极以辨疾，帝炎问百药以惠人，当逊德归功矣。序以天圣四年，岁次析木，秋八月丙申上。

案：此序，石本及正统刻本、徐三友本，并阙，特金大定本载之。题云：翰林学士，兼侍读学士、景灵宫判官、起复朝奉大夫、尚书左司郎中、知制诰、判集贤院权尚书都省柱国、泗水县开国男，食邑三百户，赐紫金鱼袋。臣夏竦奉圣旨撰，文多不同，《玉海》所载系于删略。

晁公武《郡斋读书志》曰：《铜人针灸图》三卷，王惟德撰。仁宗尝诏惟德考次针灸之法，铸铜人为式分脏腑十二经，旁注俞穴所会，刻题其石，并为图注并主疗之术刻板传于世。

案：惟一作惟德，可疑。《针灸聚英》《古今医统》亦同。

苏颂《图经本草》序曰：屡勅近臣，酬校岐黄《内经》，重定针灸俞穴式，范金揭石，或镂板联编。

案：据苏氏此序，知当时新铸铜人像，而以《针灸图经》刻石，又镂板以印行。山崎①子政藏，金大定中所刻本，凡五卷，虽非天圣之旧，尤可贵重焉。特以未见宋板为憾耳。

明《一统志》曰：三皇庙，在顺天府治南明照坊，元元贞初建。内有三皇并历代名医像，东有神机堂，内置铜人针灸图二十有四，凡五脏旁注，为谿谷所会，各为小窍，以导其源委。又刻《针灸经》于

---

① 崎：原作"嵜"，据［日］丹波元简《医剩》改。

石，其碑之题篆，则宋仁宗御书，元至元间，自汴移置此。洪武初，铜人取入内府，图经犹存。

熊均《医学源流》曰：宋咸淳间，翰林医官、朝散大夫、殿中省、尚药奉御、骑都尉王惟一编修，金本，卷首署名如此。《铜人腧穴针灸图经》凡五卷。

案：咸淳，南宋度宗时号，而以惟一有咸淳人，误甚。又案：前所引诸书，并云三卷，盖宋本之旧为然，而至金分为五卷。又明重定时，仍宋本而附都数一卷，以为四卷。今熊氏所见乃系于金本。

《英宗实录》曰：正统八年三月乙亥，御制《重修铜人腧穴针灸经》序。

案：序文正与石本及板本同。予以金本及《正统》原刻板本、徐三友本万历壬寅校刊参对之，文字互有异同而不如石本及金本之端正也。山崎子政云：明滑寿著《十四经发挥》一依《金兰循经》云，然其所引《循经》文，与《铜人》毫无差异，乃知《循经》全取诸《铜人》，而滑寿未尝见《铜人》也。盖元明之际，隐晦罕传，英宗之重修，抑谣此乎。

丘浚《明堂经络图》序曰：考史宋仁宗天圣中，命尚药奉御王惟一，考明堂气穴经络之会，铸铜人式。惟一又订正讹谬，为《铜人腧穴针灸图经》上之，诏摹印颁行。其后又有石藏用者，按其状，绘为正背二图十二经络，各以其色别之。意者京口所刻即其图之遗欤。出《琼台会藁》。

毛奇龄《新刻铜图石经》序曰：铜图石经者，宋天圣中禁方书也。范铜象人，分布腧穴于其身，而画之窍之。且制经三卷，播之石。案图考经，其诸视夫脏络也，亦犹视夫肌发也。暨其后而石已泐，铜漫矣。明正统中，复命砻其石，范其铜，官医守之，且加详焉。今则铜再毁，石再裂，医院所守，已蔑略无。有友刻旧本图经三卷授予序者，喜而叹曰：此得，非长桑所遗者乎。出《西河合集》。

朱彝尊《腧穴图》拓本跋曰：京师太医院三皇庙腧穴图，传是宋天圣年铸，旧有石刻《针灸经》，仁宗御书其额。靖康之乱，自汴辇入金城，谓安抚使王檝使宋，以进于元者。世祖令阿尼哥新之。至元二年，铜人象成，周身腧穴脉络悉具，注以水，关窍毕达。明裕陵，命工重修制序，载《实录》。万历初，先少保官太医院使，复时加洗濯焉，言《明堂针灸》，自黄帝始，其后膏肓孔穴侧偃流注三部，五脏十二经，失之毫厘，悔且无及。学医者试折是图挂于壁，晨夕省视之，亦仁术之一端也。出《曝书亭集》。

案万历中，巡按山西监察御史赵文炳含章重刊铜人图四大幅，今折而插入于靳贤《针灸大成》帙中以传。赵大成序曰：令能匠于太医院肖刻铜人，著其穴，并刻画图，令学者便览而易知焉。然则朱氏所跋，盖赵所刻原本，而非《铜人经》也。又按，《一统志》云：元至元间，自汴移置此。《日下旧闻》引《燕都游览志》亦云尔。而朱氏为靖康之乱挚入金者，恐误。且考《元史》，按抚使王檝使宋而进于元者，乃铜像，非石碑也。盖此跋，凑合《元史》及《一统志》，一时偶然所作，故有此等差舛，不足深咎也。

姜希辙《重刊铜人针灸经》序曰：《针灸图经》者，宋天圣中禁方书也。范铜像人，分布腧穴于其身，而画之窍之，且制经三卷，播之石。案图考经，其诸视夫脏络也，如视肌发，其盛事也，暨其后而石已泐、铜已漫矣。明正统中复命砻共石，范其铜，官医守之，且加详焉。今则铜毁石裂，蔑略罔存。偶从敝箧中，忽检得旧本《图经》三卷。

案：姜字公望，康熙甲戌，序此书。雍正甲寅间镌，即与徐三友本无异同，盖翻雕徐本者。其得旧本云者不为欺人耳，而其序全袭毛西河，但少改西河之聱牙而为平坦矣。意者姜偶见此序于毛集中，因冠徐本之首，题以己名以眩于世。此可鄙也。

附铜像考

周密《齐东野语》曰：尝闻舅氏章叔恭者，昔倅襄州日，尝获试针铜人全像，以精铜为之，腑脏无一不具，其外俞穴则错金书穴名于旁，背面二器相合，则浑然全身。盖旧都如此，以试医者。其法外涂黄蜡，中实以汞，俾医工以分析寸，按穴试针，中穴则针入而汞出，稍差则针不可入矣。亦奇巧之器也。

案：旧都谓汴梁，宋之故都也。据夏竦序及晁志，乃是天圣所铸物耳。前此无外涂黄腊、中实以汞之说。然因窍而达中、刻题于侧等文观之，必不别物也。

《元史·艺工传》曰：中统中，尼波罗国人阿尼哥从帝师入见。帝问何所能。对曰：臣以心为师，颇知画塑铸金之艺。帝命取明堂针灸铜像示之曰：此按抚王檝使宋时所进，岁久阙坏，无能修完之者，汝能新之乎？对曰：臣虽未尝为此，请试之。至元二年，新像成，关膈脉络皆备。金工叹其天巧，莫不愧服。

蒋一葵《长安客话》曰：太医院署有古铜人，虚中注水，关窍毕通，古色苍苍然射目，相传海潮中出者。

案：此未详何时所造，或恐亦是宋物，岂正统御序所谓铜像昏暗者与。

《明史·凌云传》曰：云善针，孝宗闻云名，召至京，命太医官，出铜人，蔽以衣而试，所刺无不中，乃授御医。

案：此正统重作物。本朝《医考》载，竹田明室洪武中入明，载铜人归。闻其制如夏竦所言，正是正统以前，仿旧式而造者，后毁于明历之灾，实可惜也。又案，毛奇龄《后鉴录·张献忠传》载，蜀府医院有铜人，以楮幕其窍，令医者针之，差者即取金枪刺医

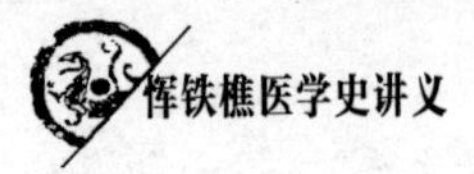

者窍。盖其制与北京物同。

清英廉等《日下旧闻考》曰：先医庙外，北向者为药王庙，有铜人像，盖即明英宗时所修也。臣等谨按，针灸图石刻，今尚存，乃明时重摹上石者，观后英宗序略可证。

彭孙贻《客舍偶闻》曰：黄帝有《明堂经》《偃侧人形图》《明堂孔穴图》，皆针灸书也。太医院古铜人，宋元遗制，依明堂孔穴，镌窍以验针师。宣德时，江南凌云，字汉章，号神针，宣宗召试太医院，糊铜人孔窍试之，凌云七十二针无遗穴，乃补御医。铜人历年既久，光鉴毛发。天兵入都，院中人员流散，光禄寺侵院地以自广，徙铜人于医王殿，铜人时现形故地，见者多疾病。一日殿中无故火发，殿烬，铜人不损，光禄急退侵地，建室安铜人，病者乃愈。

吴长元《宸垣识略》曰：三皇庙内，有《针灸经》石刻，元元贞初制，其碑之题篆则宋仁宗御书。至元间，自汴移至此者，今所存乃明时重摹上石。院署有古铜人，虚中注水，关窍毕达，古色苍苍，莹润射目，相传从海中涌出者。按：铜人像，在药王庙神像前，作于宋天圣时，元至元间修之，明英宗时又修之。海中涌出，殆传讹尔。

案：据三书所载，毛《西河》铜毁石裂之说，殆属虚妄，可疑矣。

屠苏考

韩鄂《岁华纪丽》曰：俗说屠苏，乃草庵之名。昔有人居草庵之中，每岁除夜，遗闾里一药贴，令囊浸井中，至元日取水置于酒樽，合家饮之，不病瘟疫。

案：《事言要玄》引《岁华纪》注：屠苏即菖蒲酒。未知所据。

庞安时《伤寒总病论》曰：《通俗文》曰，屋平曰屠苏，《广雅》云屠苏庵也。然屠苏平而庵圆，所以不相同，今人寒日历事下，作板阁是也。尊贵之家，阁中施羽帐锦帏，聚会以御①寒，故正旦会饮辟温酒，而以屠苏为名也。

案：袁文《瓮牖间评》引庞说云：屠苏，平屋也，可以御风寒。则岁首屠苏酒，亦取其御风寒而已。

赵彦卫《云麓漫抄》曰：正月旦日，世俗皆饮屠苏酒，自幼及长。或写作屠苏案恐屠𪊲误。《千金方》云：屠苏之名，不知何义。按，宗懔《荆楚岁时记》云：是进椒柏酒，饮桃汤，服却鬼丸，敷于散，次第从小起。注云：以过腊日。故崔实《月令》，过腊一日谓之小岁。又曰：小岁，则用之汉朝；元正，则行

① 御：原作“遇”，据［日］丹波元简《医剩》改。

之晋世。盖汉当以十月为岁首也。又云敷于散，即《胡洽方》云许山赤散，并有斤两。则知敷于音讹，转而为屠苏，小岁讹而为自小起云。

案：今考《荆楚岁时记》文云：进椒柏酒，饮桃汤，进屠苏酒、胶牙饧，下五辛盘，进敷于散，服却鬼丸。乃屠苏、敷于，明是为二药，岂彦卫所睹本，脱屠苏酒三字耶。且杜公瞻注云：敷于散，出葛洪《炼化篇》。考之《肘后方》，其方正同，而无许山赤散之说，亦可疑耳。又案，窦苹《酒谱》云：今人元日饮屠苏酒，云可以辟瘟气。亦曰监尾酒。或以年高最后饮之，故有尾之义尔。案监尾之议有数说，今不繁引。洪迈《容斋随笔》云：今人元日饮屠苏酒，自小者起，相传已久，然固有来处。后汉李膺、杜密以党人同系狱，元日于狱中饮酒曰：正旦从小起。《时镜新书》：晋时有问董勋者曰：正旦饮酒，先饮小者，何也？勋云：俗以小者得岁，故先饮酒贺之；老者失岁，故后饮酒。案庄绰《鸡肋编》作罚之。明非是小岁之讹，彦卫疏谬殊甚。予又案：从小者起，其说犹未的确，因考盖此药有大黄、乌头有毒之品，故不宜多服。即《本草》用毒药，先起如黍粟之意。《肘后》屠苏酒法后云：从小至大，少随所堪。《千金》《外台》亦云：屠苏之饮，先从小起，多少自在。可知小非年少之义。《千金方》小金牙散、《外台》暴症、虎杖酒之类，亦并云自少起，可以证也。然传讹已久不可得而改矣。

卢柳南《小简》云：正旦饮屠苏酒，必自卑幼始，是教卑幼不逊也。月正元日一岁始，不可不正长幼之分，故余家必先长者。君觃余屠苏，余敢以饮屠苏之礼为君告。

案：赵彦卫以屠苏，为敷于之讹。其谬前已辨之，而敷于名义亦未详之。今《肘后方》作药千散，《外台》引《古今录验》作于敷散。宋臣校正云：《肘后》作敷于，知今本《肘后》误写尔。方密之《物理小识》云：葛洪《练化篇》，敷子散，用柏子仁、麻仁、细辛、干姜、附子，丸服之。刘次卿，以敷子散，和雄黄。智按，今《本草》作敷于散，讹。予因窃谓敷附一音，方中有附子，即附子散耳。假而为敷子，转而为敷于，倒而为于敷。讹而为药于，竟至不可知其义矣。姑附于此。

黄公绍《韵会举要》曰：《博雅》，廜厤，庵也。《广韵》，又酒名，元日饮之，可除温气。《四时纂要》作屠苏云，思邈庵名。一云：屠者，屠绝鬼气；苏者，苏醒人魂也。

案：《事文类聚》引《四时纂要》云：屠苏，思邈庵名。一云：屠，割也；苏，腐也。《月令广义》亦同。

杨慎《丹铅总录》曰，萧子云《雪赋》曰，韬罘罳之飞栋，没屠苏之高影。杜子美《冷淘》诗曰，愿凭金骡袅，走置锦屠苏。屠苏，庵也。《广雅》曰：屠苏，平屋也。案，今本《广雅》作廜厤庵也。《通俗文》曰：

屋平曰屠苏。《魏略》曰：李胜为河南太守，郡厅事前，屠苏坏，应璩与韦仲将书，屠苏发撤。孙思邈有屠苏酒方，盖取庵以名，故元日有屠苏饮。何逊诗，效郭勤二倾，形体憩一苏。又大冠，亦曰屠苏。《礼》曰：童子帻无屋。凡冠有屋者，曰屠苏。《晋志》元康中，商人著大鄣，谚曰：屠苏鄣日覆两耳，会见晹儿作天子。

案：《酉阳杂俎》：宝历中，长乐里门，有百姓刺臂，数十人环瞩之。忽有一人，白襕屠苏，少顷微笑而去。屠苏，盖亦谓大冠耳。又杨时伟《洪武正韵笺》云：今吴中童男女，发外蓄发寸许者，为屠苏头。讹为多苏头，甚似屋外屠苏。

郎瑛《七修类稿》曰：屠苏，木古庵名也。当后广字头，故魏张揖作《广雅》释庵以此廜廯二字。今以为孙思邈之庵名误矣。孙公特书此二字于己庵，未必是此屠苏二字。解之者又因思邈庵出辟疫之药，遂曰：屠绝鬼气，苏醒人魂。尤可笑也。其药予尝记，《三因方》上有之。今曰酒名者，思邈以屠苏庵之药，与人作酒之故耳。

案：屠苏之名，见梁宗懔《荆楚岁时记》，而其方出《肘后方》。引晋陈延之《小品方》，俱在思邈前，此说皆误。

龚廷贤《寿世保元》曰：屠苏，是羽帐名。丰贵之家，正旦眷属，会羽帐之中，饮此酒以辟瘟疫邪气。

案：此原于庞安常之说，卢照邻《长安古意》有翡翠屠苏鹦鹉杯，盖此之谓。

医家常识　第十期

屠苏考续

田艺蘅《留青日札》曰：屠苏，一作酴酥，孙思邈庵名。

按：《洪武正韵》，酴酥，酒名，亦药名。高士奇《天禄识余》云：酒本名酴酥，更讹屠苏。

李时珍《本草纲目》曰：苏魁鬼名。此药屠割鬼爽，故名。或云，草庵名也。

案：魁字，无所考。《酉阳杂俎》：傲一名苏，又作魌，乃方相倛头。或恐魁，乃魌之讹。

方以智《通雅》曰：《诗话补遗》云：周王褒诗，绣桷画屠苏。屠苏，草也，画于屋上，因以名屋，遂作屠苏。案，当作廜麻。智谓解定画于屋上以取名，亦非，盖阔叶草也。今广西猺人中，呼大叶似蒿者，为头苏。头、屠音近，正因其有荫而名屋也。紫者曰紫苏，荏曰白苏，水苏曰鸡苏，荆曰假苏。积雪草曰海苏，石香薷曰石苏。苏，亦辛草之总名。《游宦纪闻》曰：三山，亦呼[illegible]叶为大苏。

案：《千家诗》、王介甫《元日》诗，春风送暖入屠苏。陈生高注云：屠苏，香草名，酿酒饮之，可消疫气。方说岂本此与，然而云酿酒饮之，则似不知有屠苏酒之法焉。《正字通》云：阔叶草曰屠苏，后因为屋名、庵名、饮名。

周祈《名义考》曰：《博雅》，廜廯，庵也。《通俗文》屋平曰廜廯，《四时纂要》作屠苏。又，《广韵》：酴酥，酒名。《玉篇》：麦酒，不去滓饮，是屠苏为屋，酴酥为酒，本不相混也。唐人诗，手把屠苏让少年，先把屠苏不让春。误以屠苏为酴酥，后人遂谓屠苏，又为酒。古人正旦饮酒，以少者得岁，故先饮；老者失时，故后饮。是日酒皆然，亦无屠苏先饮之说。或云屠绝鬼气、苏醒人之魂，妄说也。出《格致镜源》。

王棠《知新录》曰：屠苏所指非一，非专为酒也。予详屠苏本草名，以草为庵，故《玉篇》云庵也。王褒诗，绣桷画屠苏，故后人因以名屋，又从屋形，因以名帽，酒酿于草屋之中，因以名酒。锦屠苏当是指帽，《乐府》有“插腰铜匕首，障日锦屠苏”之句。

案：屠苏名义，诸说纷絮如是。曰为草庵，曰为平屋，曰大冠、曰帽、曰羽帐、曰草名，而其字则曰屠廯、曰廜廯、曰酴酥。酥又作蘇、蘓、酟。并出《集韵》。今夷考之，廜廯之字，见魏张揖《广雅》，尤为古矣。而草庵之说，出唐韩鄂《岁华纪丽》，其距晋未远，意此相传之说，足取信焉。案，王士祯《居易录》云：《岁华纪丽》，海盐胡震亨所伪撰。而钱曾《读书敏求记》，章丘李中麓藏宋刻本。则王说误耳。而廜靡、磨靡，另无义训，乃屠苏从广者。而屠苏，盖本是草名，因假为庵，为大冠，为帽及羽帐，又为酒名。自余如蘇、酥、甦，率皆假借会意，不足深考也。又案：《晋书·艺术传》单道开日服镇守药，丸大如梧子，有松蜜、姜桂、茯苓之气，时复饮荼苏一二升而已。盖荼苏即酴酥，《炮炙论》序，根黄苏炙；《千金翼》，百炼苏；佛典，甜苏八味之类。苏皆与酥通用。非正旦所饮之屠苏，乃酴酒，造法见《齐民要术》，而窦苹《酒谱》云：天竺国，谓酒为酥，可以证焉。荼苏意是西域语，其做酴酥者犹荼靡之为酥醾乎。然荼屠一音或借用屠苏字，如《留青日札》屠苏一作酴酥是也。虽然，未知《晋书》荼苏即屠苏也否，抑屠苏之名出自酴酒乎。姑录俟识者是正。《肘后方》治一切疟，乌梅丸方后，捣筛蜜丸，苏屠臼捣一万杵，苏屠亦未知何义。并记此。吴旻屠《苏饮方》与《肘后》诸书所载大异，今录下。

吴旻《续扶寿精方》：屠苏饮方曰：古屠苏庵仙人遗方，年除日五更，将一饼入酒沌热，合家各饮一二钟。一年之内，瘟不侵染，是验，鬼箭羽一钱，茅山术二钱，赤小豆四十九个，乳香一钱，梅花瓣一钱，桃仁一钱，荷花蕊一钱，菊花头一钱，吴茱萸三分，甘草三分，共为细末。腊月除日，炼蜜和丸，如黄豆大，成饼，用上好雄黄为衣。

梅雨考

安永甲午秋，访林子华良荣，偶于橱中获其曾祖恒斋先生良以所辑《梅雨考》一篇，予后以读诸书而所得更续数则。

周处士《风土记》① 曰：梅熟时雨，谓之梅雨。

陆佃《埤雅》曰：今江湘二浙，四五月之间，梅欲黄落，则水润土溽，础壁皆汁，蒸郁成雨，其霏如雾，谓之梅雨，沾衣服皆败黦郁。故自江以南，三月之雨谓之迎梅，五月雨谓之送梅。转淮而北则否，亦梅至北方多变而成杏。故人有不识梅者，地气使然也。

陈藏器《本草拾遗》曰：梅雨水洗疮疥、灭瘢痕，入酱易熟。江淮以南地气卑湿，五月上旬连下旬尤甚。月令土润溽暑，是五月中气，过此节以后，皆须曝书画。梅雨沾衣便腐黑，浣垢如灰汁，有异他水，但以梅叶汤洗之乃脱，余并不脱。

袁文《甕牖闲评》曰：今人谓梅雨为半月，以夏

---

① 《风土记》：原作《土风记》，据［日］丹波元简《医剩》改。

至为断梅日，非也。梅雨夏至前后各半月，故苏东坡诗云“三旬已过黄梅雨”，则梅雨为三十日可知矣。

西效野叟《庚溪诗话》曰：江南五月梅熟时，霖雨连旬，谓之黄梅雨。然少陵曰：南京西浦道，四月熟黄梅。湛湛长江去，冥冥细雨来。盖唐人以成都为南京，则蜀中梅雨，在四月也。及读柳子厚诗曰：梅实迎雨时，苍茫值晓春。愁深楚猿夜，梦断越鸡晨。海雾连南极，江云暗北津。素衣今尽化，非为帝京尘。此子厚在岭外诗，则南粤①梅雨，又在春末，知是梅雨时候所至，早晚不同。

范成大《吴船录》曰：蜀无梅雨，子美梅熟时经行，偶值雨耳，恐后人便指为梅雨，故辨之。

赵叔向《肯綮录》曰：今人谓梅雨。梁元帝《纂要》云：梅熟而雨，曰梅雨。《风俗占》曰：芒种日，谓之入梅。夏至日午后，为梅尽。入时候曰时雨，合共三十日。

郎瑛《七修类稿》曰：《碎金集》云：芒种后逢壬入梅，夏至后逢庚出梅。《神枢经》又云：芒种后逢丙入梅，小暑后逢未出梅。人莫适从，予意作书者，各自以地方配时候，而云然耳。杜子美诗云云，盖唐人以成都为南京，则蜀中梅雨在四月矣。柳子厚诗云云，此子厚岭外之作，则又知南粤之梅雨三月矣。东

① 粤：原作“越”，据［日］丹波元简《医賸》改。

坡吴中诗曰：三旬过久黄梅雨，万里初来舶棹风。又，《埤雅》云：江湘二浙，四五月间，有梅雨，黦败人衣服。予尝亦戏为诗曰：千里殊风百里俗，也知天地不相同。江南五月黄梅黦，人在鱼盐水卤中。是知天地时候自有不同如此。《瀛奎律髓》：惟北土无梅雨，或谓蜀亦无梅雨，杜以为四月，柳以为三月，岂梅熟有先后异乎？

李时珍《本草纲目》曰：梅雨，或作霉雨，言其沾衣及物，皆生黑霉也。芒种后逢壬为入梅，小暑后逢壬为出梅，又以三月为迎梅雨，五月为送梅雨，此皆湿热之气，郁遏薰蒸，酿为霏雨。人受其气则生病，物受其气则生霉，故此①水不可造酒醋，其土润溽暑，乃六月中气。陈氏之说误矣。

案：时珍《食物本草》：逢壬为出梅，作逢庚为出梅。霏雨下，有或成狂注、时作时止、阴晴不定十二字。《条末》云：惟以之煎茶，则涤肠胃宿垢，味美而神清也。又案，吴文炳《食物本草》云：烹茶尤佳，胜诸雨水。何镇《本草必读类纂》云：江南习尚，受梅雨烹茶，其色味极美，用大缸装水，煅以赤炭，每缸数块，澄去滓，另以净瓮收贮，有留数年不变者，诸物与衣帛沾之，则腐黑也。

谢肇淛《五杂俎》曰：《四时纂要》云：梅熟而雨，曰梅雨。《琐碎录》云：闽人以立夏后逢庚日为

---

① 此：原脱，据［日］丹波元简《医剩》补。

入梅，芒种后逢壬为出梅。按梅雨，诗人多用之，而闽人所谓入梅、出梅者，乃霉湿之霉，非梅也。又云，江南每岁三四月，苦霪雨不止，百物霉腐，谓之梅雨。盖当梅子青黄时也，自徐淮而北，则春夏常旱，至六七月之交，愁霖不止，物始霉焉，俗亦谓之梅雨。盖霉与梅同音也。

商浚《博闻类纂》曰：塺者，塺塺也。立夏后逢壬日入塺，夏至后逢庚日出塺。如立夏后五日遇壬，则塺高五尺。如十二日逢壬，则塺高一丈二尺。遇辛日，则出塺高一丈二尺。如物在一丈三尺，则塺不至蒸也。

按：塺，《正韵》：谟杯切，音枚，尘也。《楚辞·九怀》：霾土忽兮塺塺。一作堳，盖霏雨如尘，故谓之塺耳。

冯应京《月令广义》曰：《通书》：黄梅雨，四十许日出梅，则入伏。《臞仙肘后经》：芒种逢丙日入霉，小暑逢未日出霉。霉黗音轸，溽湿之气也，一作霉黰，《广雅》：黗，又作黴。又云：《通书》：芒种后逢壬日，或庚或丙日，进梅。闽人以壬日进梅，前半月为立梅，立梅有雨旱。按：天道自南而北，凡物候先于南方，故闽粤万物早熟，半月始及吴楚。今验江南梅雨将罢，而淮上方梅雨，又逾河北，至七月小有霉气，而不知觉矣。以此言之，壬丙进梅，不及定拟，固当易地而论之耳。

周文华《汝南圃史》云：芒种逢壬，便立梅，遇辰则绝。

陆务观《剑南集》曰：轻雷辘辘断梅初。自注：乡人谓梅雨有雷曰断梅。

朱国祯《涌幢小品》曰：俗语芒种逢壬，便立霉。霉后积水烹茶甚香洌，可久藏。一交夏至，便迥别矣。试之良验，细思其理，有不可晓者。或者夏至一阴初生，前数日，阴正潜伏。水，阴物也，当其伏时极净，一切草木飞潜之气不能杂，故独存本色为佳。但取法极难，须以磁盆最洁者，布空野盛之，沾一物即变。贮之尤难，非地清洁且垫高不可。某年无雨，挑河水贮之，亦与常水异，而香洌不及远矣。

张存绅《雅俗稽言》曰：南人以衣物斑黑谓之上梅，以四五月为梅天，其雨谓之梅雨，一曰霉雨，又曰煤雨，言衣黑如煤也。按周处《风土记》：夏至前雨名梅雨。而《岁时记事》：江南三月为迎梅雨，五月为送梅。又，《埤雅》：闽人以立夏后逢庚日入梅，芒种后逢壬日出梅。又，《碎金》：芒种后逢壬日入梅，夏至后逢庚日出梅。又，《神枢》：芒种后逢酉日入梅，小暑逢未日出梅。诸说不一，要之，芒种逢酉之说近是，盖其时雨能斑衣也。又按，《楚辞》：颜霉黧以沮败兮。注：霉音眉，面黑也。《说文》：物中久雨青黑曰霉，然则斑衣之梅当作霉。

方以智《通雅》曰：霉黰音梅轸，一作霉黕，湿气著衣物，生斑沫也。又作黴涉。《埤雅》：以梅子黄时雨曰黄梅雨，人遂以霉天为梅天，今《韵会》是之。《四时纂要》云：闽人以入夏逢庚入梅，芒种逢壬乃出梅。今江淮以芒种逢丙始入，小暑逢未乃出。

张自烈《正字通》曰：霉莫裴切，音枚。项瓯东曰：江南以三月为迎梅雨，五月送梅雨。或言古语“黄梅时节家家雨”，故云。张蒙溪谓梅当作霉，雨中暑气也。霉雨善污衣服，故又云霉涴，言为霉所坏也。按《埤雅》《风土记》皆作梅雨。霉义与黴义通，存备考正。

雍正重修《松江府志》曰：芒种后遇壬则入梅，夏至后遇庚为出梅，时梅子正黄遇雨，谓之黄梅雨。又，雨气沾衣物多腐坏，故字亦从黴。夏至后半月为时雨，时亦从黣，蒙此义也。又云：芒种后如第五日遇壬则梅高五尺，十二日遇壬则梅高一丈二尺。度物之高下，过此则不蒸湿也。

虞兆隆《天香楼偶得》曰：黄梅，今吴楚以芒种后壬日立梅，壬日芒种即是立梅；夏至后庚日出梅，庚日夏至即是出梅。若芒种后逢壬早，夏至后逢庚迟，则多至十八日；芒种后逢壬迟，夏至后逢庚早，则梅少仅八日。俗每以此占黴气之深浅，殊不知天下虽有不齐，而岁序初无伸缩，壬庚早迟系偶然相值，乌足以限黴气呼。

冬虫夏草考

宽政中，吴舶载来冬虫夏草，有人问其功用者，因汇诸书所记以示焉。

吴遵程《本草从新》曰：冬虫夏草，甘平，保肺益肾，止血化痰，已劳嗽。四川嘉定府所产者最佳，云南贵州所出者次之。冬在土中，身活如老蚕，有毛能动，至夏则毛出土上，连身俱化为草，若不取至冬则复化为虫。

袁慢恬《书隐丛说》曰：昔有友人，自远来饷予一物，名曰夏草冬虫，出陕西边地。在夏则为草，在冬则为虫，故以是名焉。浸酒服之可以却病延年，余所见时仅草根之枯者。然后截形状颜色各别，半青者仅作草形，半黑者略粗大，具有蠕蠕欲动之意。不见传记，书之以俟后考云。

徐昆《柳崖外编》曰：滇南有冬虫夏草一物也，冬则为虫，夏则为草。虫形似蚕，色微黄；草形似韭，叶较细。入夏，虫以头入地，尾自成草，杂错于蔓草薄露间，不知其为虫也。交冬，草渐萎黄，乃出地，蠕蠕而动，其尾犹蕤蕤然，带草而行，盖随气化转移，理有然者，和鸭肉顿食之大补。

七十一《西域见闻录》曰：夏草冬虫，生雪山中，夏则叶岐出类韭，根如朽木，凌冬叶干则根蠕动化为虫，入药极热。

鲁华祝《卫藏图识》曰：冬虫夏草出拨浪之山，《本草》不载。性湿暖，补精益髓。唐秉钧《文房肆考》曰：《青藜余照》载太史董育万宏偶谈四川产夏草冬虫，根如蚕形，有毛能动，夏日其顶生苗，长数寸，至冬苗槁，但存其根，严寒积雪中，往往行于地上。京师药铺近亦有之，彼尚康熙时也。近年苏郡渐有，但古来本草及草木诸典故从未及之，未详性味。近吴遵程《从新》有此品，言保肺益肾。不道从何考据。今仍疑之，未敢轻尝。以意察之，其不畏寒而行雪中，则其气阳性温可知。应奎书院山长孔老师，讳继立号裕堂，系先圣裔，桐乡乌镇人，诚正君子也，述伊弟患怯，汗大泄，虽盛暑处密室帐中，犹畏风甚。病三年，医药无效，症在不起。适戚自川解组归，遗以夏草冬虫①三斤。遂日和荤蔬作肴炖食，渐至全愈。因信此物之保肺气，实腠理，确有征验，嗣后用之俱奏效。因信此品之功用，不下人参。

---

① 夏草冬虫：原作“夏虫冬草”，据［日］丹波元简《医剩》改。

吸毒石考

陈士铎《石室秘录》曰：疮毒初起，有一种解毒之石，即吸住不下。但毒轻者，一吸即下。毒重者，必吸数日始下，不可急性，而人自取下也，此石最妙。一石可用三年，然止可用以治小疮口耳，大毒痈疽，仍须煎汤药治之为妙。

王逊《药性纂要》曰：近见有吸毒石，云出西洋，放毒上，即吸紧，不能动，拔出毒气，毒尽则自脱。

吴震芳《岭南杂记》曰：吸毒石，乃西洋岛中，毒蛇脑中石也。大如扁豆，能吸一切肿毒，即发背可治。今货者，乃土人捕此蛇，以土和肉，舂成大围棋子。可吸平常肿毒，及蜈蚣蛇蝎等伤。置患处，粘吸不动，毒尽自落。其石即以人乳浸之。变绿色，亟远弃之，著人畜亦毒也。不用乳浸石，即裂矣。一石可用数次。真脑石，置蛇头不动为验。

王丹麓石友赞曰：《岭南方物纪》：吸毒石，出西洋，色与磁石相类。凡身有肿毒，或受虫蝎毒处，置石其上，毒尽收石内，其患即平。随以石浸水中，一昼夜出毒，便可再用不穷。赞云：

人有疾患，若莫可告。我切恫瘝，无方以疗。石本西洋，力兼众妙。能收能出，循环愈效。

袁慢恬《书隐丛说》曰：吴江某姓，有吸毒石，形如云南黑围棋。有大肿毒者，以石触之，即胶粘不脱。毒重者，一周时则落；毒轻者，逾时即落。当俟其自脱，不可强离也，强离则毒终未尽焉。俟其落时，预备人乳一大碗，分贮小碗，以石投乳中，乃百沸踊跃，再易乳，复投更沸。如是屡次。俟沸定，则其石无恙。以所吸之毒，为乳所洗尽也。不然，其石必粉裂矣。云得之于旧家。本出于大西洋中，传记不见。乃知世间奇物，不可以理测也。

纪昀《滦阳消夏录》曰：《左传》言深山大泽，实生龙蛇。小奴玉保，乌鲁木齐流人子也。初隶持纳格尔军也，尝入谷追亡羊，见大蛇巨如柱，盘于高冈之顶，向日晒鳞，周身五色烂然，如堆锦绣，顶一角，长尺许，有群雉飞过，张口吸之，相距四五尺，皆翩然而落，如矢投壶心。知羊为所吞矣。乘其未见，循涧逃归，恐怖几失魂魄。军吏邬图麟因言：此蛇至毒，而其角能解毒，即所谓吸毒石也。见此蛇者，携雄黄数斤，于上风烧之，即委顿不能动，取其角，锯为块。痈疽初起时，以一块著疮顶，即如磁吸铁，相粘不可脱，待毒气吸出，乃自落。置人乳中浸，出其毒，仍可再用。毒轻者，乳变绿。稍重者，变青黯。极重者，变黑紫。乳变紫黑者，吸四五次乃可尽，余一二次愈矣。余记从兄懋园家，有吸毒石，治痈疽颇验，其质非木非石，至是乃知为蛇角矣。

按：此物，荷兰人间赍来，云龙头中石也。予弱冠时，闻之于贺台滕舜调云，琢龙角所造。予因其言造之，其形与舶上物无别，试之于小疮，亦粘吸不落，乃知纪氏所纪，蛇角之说，似可信焉。

医家常识　第十一期

日本相州片仓元周深甫　著

《伤寒论》即《汤液论》，而与《素问》《难经》各一家言论

夫《伤寒论》者，东汉张仲景所编纂，而迄西晋王叔和方获是书时，散落既多，因搜采乃为成书，但惜以己所见而增入者，亦复居多。元王履始阐之曰：夫叔和之增入者，辨脉、平脉与可汗、可下等诸篇而已，其六经病篇，必非叔和所能赞辞也。但厥阴篇中，下利、呕哕诸条，却是叔和因其有厥逆而附云云。又，元吴澄《活人书辨》云：汉末张仲景著《伤寒论》。予尝叹东汉之文气，无复能如西都，独医家此书，渊奥典雅，焕然三代之文，心一怪之。及观仲景于序，卑弱殊甚，然后知仲景所自作。而《伤寒论》，即古《汤液论》，盖上世遗经仲景特编纂云尔，非其自之言也。晋王叔和重加论次而传录者，误以叔和之语，参错其间，莫之别白。余谓二公之论，实启发千载聋瞶也，然详考诸原论，亦各有得失焉。夫王履以前后诸

篇，为叔和之所增入，则诚可；然其以三阳、三阴篇，为仲景所自作，则不可。吴澄谓序乃仲景所自作，而原论即古《汤液论》，而叔和之语，误参错其间则诚可，然其总指原论为《汤液论》，与叔和之语则大乖。是以二公之论，只用其所长，去其所短而可。虽然，前征二公，使遂往圣遗经，千载不核，淄渑混淆，玉石不分矣。

余不顾其僭，兹陈其略。夫三阳、三阴、霍乱、易复诸篇者，实上世之《汤液论》无疑。何以谓之乎？晋皇甫谧序《甲乙经》曰：仲景论广伊尹汤液，为十数卷。夫晋去数汉末未远，盖有古来相传之说，其言可以凭尔。且宋元而降，朱肱、成无已、杨倓、孙奇之徒，俱皆和之。而吴澄亦以其文气论古今，乃为上世遗经《汤液论》，则皇甫氏之说，可以信据矣。虽然，吴氏雅儒家，是以未熟玩原论之本文，而出于一时所看过欤，未知原论中，仲景之续法，参错其间，而其论不及于此者，良可惜哉。虽然，自非硕学鸿儒，又孰能得发明之乎。故非从二氏之说，则不能溯本究源矣。余之采三阳、三阴及霍乱、易复等篇，而不采其他诸篇者，则本于此。且夫三阳、三阴诸篇之说法与《素问》《难经》自异，独取气口以审其脉状浮沉，乃随脉证之化变。而其所施治法，亦各殊焉。自汗吐下温补和解法，以至可刺可灸，与水与暖水与粥，及治法之先后，服药之消息，禁戒救误法，百端之妙，以莫不纤悉矣。而至脉之阳阴寸关尺，则不敢论也。虽然，论中言阴阳、寸关尺者，间亦有焉，盖此非仲景之续法，则叔和之续论尔。夫《素》《难》与《伤寒论》，虽均出于圣贤，亦各一家言而已。何以谓之各一家言也？盖《素问》所论者，以经络立言，且举逐日传经，及再经两感，而因其满三日与否，以行汗下二法。而其所列之证候，皆热证也，至三阴寒证，则无片言只字及此者，岂非与《伤寒论》大相径庭者乎？况又至其谓凡病伤寒而成温者，先夏至日为病温，后夏至日为病暑，则其远益甚矣。虽王履卓识，苦于《素问》与《伤寒论》不吻合，乃复曰：《素问》所论者，言常而不言变也。仲景所言者，备常与变，而弗遗也。噫，此等模棱之说，岂足信乎哉！

又，《难经》举五种伤寒曰中风曰伤寒曰湿温曰热病曰温病是也，即以伤寒为外邪之统名，则盖古称为然。其说可以据矣。然而至其论脉，则系之以阴阳、寸关尺者，是亦《伤寒论》之所不深拘也。何则《伤寒论》中，言脉之阴阳者，仅一十条，而其举寸关尺者，亦唯十有二条而已。又有论一二趺阳、少阴者，盖此亦非《汤液论》之体裁也。其他一百二十有二条，曾不言阴阳、尺寸、趺阳、少阴也。若夫以阴阳、尺寸、趺阳、少阴为诊疾之绳墨，则至其不言及者，则曷以认得虚实寒热之分乎。其不谓阴阳关尺等诸条，方证正确，辞气奥雅，则此实《伤寒论》之旧文，乃上世之遗经，灿乎可以观焉。虽然，其不谓阴阳、尺寸者，亦有一二可议者，此亦后人之续论耳。夫谓阴阳、尺寸者，《素》《难》之所专论，乃仲景采其意，以作为续法，则盖以脉之阴阳、尺寸、趺阳、少阴，插入旧文中者，不得无之矣。故其谓阴阳、尺寸者，又何可尽废哉。虽然，叔和之所续论，亦复混入，则不可不拣以择之。夫中古之修古书也，其所续添之文，不敢书其姓名。如《春秋》之孔丘卒，《庄子》之说剑盗跖，及我医王冰之于《素问》，陶隐君之于《肘后》之类，可以推矣。况仲景撰用古经之时，不顾其姓名者，固其所也，叔和撰次之日加己说者，亦复然矣。今夫杂揉纠纷，难可考评，虽然殚精竭虑，能用力于通部，则亦自有不可庾者矣。夫《素问》以经络设论，而其诊法，则寸口、尺肤、人迎及三部九候是也。《难经》亦虽采经络，然配三部于寸关尺而立诊法，则二书既已有异同也。如《伤寒论》则不系之经络，又不拘阴阳、寸关尺，而特占脉之形状与浮沉于脉口，而分病之浅深轻重于六等而已，此岂得不为各一家言哉。虽则各一家言，均出于圣贤之所作为，则孟轲氏所谓并行而不悖者非邪。若欲以是为一规律，则大戾矣。后人未详此义，凡注《伤寒论》者，强引《内经》，欲以符经络。譬诸韩康伯以《老》解《易》，林希逸以禅注《老》，未免合此而碍彼也。近代我邦讲《伤寒论》者，超然知不与《素》《难》符矣。是以其议论注释，所发明亦复不少，往往有胜于华人者，然或谓阴阳者，表里统名也，而至言脉之阴阳者，犹且为之三阳三阴，强欲为表里之称。

或曰：如凡阴阳五行说，及有所以然句者，皆非仲景之辞气，尽后人之搀入也。而及睹仲景之序，有《素问》九卷、《八十一难》等之目，乃曰：序亦后人之所伪撰也。吁，何其自恣之甚也。夫古书之难读也，非惟我医经，虽六经史子，亦复然矣。以其不惬己意者，漫然削去，而曰吾能读之，则何书不可读。盖此皆不知仲景得古遗经，补其阙漏并作读法，遂为一部《伤寒杂病论》也。其崇仲景之甚，殊如汤武诋叔和之极，殆同莽操。故其阴阳五行之言，虽出于仲景，凡涉迂远者，尽归诸叔和，亦不思之甚也。夫《易》论阴阳，《书》说五行，《左氏》载六气，《庄子》之书谓疾为阴阳之患，而我和缓已言之，扁鹊、仓公能论之，盖其来也尚矣。汉兴而来，自董仲舒、刘向辈，专唱阴阳五行说，当时诸贤，莫不以是推极事物矣。仲景生其后则岂独排斥之为哉？仲景既曰撰用《素》《难》诸书，又曰自非才高识妙，不能探阴阳五行、脏腑经络玄微矣，因何议论之有。仲景固有视垣之才，又能采集古经，以定万世之规矩，则设使其说尺寸、阴阳、五行，曷害于为仲景乎。学者理会此义，而能读《伤寒论》，则胸中本领自定，而古读自显明，乃莫有眩惑矣。然后其所采用尤多，而其所阙疑必寡也，此谓之真能读者，岂可为特仲景不说阴阳、五行、尺寸乎，又岂为后人掺入居其大半，而以是尽削去而可乎？若夫依尺寸、阴阳说与否，则又自在学者所见耳。轻佻反覆，以为阴阳、五行，是仲景不说者，余未敢从也。夫《汤液论》文，虽不取五行相克说，在阴阳则既已论之，此盖医家之法语也。

余以《伤寒论》为《汤液》经法者，盖以其文渊奥典雅，苞举含蓄，条理不紊，一字弗苟，与如后世文辞，见一条路径，而义趣皆露者不同也。且夫以说脉之尺寸、趺阳、少阴，及五行相克理者，为出于仲景及后人之增续者，盖其说是者，仅仅乎无几，而不言及于此者，太甚多也。由是考之，则不论脉之阴阳、寸关尺、趺阳、少阴与五行相克说，而见此脉此证，则为表为阳，见彼脉彼证，则为里为阴，乃随其脉证、各处汤方者，正是古遗经《汤液论》之体裁耳。是余之所以《伤寒论》为《汤液论》，而为与《素问》《难经》各一家言也。

《伤寒论》例解略

夫《伤寒论》三阳、三阴及霍乱、易复诸篇者，实上世《汤液论》之遗文也。东汉张仲景获是书，窃尊奉之，遂乃作为续法，且撰用《灵》《素》《八十一

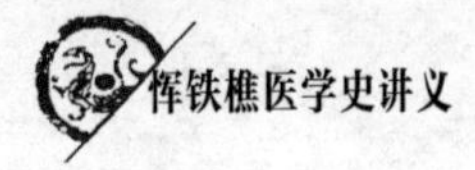

难》等诸书，为《伤寒杂病论》合十六卷，自是其后，汉纪坏败，而天下播乱，三国争锋，而干戈不息，苟安之不暇，谁能暇于以是书，博传人间哉。是故晦隐既久，人未之有知。而及乎西晋，虽始见于世，亦既多脱简，因太医令王叔和，乃撰次之，又且续添已意，以传之后世。然其书当五代乱离之际，复逸其太半，于是乎仲景所编次之卷帙大散落，而独三阳三阴篇与叔和所增入才存。而至其卷数目次，亦蠹蚀坠缺，殆不可考镜也。案：其亡逸者，盖引用《素》《难》诸书者而已，即《玉函经》及《略》中有一二似《素》《难》文者，此其残简欤。迨宋开宝中，节度使高继冲编录乃上进云者，盖继冲使其并辨平二脉，叔和序例，痓湿暍，及诸可与不可之诸篇于阴阳六篇，以为十卷者尔，是正高继冲之所始定也。然林亿等以是校正，而不敢辨焉。无已随文诠注，而不复改焉。于是其十卷也者，遂似于仲景遗编之仍存者，由是致后人有《卒病论》六卷，早已亡之谬说矣。嗟乎，是书虽隐见再三，亡逸过半乎，特阴阳六篇之幸未丧，而其法其方实医门之规绳、治疾之宗本。医法由是有道，民夭赖之获免，而百代之下，其德显赫，日月争光者，此实上古圣人，所以悯万世垂医法之书，是以天固不亡是书也，譬犹虞夏书及《论语》《孝经》之出于孔壁，而先王、孔子之道永不坠于地，此诚非偶然者也，岂非医家之幸，亦斯民之幸乎哉！

然是书文气深邃，义理奥衍，详于此而略于彼，或前所论者粗，而后所说者审之，或混论数证而治方举一端，或虽出汤方叙证甚简，或辨论数证而不出方，或脉证汤方并详举，或举证而略脉，或论脉证而不出方，或互其文而隐其义，或叮咛反复犹慈母教稚子，或颠倒寒热字，而示阴之似阳，或举四逆于阳明，出承气于少阴，嵌白虎于厥阴，以示假之似真，或一字之助辞弗苟，一句之所叙必有法，或承前而相发，或愿后以辨论，无往非法也。又在其文法，则有达意者，有错综者，有贯通者，有提插者，有两股者，有鼎足者，有倒语者，是以研阅诚难。加之古文续法之相杂，后人追论注脚之混其间，愈益所以不能尽其奥义也。宋成无已始作之注解，未尝辨以上所论之义，是以遂致后人有依文顺释之讥也。及乎明万历中，方有执著《伤寒条辨》，痛排斥叔和之序例，而移辨平二脉痉湿暍于卷末，而断然为叔和之所赘附，此可谓卓见也。虽然逞已所见，恣改易原文次第，以作注释者，实及于此老矣。自是而降明清诸家，凡注《伤寒论》者，无虑数十辈，皆效方氏之颦，竞作条辨，务事分类，惟要俾人易于寻讨，而未知其旧文之纲次，有深意微义存者。顺治以还，释者大率以拆截换易原文次第，为矜式矣。此犹舍丹沙而珍溲勃，贵筝琶而贱清琴者非邪。其间，张志聪、张锡驹之徒，虽不改其原文，俱引用五运六气说，以作强解，失其古义，亦太甚。

其他诸家所议论，大抵以三阳三阴为六经，别风寒为阳邪阴邪，以温病风温为别病，拘拘经络之循环，推极五行相克之理，数演先天后天之义，尊信五运六气，而欲力引证《内经》，牵强合符节者，犹学规然，岂得谓探究《伤寒论》玄秘哉。盖此皆由于不知是书与《素》《难》，元自一家言；而又且仲景之续法及后人之追论，混淆其间也。夫然则会读《伤寒论》者，顽石之混玉，鱼目之混珠，不可以不详析辨明也。

我邦吉益为则及诸家，虽既能识此等事，未尝会悟仲景能论尺寸、阴阳、趺阳、少阴、传经等。而《汤液论》文，不谓是之义，特以可言可行、可矩可则之诸条，为仲景之言，而以其他阴阳、五行、尺寸、趺阳、少阴等，皆为后人之所搀入，乃削去其大半，以为得仲景之本旨者，滔滔天下皆是也。近今杰黠者流，亦敷演其说，曰：炙甘草汤者，盖甘草一品也。柴胡加龙骨牡蛎汤，当七味。白通加猪胆汁汤，剩人尿。茯苓四逆汤，当无人参。此等骗说，不暇枚举。吁，可谓荒谬无稽之谈。若如其说，则桂枝麻黄之二汤，亦唯用五味为足乎。一言可以破其说，固不足深辨。

呜呼，《伤寒论》一书，自成无己注于宋以后，逮乎明，迄于清，暨于我东方，作诠注者，不暇偻指，至近代尤盛。而岁岁陆续犹聚讼然，率皆不为条辨，则为削去。究竟改易原文者，不过掇方氏之唾余。纵恣削去者，不免为吉益氏之奴隶也。然其间至穷诘字义，发明章句，稽考方意，则各所长者尽多。而牵强附会之说，亦复不少。周往岁作一语，曰：《伤寒》一书，典雅渊源，释者聚讼，莫有定论。华人之下注脚，类皆泥于理，而紊本根；和人之于注解，只欲归诸实而失古言。夫不论和华，至论是书之本义要处及体裁，则千载已来，未尝有一人能阐发之者。

周生末世，自知謭劣资，焉能窥圣经之微，然奉先君子教，自髫发好读是书，欲得其本旨，而覃思默想，几二十余年，尚且茫洋乎，不能得其津。窃自叹蚍蜉撼树，固其不诚量也。虽然，以笃志专此，因天宠灵，辛获吴文正公之片言，一旦豁悟，潜通其玄奥，得其言外之绪趣，于是著《〈伤寒论〉例解》一篇，断乎为仲景编纂《汤液》经法之遗文，更增续法者，乃定以大例六等，而晰全篇每章之新古错混阙疑，又设小例三十有九，标于每章，以明其大意，不敢改窜章句，以俨然旧文之似方论混淆，寒热棼乱，先后差错，粗杂难求者，此为《伤寒论》之体裁也。盖是皆俾人能寻绎全篇，爽然心目，然后始临疾病，处汤方之设尔。后人未察此义，以浅近之智志，欲视一条则用一方，读一篇则治数证，是以类皆效于皇甫氏之分类，滑氏之撮抄等，使上世遗经割裂析类于千载沿袭之后，如后世方书，便于探讨者，不亦过乎。岂后人之识远胜前人邪，抑前人之存其疑而不改者邪。

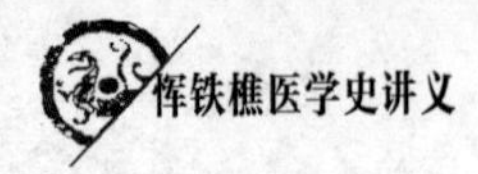

嗟乎，假令王叔和鲁莽而不解事，当其撰次之时，岂妄出四逆之一法于阳明，举承气之三法于少阴，嵌白虎之一法于厥阴者也哉；又岂妄拔少阳、太阴诸条，出于他篇，令其短简寂寥者也哉。不特少阳、太阴之篇，虽其他诸篇，固不能无一二脱简。然少阳之变态，已悉于太阳；太阴之变化，尽具于少阴。则此其所以自寥寥也。故其错杂寂寥，岂独罪叔和之编次乎。唯不见其姓名，而为续添者，不能无遗憾，然此亦中古修书之道，岂足深诛乎。夫凡庸一见，而所疑者，反圣经深意之所寓，不可以不察焉，何可为漫然改移章句，而分类汇集邪。本邦一二俊杰，舍从来鉴说，溯原文渊源，前后对映，精思极论，由此其说，虽间有超越于前注者，以阴阳五行说及近迂远之句，皆谓非仲景之言，乃一扫以属可删。然以顾仲景于序，则与立言之意龃龉，遂复可序为后人伪作，此近于矫枉过正者非邪。此皆由不悟仲景能信《内经》，而且又论阴阳五行之理也。是故虽议论可观，虽用力可嘉，亦唯不过偶窥一斑，而鸣一得耳，岂谓观全貌。吁，缪说横行，至道堙坏，圣言不烛，千五百年于今，以周学力荒疏，识见短浅，勉欲回狂澜、止崩壑，以复先圣精微之旨，此犹引绝强绳而求乘枉木也，亦难矣哉。虽然，请述一得，愚夫从来诸家虽知叔和之追论注脚，混入乎原文，未知原文之《汤液论》而仲景续论；于是虽知三阳三阴之不可称六经，未知非假于《内经》

者；虽知太阳、阳明、少阳之次第，先示表里而后中经，未知所以原于古；虽知详论伤寒之寒热虚实，未知以是示治万病之规则；虽评论原方有一百十有三方，未知一百十四方；其他如阳明之四逆汤、少阴之大承气汤、厥阴之白虎汤，诸家随文顺释，或为错简，或为阳邪传阴经、阴邪传阳经者，或谓与所举于他篇相反而意则同，未尝知所以示阴证、阳证互相似而其源各异之义。又，三阳、三阴治法之正说，阴阳之辨，温病风温之论，古用奇方妙药之义，未尝有究其奥义者，今周各设议论以辨白。虽然，积弊人人如油，谁能顿更从我说，吾固知人之不信而罪我也。况周之所论者，论千载以来医家所未论者，则其读之者恐不视仲尼为阳虎之类，则作越犬吠雪之看矣。虽然，道为天下之公器，周之所论也，诚先圣前贤所以寓深意著乎书、属乎文而救斯民之道，岂自我作古者也哉。嗟乎，攻击曩哲者，我知固非雅，又岂致拘小节阿其说而不辨其非，俾圣贤光明正大之道转坠尘雾哉。夫读古书之法，非有确然明证，则不敢改窜原文，前哲业已论之矣。则治忽金根，可以类奏汉以前之文者，往往而有焉，而其间方言亦复有，若其当书炒而谓熬者是也，又至如言本云黄耳柸，则此当时易晓而后人难知者也。此皆张王及后人之所续添也。虽其他原文即绵历于有余年之淹，不能无涿之讹，特参之、伍之、校证之、考之、祥之而各收诸其例尚且不能解，则姑阙疑而已。孔子作《春秋》，夏五仍残文。又，《鲁论》曰：君子于其所不知，盖阙如也。岂可妄削去改易乎哉。矧旧文之编次，固有微义而存乎。

其大例六者何？曰纯古、曰法语、曰续法、曰错混、曰缪混、曰姑疑是也。其小例三十有九者何？曰总冒、曰定证、曰大法、曰正证、曰异证、曰类证、曰例言、曰定法、曰禁例、曰释例、曰犯禁、曰应变、曰察机、曰按察、曰骈证、曰坏证、曰权变斟酌、曰误治救法、曰犯禁证转、曰误治证变、曰诊脉察证、曰察证知内、曰脉变守方、曰邪剧自转、曰药轻证转、曰误治不变、曰按方不的、曰还移活法、曰先解后下、曰先温后解、曰略证假他、曰邪势微剧、曰误治酌量、曰骈证各方、曰骈证只方、曰兼证逐加、曰列证插禁、曰承前叙证、曰历验诊诀是也。已上小例，求之巨细，则有互相兼其二三。可以标者，宜主关其大义者，复标其节节，以详考焉。

今姑举大小各例之略于下方，以问正于识者。如其详注，则统后续刻云。

医家常识　第十二期

大　例

纯古　纯古者，谓《汤液论》之文，而纯粹于治术者也。所谓太阳之为病，脉浮，头项强痛而恶寒。又，太阳病，发热汗出，恶风，脉缓者，名为中风。又，太阳病，头痛，发热，汗出，恶风者，桂枝汤主之之类。凡不谓脉之阴阳、寸关尺，其文简古典雅者是也。

法语　法语者，谓古来医家所传称之法语也。所谓阳数七，阴数六。又自巳至未上。又至七日以上自愈。又十二日愈。又，身大热，反欲得近衣者，热在皮肤，寒在骨髓；身大寒，反不欲近衣者，寒在皮肤，热在骨髓之类是也。凡今方治疾，虽不可为确法，以是属删去者，非古之义也。

续法　续法者，谓仲景所续之法也。所谓伤寒一日，太阳受之，脉若静者，为不传，颇欲吐，若躁烦，脉数急者为传也。又伤寒二三日，阳明少阳证不见者，为不传也。又太阳病，头痛至七日以上自愈者，以行其经尽故也，若欲作再经者，使经不传则愈。其他太阳中风，阳浮而阴弱云云，桂枝汤主之，及发汗后，身疼痛，脉沉者，桂枝新加汤主之之类是也。此皆仲景援《内经》论说，以明其实者，与其所发明经验者耳。据之类推，则自昭昭矣。

错混 错混者，谓于《汤液论》文尾，仲景、叔和所续，及于其中间插补一二句者也。即太阳病，若已发热，或未发热，必恶寒体痛，呕逆，脉阴阳俱紧者，名曰伤寒。此“阴阳俱”三字，盖仲景所补也。又，温病之条，风温为病，脉阴阳俱浮，以下六十七字。又其次条，发于阳者七日愈，以下二十三字。其他有所以然之句者，大抵张王之续论尔。虽然，承上文而释者，间有属纯古者。《论语》曰：放郑声，远佞人。郑声，淫也，佞人殆。可观其文法相同者也，宜类推以择焉。凡谓脉之阴阳、尺寸者，悉为出于张王二氏之言也。

缪混 缪混者，谓后人之注脚追论混入乎原文者也。即芍药甘草汤方后云，疑非仲景之意。又黄连汤方后云，疑非仲景方。又禹余粮丸下之阙字；又大柴胡汤方后云，一方加大黄，不加大黄，恐不可为大柴胡汤之疑，此属注释，当书小字。又，脉按之来缓等章，亦复同。其他蜜煎导方之“导”字，此属剩字。且凡设问答诸条，亦必出于张王。然二氏之别，今难尽判，然其益于术者，虽出叔和之言，宜采用之，岂悉废焉。

姑疑 姑疑者，谓其辞气浅近，而不雅训者，与无益于治术而虽解者也。所谓未持脉时，病人叉手自冒心。师因教试令咳而不咳者，此必两耳聋无闻也。所以然者，以重发汗，虚故如此。又，太阳病二日，反躁烦，反熨其背之章。又，太阳病，中风以火发之章。又形作伤寒之章，又阳明病欲食、小便反不利之章之类是也。其他诸条，虽文气雅，若语脉不接，义理不环周者，皆宜收此例。虽然，一章之内，亦有疑半而取半者，当须审此矣。

小　例

总冒 太阳之为病，脉浮，头项强痛而恶寒。又曰少阳之为病，口苦、咽干、目眩也。之类是也。于三阳三阴标题之三字上含蓄各篇首条之诸证，因谓之总冒。

定证 太阳病，发热汗出，恶风脉缓者，名为中风。又曰：太阳病，或已发热云云，名曰伤寒之类，其他为温病，名曰风温、名曰结胸、名曰脏结、名曰水逆，此为热入血室。之类是也。

大法 病有发热恶寒者，发于阳也；无热恶寒者，发于阴也。又曰：病人身大热，后欲得近衣者，热在皮肤，寒在骨髓也。身大寒，反不欲近衣者，寒在皮肤，热在骨髓也。又曰：实则谵语，虚则郑声。之类是也。

门人问曰：发于阳、发于阴之章此当定证，先生以是为大法例者，何也？曰：夫有发热恶寒者，若兼腹软脉虚，或下利等，则难取治法于阳焉。又，虽无热恶寒者，若兼脉腹实坚，便闭口燥等也，亦难取治于阴也。此症与发散剂温覆，则须臾发热者也，则论中或已发热必恶寒是也。此余之所以不为定证也。

正证 太阳病，头病发热，汗出恶风者，桂枝汤主之。又曰：太阳病，头痛发热，身疼腰痛，骨节疼痛，恶风无汗而喘者，麻黄汤主之。又曰：少阴病，二三日不已，至四五日，腹痛，小便不利，四肢沉重疼痛，自下利者，此为有水气云云，真武汤主之之类是也。凡谓方证的确者也。

异证 太阳中风，阳浮而阴弱。阳浮者，热自发；阴弱者，汗自出。啬啬恶寒，淅淅恶风，翕翕发热，鼻鸣干呕者，桂枝汤主之。又曰：太阳与阳明合病，喘而胸满者，不可下，宜麻黄汤主之。又曰：太阳病，发汗，汗出不解，其人仍发热，心下悸，头眩身动，振振欲擗地者，真武汤主之。之类是也。

类证 阳明病，不能食，攻其热必哕，所以然者，胃中虚冷故也，以其人本虚，故攻其热必哕。又曰：阳明病，脉迟，食虽用饱，饱则微烦，头眩，必小便难，此欲作谷疸，虽下之，腹满如故，所以然者，脉迟故也。又曰：阳明病，法多汗，反无汗，其身如虫行皮中状者，此以久虚故也。之类是也。

例言 太阳病外症未解，脉浮弱者，当以汗解，宜桂枝汤。又曰：脉浮者，病在表，可发汗，宜麻黄汤。又曰：病在阳，应以汗解云云。又曰：太阳病，十日已去。脉浮细而嗜卧者，外已解也云云。之类是也。

定法 阳明病，其人多汗云云，小承气汤主之。若一服谵语止，更莫复服。又，桂枝汤方后云：服一升，服已须臾，啜热稀粥一升余，以助药力，温覆令一时许云云。又曰：本发汗，而复下之，此为逆；若先发汗，治为不逆。本先下之，而反汗之，此为逆；若先下之，治为不逆。之类是也。

禁例 桂枝本为解肌，若其人脉浮紧，发热汗不出者，不可与也。又曰：太阳病，外症未解者，不可下，下之为逆。又曰：假令尺中脉迟者，不可发汗。又曰：凡用栀子汤，病人旧微溏者，不可与服之。又曰：咽喉干燥者，不可发汗。之类是也。其他论中禁例最多。

释例 郑声重语也。又曰：所以然也，阳气重故也。又曰：所以然者，以内外俱虚故也。又曰：少阴病，欲吐不吐云云。小便白者，以下焦虚有寒，不能制水，故令色白也。之类是也。

犯禁 太阳病，先发汗不解，而后下之，脉浮者不愈，浮为在外，而反下之，故令不愈，又曰：伤寒脉弦细，头痛发热者，属少阳，少阳不可发汗，发汗则谵语，此属胃云云。又曰：阳明病，心下硬满者，不可攻之，攻之利遂不止者死。之类是也。

应变 太阳病，初服桂枝汤，反烦不解者，先刺风池、风府，却与桂枝汤则愈。又曰：太阳病，十日以去，脉浮细而嗜卧者，外已解也。设胸满胁痛者，与小柴胡汤；脉但浮者，与麻黄汤。又曰：服柴胡汤已，渴者，属阳明，以法治之。又邪剧自转也。又曰：伤寒中风，有柴胡证，但见一证便是，不必悉具。之类是也。

察机 凡服桂枝汤吐者，其后必吐脓血也。又曰：发汗后，饮水多必喘，以水灌之亦喘，又曰病人有寒复发汗，胃中冷，必吐蛔。之类是也。

按察 太阳病，小便利者，以饮水多必心下悸，小便少者必苦其里急也。又曰：伤寒胸中有热，胃中有邪气，腹中痛欲呕吐者，黄连汤主之。之类是也。

骈证 病有发热而恶寒者发于阳也，无热而恶寒者发于阴也。又曰：问曰病有结胸、有脏结，其状如何？答曰：按之痛，寸口脉浮，关脉沉，名曰结胸也。何谓脏结？答曰：如结胸状，饮食如故，时时下利，寸脉浮，关脉小细沉紧，名曰脏结云云。又曰：伤寒热少厥微，指头寒，默默不欲饮食，烦躁数日，小便利，色白者，此热除也，欲得食者，其病为愈。若厥而呕，胸胁烦满者，其后必便血。之类是也。

坏证　伤寒吐下后，发汗虚烦，脉甚微，八九日，心下痞硬，胁下痛，气上冲咽喉，眩冒，经脉动惕者，久而成痿。又曰：若已吐下发汗，温针，仍不解者，此为坏病云云。之类是也。

权变斟酌　阳明病潮热云云，若不大便六七日，恐有燥屎，欲知之法，可与小乘气汤。汤入腹中转矢气者，此有燥屎，可攻之云云。又曰：得病二三日，脉弱，无太阳柴胡证，心下硬，至四五日，虽能食，以小乘气汤，可少与微和之，令小安云云。之类是也。

误治救法　下之后，复发汗，昼日烦躁不得眠，夜而安静，不呕不渴无表证，脉沉微，身无大热者，干姜附子汤主之。又曰：发汗若下之，病乃不解烦躁者，茯苓四逆汤主之。之类是也。

犯禁证转　太阳病，外证未除，而数下之，遂协热而利，利下不止，心下痞硬，表里不解者，桂枝人参汤主之。又曰：太阳病，脉浮而动数，浮则为风云云。反恶寒者，表未解也，医反下之，动数变迟，膈内拒痛，客气动膈云云，大陷胸汤主之。之类是也。

诊脉察证①　发汗者，重发汗者，亡其阳，谵语脉短者死，脉自和者不死。又曰：病人烦热，汗出则

---

①　本书“《伤寒论》例解略”一书，指出39小例，“小例”一节仅罗列38个，于“诊脉察证”前漏一“误治证变”。

解。又如疟状，日晡所发热者，属阳明也，脉实者，宜下之，脉浮虚者，宜发汗云云。之类是也。

察诊知内 阳明病，谵语有潮热，反不能食者，胃中必有燥屎五六枚。若能食者，但硬尔，宜大承气汤。又曰：妇人中风，七八日，续得寒热，发作有时，经水适断者，此为热入血室。其血必结，故使如疟状，发作有时，小柴胡汤主之。之类是也。

脉变守方 服桂枝汤，大汗出，脉洪大者，与桂枝汤，如前法。若形如疟，日再发者，汗出必解，宜桂枝二麻黄一汤。

邪剧自转 服桂枝汤，大汗出后，大烦渴不解，脉洪大者，白虎加人参汤主之。又曰：伤寒发热，无汗，呕不能食，而反汗出濈濈然者，转属阳明也。又曰：伤寒转系阳明者，其人濈濈然微汗出也。之类是也。

药轻证转 伤寒脉浮紧，不发汗因致衄者，麻黄汤主之。又曰：本太阳病，初得病时，发其汗，汗先出不彻，因转属阳明也。又曰：二阳并病，太阳初得时发汗，汗先出不彻，因转属阳明。之类是也。

误治不变 伤寒五六日，呕而发热者，柴胡证具，而以他药下之。柴胡证仍在者，复与柴胡汤。此虽已下之，不为逆云云。又曰：太阳病，先发汗不解，而复下之，脉浮者不愈。浮为在外，而反下之故令不愈。今脉浮，故知在外，当须解外则愈，宜桂枝汤主之。

之类是也。

按方不的　本以下之。故心下痞，与泻心汤。痞不解，其人渴，而口燥烦，小便不利者，五苓散主之。又曰：伤寒服汤药，下利不止，心下痞硬，服泻心汤已，复以他药下之，利不止，医以理中与之，利益甚。理中者，理中焦。此利在下焦，赤石脂禹余粮主之。复利不止者，当利小便。之类是也。

迷移活法　伤寒脉浮，自汗出，小便数心烦，微恶寒，脚挛急，反与桂枝，欲攻其表，此误也。得之便厥，咽中干，烦躁吐逆者，作甘草干姜汤与之，以复其阳。若厥愈足温者，更作芍药甘草汤与之，其脚即伸。若胃气不知，谵语者，少与调胃承气汤。若重发汗，后加烧针者，四逆汤主之。之类是也。

先解后下　伤寒大下后，复发汗，心下痞，恶寒者，表未解也。不可攻痞，当先解表，表解乃可攻痞。解表宜桂枝汤，攻痞宜大黄黄连泻心汤。又曰：伤寒十三日不解，胸胁满而呕，日晡所发潮热，已而微利，此本柴胡证，下之而不得利，今反利者，知医以丸药下之，非其治也。潮热者，实也。先宜小柴胡汤以解外，后以柴胡加芒硝汤主之。之类是也。

先温后解　伤寒医下之，续得下利，清谷不止，身疼痛者，急当救里，后身疼痛，清便自调者，急当救表。救里宜四逆汤，救表宜桂枝汤。又曰：下利，腹胀满，身体疼痛者，先温其里，乃攻其表。温里四逆汤，攻表桂枝汤。之类是也。

略证假他　阳明病，不吐不下，心烦者，可与调胃承气汤。又曰：心下痞，关上脉浮者，大黄黄连泻心汤主之。又曰：呕而发热者，小柴胡汤主之。之类是也。

邪势微剧　太阳病脉浮紧，无汗，发热，身痛，八九日不解，表证仍在，其当发其汗，服药已微除，其人发烦目瞑，剧者必衄，衄乃解，云云。又曰：伤寒者吐若下后，不解，不大便五六日，上至十余日，日晡所发潮热，不恶寒，独语如见鬼状。若剧者，发则不识人，循衣摸床，惕而不安，微喘直视。脉弦者生，涩者死，微者但发热，谵语者，大承气汤主之。若一服利，止后服是也。

误治酌量　大下之后，复发汗，小便不利者，亡津液故也。勿治之，得小便利必自愈。又曰：太阳病，下之后，其气上冲者，可与桂枝汤。方用前法。若不上冲者，不可与之。之类是也。

骈证各方　伤寒汗出而渴者，五苓散主之；不渴者，茯苓甘草汤主之。又曰：霍乱头痛，发热，身疼痛，热多欲饮水者，五苓散主之。寒多不用水者，理中丸主之。之类是也。

骈证双方　发汗后，恶寒者，虚故也。不恶寒但热者，实也，当和胃气，与调胃承气汤。又曰：少阴病，饮食入口则吐，心中温温欲吐，复不能吐，始得之，手足寒，脉弦迟者，此胸中实，不可下也，当吐之。若膈上有寒饮，干呕者，不可吐也，急温之，宜四逆汤。之类是也。

兼证追加 太阳与少阳合病，自下利者，与黄芩汤。若呕者，黄芩加半夏生姜汤主之。又曰：少阴病，下利脉微者，与白通汤。利不止，厥逆无脉，干呕烦者，白通加猪胆汁汤主之。之类是也。

列证插禁 三阳合病，腹满身重，难以转侧，口不仁而面垢，谵语遗尿，发汗则谵语，下之则额上生汗，手足逆冷，若自汗出者，白虎汤主之。又曰：太阳病，发热恶寒，热多寒少，脉微弱者，此无阳也，不可发汗，宜桂枝二越婢一汤。之类是也。

承前叙证 脉浮而迟，表热里寒，下利清者，四逆汤主之。又曰：若渴欲饮水，口干舌燥者，白虎加人参汤主之。之类是也。

历验诊诀 直视，谵语喘满者死。下利者亦死，又曰：发汗多，若重发汗，亡其阳，谵语、脉短者死，脉自和者不死。又曰：少阴病，六七日，息高者死。又曰：少阴病，下利脉微者，与白通汤。利不止，厥逆无脉，干呕烦者，白通加猪胆汁汤主之。服汤脉暴出者死，微续者生。之类是也。

《伤寒论》中文义难解者，往往而有焉。诸家注释，亦纷纷不同。余于例解中，虽详载之中，今采摭其所长说，又并余之所考者一二，以举于下方。

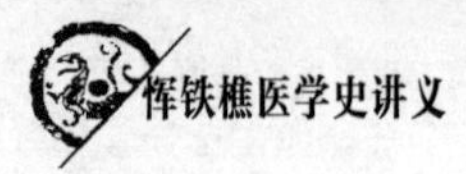

剂颈而还

桂山先生曰：剂颈而还，无明解。按：剂，限剂之义；而还犹谓以还，言限剂颈以还，而头汗出也。王氏《脉经》有剂腰而还之文。又，《尸子》云：莒国有名旧原者，广寻长五十步，临百仞之溪，莒国莫敢近也。有以勇见莒子者，独却行剂踵者，此所以服莒国也。剂颈、剂腰、剂踵，皆限剂之义耳。又周按《周礼》云：以质剂防民讼（质剂者券也），又刘熙《释名》脐字注云：剂也，肠端之所限剂也。并可证焉。

主之宜某与某

或曰：经言用药，有言可与某汤，或言不可与，又有言宜某汤，及某汤主之，凡此数节，旨意不同，敢问。曰：《伤寒论》中，一字不苟，观是书片言只字之间，当求古人之用意处，轻重是非，得其至理，而后始可言医矣。所问有言可与某汤，或不可与者，此设法御病也；又言宜某汤者，此临证审决也；言某汤主之者，乃对病施药也。此三者，即方法之条目也。出《证治大还》。

心　烦

心烦，诸家注解，纷纷不一。顷睹黄芪桂枝苦酒汤方后曰：若心烦不止者，以苦酒阻故也。可谓能形容心烦之状也，何须诸家注释乎。

血　室

《妇人良方·胎动不安论》云：服药致补暖，而反使胞门子户为药所操搏。自注云：巢氏《病源》并《产宝》并谓之胞门子户，张仲景谓之血室。又《素问·气厥论》曰胞移热于膀胱则癃，张介宾注云：胞，子宫也，在男则为精室，在女则为子宫。又明钱雷《人镜经附录》云：子室即血室此说本出《程氏医彀》。

针足阳明

诸家注本，未当举其穴名，独庞安时《总病论》云：补足阳明土，三里穴也。周按《素问·水热穴论》云：气街三里，巨虚上下廉。此八者以泻胃中之热也。盖仲景本于兹，庞定于一穴者，恐非是也。

禹余粮丸

禹余粮丸方，属于千载阙典。顷览周扬俊《伤寒三注》载王日休禹余粮丸方，其方用禹余粮、赤石脂、生梓白皮各三两，赤小豆半升，捣筛，蜜丸如弹丸大，以水二升，煮取一升，早暮各一服。未知此方何据。

火　薰

《伤寒论》中论火薰之误者，尤多；而论治法者，仅一条而已。然不载其法，盖说简尔。按《外台方》载，张苗云：曾有人作事疲极，汗出卧单簟，中冷得病，但若寒蜷。诸医与丸散汤。四日之内，凡八发汗，汗不出。苗令烧地布桃叶蒸之，即得大汗于被中，就粉传身，极燥乃愈。又《周礼·秋官》载以莽草熏之事。所谓熏法者，盖此类欤。

医家常识　第十三期

更　衣

更衣即登厕之义，固人所识也。然而前注多不举其据，因指出一二以证焉。王充《论衡·四讳篇》云：夫更衣之室可谓臭矣，鲍鱼之肉可谓腐矣。又，《前汉·李陵传》云：李陵、卫律持牛酒劳汉使，立政有顷，律起更衣。又，庞安时《总病论方》：更衣即登厕也，非颜师古注《汉书》更衣之义。《集验方》痔有更衣挺出、妨于更衣、更衣出清血等之语，可以见焉。

郁　冒

许叔微方：人平居无苦疾，忽如死人，身不动摇，默默不知人，自闭不能开，口噤不能言，或微知人，恶闻人声。但如眩冒移时方寤，此由己汗过多，血少气并于血，阳独上而不下，气壅塞而不行，故身如死，气过血还，阴阳复通，故移时方寤，名郁冒，亦名血厥。妇人多有之，宜白薇汤、仓公散。周按：《伤寒论》郁冒，虽异于是，其默默不知人，目闭不能开者，此亦其候尔。

支结

王肯堂云：支结，谓支撑而结。朱奉仪云：外证未解，心下妨闷者，非痞也，谓之支结。程应旄云：结，即结胸之结。支者，偏也，撑也，若有物撑搁在胸胁间，较之痞满，实为有形。较之给胸，逊其沉硬，即下条之征结也。征言其势，支言其状证，非纯里可知。周按：支与枝同。《史记·项籍纪》枝梧，瓒曰小柱为枝。《司马迁传》抵梧，注师古云：梧，相支拄不安也。由此考之，心下支结，抵梧而不安也，乃胸胁苦满之渐耳。

擗地

山田圆南曰：按《法华经》《信解品》云：转更惶怖，闷绝躄地。唐慧琳《音义》云：躄脾役切，倒也。宋·方回《虚谷闲抄》幽州石老条云：擗地号叫，人异而观之。《字典》云：音擗，倒也。合而考之，所谓擘地即躄地也，可谓良注。

噎

噎，乌结切。《广韵》作咽，《集韵》作饐，并通用。《说文》：饭窒也。《战国策》曰：噎而后穿井，何及于急。又，《晏子》曰：夫愚人多悔，不肖者自贤，犹临难而遽铸兵、临噎而遽掘井，虽速无及。又，《续汉书·礼义志》曰：三老五更仲秋之月，赐以王杖，端以鸠为饰。鸠者不噎之鸟，欲老人不噎也。又，《淮南子》曰：有以噎死者而禁天下之食，有以车为败者而禁天下之乘，不亦悖哉。又，《广五行纪》载永徽中绛州一僧病噎之事。以上所列，皆饭窒之谓也。而小青龙汤证，观于呕咳渴喘噎骈列者，则难为饭窒之义。中西子文曰：噎，音谒，疑当哕字，以音误尔。可谓卓见也。

大柴胡汤

大柴胡汤一方，不用大黄者，盖古方也。后人睹呕不止心下急、郁郁微烦条，及按之心下满痛者，此为实条。并有下之之文，遂补列大黄二两，谬妄亦甚。夫此方者，即施小柴胡汤证。而邪重一级者，是其所主治也，故曰心下满痛，又曰心下急郁郁微烦也。虽其曰热结在里，又曰当下之，非假大黄而下之谓也。枳实虽性缓，方证的当，则必得下而愈。此余所屡历试，非纸上论。后人未晓了，将大柴胡汤，每每施柴胡加芒硝汤证。是故世医用柴胡加芒硝汤，以服效者罕闻。夫大柴胡曰寒热往来者，邪尚在表，加芒硝汤曰潮热者，已属里，二者自有间，凡用大黄取下者不离表者之类，禁况呕下止者，何如大黄耶。《阳明篇》云：伤寒呕多有阳明证不可下，可以证焉。不可不察也。且夫成本已云上七味而其所注释亦不有大黄，宋板亦复无，而今之成本及全书，并列大黄二两，是即后人之所补，灼无疑矣。许知可举大柴胡方后文曰：王叔和曰：若不用大黄，恐不名大柴胡。彼已断为王氏之言，而尚犹用有大黄者，未知无大黄者之有妙。惜哉，明清诸家以王氏为长沙之罪人，而至此方，则恬然甘其说者何也？近读王子接《古方选注》云：是言古方有二，仲景采其有大黄者而申明之。此是明言二焦并治，乃得称大。唉，此老尚未深考耳。

促脉

桂山先生曰：促脉辨脉法，为数中一止，而桂枝去芍药汤，葛根黄芩黄连汤，并治脉促者，恐非数中一止之谓也。盖数而促于寸部之义。高阳生《脉诀》云：促者指下寻之极数，并居寸口曰促，渐加即死，渐退即生。魏荀悦《申鉴》云：夫善养生者，无常卫，得其和而已矣。邻脐三寸谓之关，关者所以关藏呼吸之气，以禀授四气也。故气长者以关息，气短者其息稍升，其脉稍促，可以证焉。

运气图解

余尝排斥引运气注《伤寒论》者，盖以阴阳六篇中无一言及之者也。而明版注解《伤寒论》及赵开美校刻《仲景全书》，俱载运气诸图，然考诸严器之、郑佐、赵开美等之序，俱无是说，则知好事者所添增也。阅汪石山《素问抄》云：元黄仲理云：南北二政，三阴司天在泉，寸尺不应，交反脉图，并图解运气图说，出刘温舒《运气论奥》。又，六气上下加临补泻病证图，并汗差棺墓图歌括，出浦云《运气精华》。又，五运六气加临转移图并图说，出刘河间《原病式》，后人采附仲景《伤寒论》中。夫温舒、浦云、守真三家之说，岂敢附于仲景之篇，特后人好事者为之耳。又缪仲淳云：夫五运六气之说，不起于汉魏之后乎。何者？张仲景汉末人也，其书不载也；华元化三国人也，其书亦不载也。予是以知其为后世所撰。又云：予从敝邑见赵少宰家藏宋板《伤寒论》，皆北宋善板，始终详检，并未尝载有是说，六经治法之中亦并无一字及之。予乃谛信予见之不谬，而断为非伤寒外感之说。顷读鹿门先生《医官玄稿》亦举是说详论之。吾[1]桂山先生曰：按缪氏之所谓赵少宰盖赵开美，与仲淳同海虞人。今所传宋板《伤寒论》，乃系于开美翻镂，而无运气诸图，正与仲淳言符矣。予近得元版成氏注解本，亦不载此诸图。知是出于成氏以后之人，诸说并可证焉。

舌 苔

舌苔之候，《伤寒论》中所举，栀子豉汤，曰舌上苔者；小柴胡汤，曰舌上白苔。脏结条曰：舌上白苔滑，曰舌上苔滑。又白虎加人参汤则曰舌上干燥，

---

① 吾：原“吾”后空一字格，疑脱一字。

曰口干舌燥。大陷胸汤则曰舌上干而渴，其他在大乘气汤则曰口燥咽干。五苓散则曰口燥烦，附子汤则曰口中和。而虽皆不及舌，然此亦相兼言者也。而至舌苔黄黑，焦裂断纹，积粉斑点，及后世所谓镜面舌之类，则未曾论之，特《金匮要略》中有舌黄未下者之黄，自去之文而已。由是观之，其举舌候者，殊是粗漏矣。周按：舌虽固诊法之一，非决然察寒热虚实之具，是以乃略之尔。何者？虽舌上苔者，若不心中懊憹，则栀子豉汤难与矣。又，虽舌上有白苔，若无胁下硬满，不大便，而呕之证，则悉与小柴胡汤。且夫脏结之舌上白苔滑，岂非似前二证之甚乎。虽然其证曰无阳证，其人反静。又曰时时下利，脉小细沉紧而后曰难治，曰不可攻则施小柴胡与栀子豉者，与脏结皆脉证舌候相参伍，而后或决难治，或处汤药，可见其不泥舌一候也。因是推之，则黑苔焦黄、芒刺断纹等，论中虽无之，若其见之也，量其脉证虚实，或用大黄石膏，或与附子人参者，各随其宜，此论中所以不详悉舌候也。后人未了此义，舌苔黄黑或干燥也，即用承气白虎解毒天水之类，草菅人命而迄无成功。嗟，亦昧哉。后世《伤寒金镜录》《丹台玉案》等舌候，岂夫得不失诸凿矣。杜氏三十六舌中，以舌满黑者名死，现舌为百无一治，尝曾禧吴仁齐遇此证，俱用附子理中汤而得愈云。周按：此必有虚寒证候者，尔舌一候，岂为常律乎。薛己解之曰：水来克火则迂夺太甚矣。

刺期门

庞安时云：凡过经不解、谵语者当刺期门，随其实而泻之。刺期门之法，须待脉强或浮紧，刺之必愈，余刺之不差。陈自明云：妇人伤寒血结胸膈揉而痛不可抚近，宜海蛤散血结胸法，当针期门。仲景无药方，此方疑非，仲景然其言有理姑存焉，海蛤、滑石、甘草二两，芒硝一两，上为细末，每服二钱，鸡子清调下，小肠通利则胸膈血散云云。

五苓散

五苓散有猪茯二苓，而谓之五苓者，何也？五苓非取彼之二苓，而名之者矣。按刘宋王微《茯苓赞》云：史龟策传做茯灵，言老松灵气伏结而成也，俗因声近伪作苓。由此观之，苓作灵，古通用，此方五味而称为五灵者，即谓五味而神灵也，犹破故纸肉豆蔻谓二神丸，更加木香谓三神丸也。宋马永卿曰：关中名医骆耕道曰：五苓散五味，而以木猪苓为主，故曰五苓。又程月溪《释方》曰：苓，令也，通行津液克伐肾邪，专为令者，苓之功也，五药中茯苓为主，故曰五苓散。凡此等说，不足据也。

栀子豉汤

栀子豉汤前注皆以为吐药也，张志聪独以为不然，云一服得吐者止后服七字，此盖因瓜蒂散中香豉而误传于此也，今为删正。又引王好古说断为非吐药矣。西京中西子文驳张说曰：此方与瓜蒂散皆吐药，而但有虚实剧易之分耳。周屡试用此汤，凡热邪郁结甚者，得吐而心烦懊憹乃已；若郁结微者，不得吐而亦自已。诸家率泥纸上空理，不验诸实事，而妄为之说，故不能得其本旨。经文一服得吐者、止后服之言，出诸方后而不列于余证之间者，盖明与瓜蒂散用之而必吐者自异尔，可见《伤寒论》中下笔之间有法矣。顷阅金刘完素《伤寒直格》云：凡诸栀子豉汤皆非吐人之药，以其燥热郁结之甚而药顿攻之，不能开通则郁发而吐，因其呕吐发开郁结，则气通津液宽行而已，故不须再服也。此言与余说颇合矣，然未知经文前后有法，下笔不苟之义，惜哉。

寒热辨

病有寒与热之证候，救之攻之则人所固识也。而其所谓寒者，曰下利清谷，曰手足厥冷，曰倦卧，曰脉细弱等是也。其所谓热者，曰潮热谵语，曰腹满便难，曰身热，曰脉实大等是也。虽然，若视其一证候，辄为寒而温焉，或为热而凉焉，不亦过乎？夫寒与热者犹车欤，数车无车，举证无寒热，是故下利清谷厥逆脉细，岂得为虚寒；腹满便难身热脉实，安可为实热。下利纯清水之用承气，手足厥冷之施白虎，下利脉细之宜当归四逆，发热之主真武四逆，腹胀满之又与四逆？脉大而下利者为死证，则寒与热自无定证者，可以观焉。夫辕轭辐毂、轸缸轴牙，虽皆车之材，各别之，则奚乎以为车焉。下利厥逆蜷卧脉细，虽素寒候，岂得认其一证以为寒哉。潮热谵语腹满便难等属热候者，亦复尔。故定证之寒热者，参伍其所见之数，然后可始言耳，此犹辕轭辐毂、轸缸轴牙尽备，而始有车之名者非耶。由是观之，在表在里之证候，宜准知焉，若夫未玩味《伤寒论》，视寒与热证候一二，局守于此而为投温药，施凉剂之正轨，则其不覆辙者几希。

三阳三阴论

或问《伤寒论》三阳三阴于周，可以为经络之事乎哉？其经所循环，其支所贯挟，其脏所属络，随邪所着之处，而经络为之乖戾，脏腑为之失常，疾患由此而起，而异其证候，此非有经络脏腑所病之异，则奚区其证候乎哉？周应之曰：子之所谓三阳三阴者，《灵》《素》之所主，非《伤寒论》之本旨也，若如其说则伤寒之邪，特着十二经之半，而其他经络则避而不欲着耶？将其他经不欲受邪耶？吁！为伤寒之邪避其他经而不欲着乎哉？又得为其他经不欲受邪哉？夫人一身气血所注，经脉所流，外则皮毛肌肉，内则脏腑筋骨，凡腠之所通会，理之所文理，犹张网罗会合迴环，上下来往，无有间断。故发之长、爪之生、血气之行，无止时也。今夫邪之伤人而令人病也，若其着表，则经脉为之乖戾，或急或缓，或沸腾，或凝闭，而其见证，则为啬啬寒，为翕翕热，或为头项强痛，为骨节疼痛，或汗出或无汗，或为寒热往来，为胸满胁痛，或为呕吐咳喘等也。若有入里，则脏腑为之错和，或为实，或为虚，或为寒为热，而其见证，则为结胸，为痞结，为烦躁，为大渴，或为潮热谵语，或为腹满便难，或为小便数。又，反不利，或为郑声，为身蜷，为背恶寒，为脚挛急，或但欲寐，或不得卧寐，或为筋惕肉，或为四肢厥冷，或为下利吐逆呕哕等类。此其表里证候虽无算，非因邪气着某某经络，病某某腑脏而区之也。今其所以见证不一，而有浅深缓急者，盖因其人脏腑之强弱寒热，与宿疾之有无，与邪之轻重缓急也。故云：系之经络而立论者，固

《灵》《素》之所主也。若《伤寒论》则异于是，是故曰太阳病、阳明病等而不称太阳经、阳明经等。况又不说经脉流行乎其然。故其说三阳三阴者，所以辨病之浅深轻重寒热也。是以见属表云云之脉证也，则名之太阳病少阳病等。又具属里云云之脉证也，则称之阳明病少阴病等尔。夫脉证具而名称乃立，名称立而后治方随焉。又，曷依经路之循环贯挟，以配其病证于经络，而称六经之为乎哉。方有执、程应旄、柯琴之徒，非不知从浅深而定六部，虽然，其偶论及于此者，尚未能废六经名目，遂至议论相矛盾，而无确说矣。周按：其分六等者，盖古论病之准则。故《左氏传》曰：天有六气，淫生六疾。阴淫寒疾，阳淫热疾，风淫末疾，雨淫腹疾，晦淫惑疾，明淫心疾。此虽固与三阳三阴异也，古分病以六等则同焉。是以《伤寒论》有三阳三阴者，盖是《汤液论》所创立也。若夫以是为仲景本于《灵》《素》，假经络以设之，则谬也。故诸家称为六经者，非古之义也。

医家常识　第十四期

天行温疫不异于《伤寒论》

曰疫，曰厉，曰痨疾，曰热病，曰温病，曰天行，曰温疫，曰时病，曰时气，曰疫痨，曰时疫者，古总称而谓伤寒也。然而经史所载，率皆谓疫者何也？夫史之记事所以明天时之灾害，赞人道之幽变，警人君以示劝诫也。《公羊传》云：大灾为疫，以其殒生民，害万物。关于政事臧否，乃特标曰疫，而不曰伤寒也。在我医，则不论大灾小祸、不问寒暑湿风，凡人感天地变异之气而为病者，总谓之伤寒也。是以《素问》曰：热病者皆伤寒之类也。《难经》曰：伤寒有五。仲景鸠风寒暑湿、厉疫温病等之治法，名其书而为《伤寒论》。《小品》云：伤寒是雅士之辞，天行瘟疫是田舍间号耳。下文又云：其实殊者不深考耳。又《外台秘要》许仁则云：天行病，方家呼为伤寒。则其为总称者，可以观矣。夫疫之为病，综其所因，天时之乖违，或人事之错乱，或尸气之缠染，或毒气之变蒸，皆能为斯病也。而其证虽变化不一，率皆热邪炽盛，而虽有恶寒，必一二日而乃止。唯见灼灼蒸热，头痛汗出，心烦体躁，烦渴谵语等症者，是其候也。而此病之行也，小则一家一乡，大则一城一洲，至其甚则通天下罹于是矣。其损伤生民，莫此为甚也。非啻人然也，又有鸡瘟、猪瘟、牛瘟、马瘟、羊疫等，而实天地之异气使然者耳。故《周礼》傩以逐疫，《论语》乡人傩。孔子朝服致其诚敬。又，汉张衡《东京赋》载，卒岁大傩，驱除群厉之事。又，王充《论衡》云：颛顼氏子，生而亡居欧隅之间，主疫病人，故岁事事，驱逐疫气。又，唐王建宫词诗：金吾除夜进傩名，画裤朱衣四队行。自古逮汉至唐，畏疫如斯矣。然《伤寒论》之不以疫名，而以伤寒名者，何也？盖以疫名于是也，则恐后人视以为老少同一病状之疾疫，而不为四时当有之伤寒也，是以称之伤寒，而示其所指广大而弗遗也，是即古昔所以伤寒为外邪总称也。明喻嘉言尝著《详论温疫以①破大惑》一篇，援古稽今，辨叔和之谬。据本平脉篇：所谓寸口脉，阴阳俱紧者。法当清邪中上焦云云。一条而谓全非。伤寒中所有事，乃论疫邪从入之门，变病之总。而为温疫之邪，从口鼻入，直行中道，流布三焦。伤寒之邪，先行身之背，次行身之前，次行身之侧，繇外廓而入，而自谓开千

① 以：原作“而”，据喻嘉言《尚论篇·详论温疫以破大惑》改。

戴愦懵，救从前谬迷，发圣言奥理。又，解温病风温云：风温，春月时令本病也。试观仲景于冬月正病，以寒统之，则春月正病，定当以风统之矣。又云：仲景见冬不藏精之人，两肾间先已习习生风，得外风相召，而病发必全具四阴之证，故于温字上，加一风字，以别太阳之温耳。又云：欲明冬寒春温、夏秋暑湿之证，自不能并入疫病，以混常法。呜呼！喻氏虽俊才，未识伤寒即外邪总称，断乎以温疫为别加一气，求治法于他。是故其所论，娓娓数千言，虽文辞可观，犹苍蝇在纸窗中，至阐发本旨，则远滋甚也。又，明末有吴有性者，著《温疫论》一编，其中有一二汤方，可采用者。然而其言云：仲景以伤寒为急病，因立论以清天下后世，用心可谓仁矣。然伤寒与温疫，均急病也，以病之少者，尚谆谆告世。至于温疫之证，多于伤寒百倍，安忍反置勿论。又云：《伤寒论》散亡之余，非全书。温疫之论，未必不由散亡也明矣。吁，彼不为细绎古经，以夏虫之见，睹伤寒字，以为独冬伤于寒之伤寒而遂槛《内经》募原，偈偈乎为邪从口鼻入，而着于是。乃依截疟药，新定达原三消等方，又增损于柴胡，加味于承气，首风乎四物，改易其方名，而制数方，此乃俞震亨之意，夺仲景之功，而其所原之论，实出于喻氏之唾余。方约之丹溪之法亦云瘟疫邪从口鼻入。而更三焦，作募原，别以邪盘踞于募原，浮越于诸经设说，使俗医眩惑耳目矣。而《内经》募原，彼真能究之，然后发诸论邪，全篇未有其正说也。其所谓募原者，亦唯不过指半表半里之分耳。夫于此际之治法，仲景既已有柴胡辈之诸汤，亦何必求达原三消之类乎哉。究竟至于其邪既深剧，则不能出于承气、白虎之外。特采《伤寒论》中，少阳、阳明二篇，而专攻下清热法，犹自我肇者，而罔圣经，谤贤论，惑世诬民，是可谓入我室操我戈以伐我也，其罪莫斯大矣。假使吴有性不能获《伤寒论》本旨，其或曰温疫治法，后人若难得其要，是以择仲景之方，而又附独得见，则犹可也。曷得为日，以病之少者，尚谆谆告世，至于温疫之证，多于伤寒百倍，安置勿论乎哉？

夫伤寒者，外邪总称也。故不问风寒暑湿及异气之殊，又不论从皮肤从口鼻之异，凡外邪之中人身而为病者，总谓之伤寒。如前所论矣。夫疫者，役也。又民皆病也。其病大率自春末至秋初为甚，故《左氏传》云：山川之神，旱广疫之炎，于是乎荣之。虽然，此惟言其大概耳。尝读魏曹植《疫气说》曰：因阴阳失位，寒暑错时，是故生疫气矣。则疫之果不关于夏秋也，可以见焉。有以伤寒即温疫，温疫者即伤寒也。况仲景既云：余宗族素多，向余二百。建安纪年以来，犹未十稔。其死亡者，三分有二，伤寒十居其七。有性读其书、观其文，皆为冬伤于寒而死者邪。夫仲景之宗族死亡者，百有余人。有性尚为病之少者，则为仲景氏之宗族唯病之，而其他则不病耶。将仲景之宗族余二百者，曾无浣衣布苴之家，皆重貂累蓐之人，而不婴于温疫邪。抑不读晔之汉史所载，大疫流行事邪。夫仲景之宗族，岂尽殿处鼎食之人，而曾无荆室藜藿之家哉？岂尽感于冬月之寒而死者哉？又岂为尽不疾乎温疫哉？孔子曰：君子于其言，无所苟而已矣。嗟已不达而短光贤，其害于仲景甚杨墨之于孔颜也，是亦不异蝙蝠挂轩笑人倒行矣，为圣贤之徒者，不亦辨斥乎。近医家为有性所毒，动辄曰：此非伤寒即温疫尔，其处方者达原三消等三饮柴胡养营承气养营等之汤，其试之偶得中病而疗也，遂奉其书为金科玉律，乃以为伤寒治法与温疫治法迴异者，而未知采《伤寒论》汤方，数演之而立一家之言，虎豹亦受犬牛期雷同啧啧不暇濯耳，殆将晦圣经显左道甚矣哉，人之好奇也，其流弊之极贼夫人之子岂不悲乎。夫《伤寒论》温病风温前经皆引《内经》冬伤于寒春必病温之义，遂为肾阴已亏至春阴发动发之为病者，盖是皆不知《内经》与《伤寒论》为各一家言，而欲牵强以合符节者尔。又或云：风温为触犯于温而有风也，或云风邪温气亦感之证，或云温病为风药所坏，遂名风温也。其他纷纷凿说，犹沧海横流。然以余观之，温病风温是伤寒中之小节目，即与名为中风，曰伤寒，名曰结胸，名曰脏结，名曰水道，此为坏病之类，政同其义点，盖见太阳证一二，渴而不恶寒者，名为温病也，又太阳病已发汗后，身如火灼大热者，名曰风温也，此即与恶风汗出脉缓为中风，以恶寒无汗脉紧曰伤寒者，其意无殊也。其他不繁引证矣。呜呼！讵以为是各不藏精而肾阴虚备者而望治法与固本肾气之汤等乎，若如其说则遇温病流行之岁则为举天下人人皆冬不藏精乎？殆酷暑时，见头项强痛，发热恶寒，无汗，脉浮紧证，则尚曰伤寒可也。其他宜类推也。夫温病风温固伤寒中小节目，而此证热邪龙炽甚也者尔，故王充《论衡》论四汗出者而以温病为火热之变也。其然则温病白虎加人参汤所主，风温白虎汤所宜也，此皆对阳明诸篇而相发者尔，而其所列证固非虚候，喻氏深泥于冬不藏精之义，风温下有被下被熏火之变逆，而乃尽为具少阴证，又论温疫以为别病，抑何不思之甚也。

夫伤寒者，外邪总称也，不翅指寒暑湿风天行温疫也。又以后世所谓大头瘟、虾瘟、瓜瓤瘟、疙瘩瘟，谓之伤寒亦不为不可也。由此观之，温病、风温、温疫，岂外于伤寒乎哉？岂引冬不藏精，以为肾阴亏者乎哉？又岂获为视异气于三焦募原，以与伤寒殊治者乎哉？若夫至病之变化，见表里虚实证候，则宜就阴阳六篇中择治方，勿必拘拘于春秋寒暑，是谓之活法。有识君子，以臧否前哲罪我者，我固所不辞也。

三阳三阴治法论

夫三阳三阴之柝而六其名者，非《内经》所谓随经脉流注，升降回环，而各异其所病之状态者也。盖定其病位，列其证候，令人识得病之浅深轻重缓急，所以示药之寒热攻补各异其治之标准也。前篇既审焉，又两截三阳三阴，为表里统名者不可也。夫表里者，在三阳既已具备矣。又太阴少阴论表证，则是以三阳三阴，不可为表里者，彰彰乎明矣。夫三阳三阴者，寒热之分，而三阳主热，三阴主寒，而太阳者表之名，少阳者半表里之称，阳明三阴俱称之里也。而其治法则桂枝麻黄之类治太阳，柴胡之类治少阳，承气白虎之辈主阳明，四逆之辈主三阴，此即治伤寒之定法，实尽于兹焉。然则其他数十有余方，为何而设也？此则《伤寒论》之所因起，又其所以命之曰论也。夫三阳三阴，虽具其证、备其方，至病之变态，则以有浅深缓急并合二病，或杂证相兼，或阴阳混淆，或似而非者。故其法其方，亦复多矣。而其法方之多者，盖所以论其证候，辨其真假，应其变化，以施治方也。夫阳明三阴之同一里，而异其病状者，是固热与寒之分耳。唯三阴之均寒，而其证候之殊者，非肝脾肾有病各异之也。今详其证候及治方，咸是胃中之事，盖以其有轻重缓急，各区其名者尔。夫阳明与三阴其为里也一，而其治法，则寒与热奚啼霄壤乎。此其热之实于胃，名之阳明。寒之淫于胃，谓之三阴。而少阴之为专主矣。太阴者，近少阴而又不远阳明也。厥阴者，即少阴之剧剧者也。俱皆邪之湊于胃中，而为寒与热。而寒复有缓急耳，故阳明之于腹满腹痛，不大便；太阴之于腹满而吐，自利腹痛；少阴之于吐利手足寒；厥阴之于吐利厥逆，其证候莫不皆关胃中。是因邪之轻重，与其人脏气之强弱，而有寒热微剧之异耳。故在三阴则主姜附，于阳明则主硝黄，皆在泻胃与温胃而已，特于太阴或用桂枝加芍药及大黄汤者，此不远于阳明也。夫三阳三阴之以桂枝、麻黄、柴胡、承气、四逆汤之类，主宰于正证。而其他诸方，则为兼证多端及寒热混淆，似而非者而设之。则若君之安其位，而百僚星列然，应百端之变，亦无掣肘之患矣。或曰睹阳明篇出四逆汤，少阴篇举大承气汤，厥阴篇载白虎汤者，则此虽阳位，时用阴位药。又，虽阴位，或与阳位方，岂其得谓承气必于阳明，四逆必于三阴乎？曰不然。其阳明出四逆之法方，少阴厥阴举承气白虎之法方者，此诚此经之一大柱石，而又治术之一大关键也。何则？今夫有患阳明病者，而与承气白虎，有患三阴病者，而用真武四逆，此固寻常程法，岂为难哉。唯至寒之似热者，与热之似寒者，则难认难察往往易误尔。故于各篇互举其法方，所以令人觉似而非者也。从来诸家不察此义，解少阴承气汤则曰：阳经传邪，故有此证。又解厥阴白虎汤，则曰：阴经之邪，复归阳明也。而至阳明四逆汤，曾无论说，特谓与少阴厥阴之里寒外热同义也。噫，果若其说，则阳明、少阴、厥阴，互其方而莫有定准。谓之何？易为其如斯乎。又，西京中西子文曰：阳位而里寒，阴位而里热。错综其自变而之变之转机，见其发活之纵横，如循环之无端也，而犹且不簎于其心邪。乃又云：恐当是撰次之谬，前后相矛盾，竟无着落，不知其与经旨相背驰也。夫阳明之于四逆汤，即承前条之阳明病汗出多而渴者而相发。且曰表热则岂非似阳明身热乎。假令有下利清谷之寒证，或又疑于热结傍流之下利纯清水。故今临其病而施术者，岂非难认难察易误乎。其出四逆之一方于兹者，即示少阴之似阳明者也。是故惟此一条曰表热里寒而先表热后里寒者，可见与少阴厥阴易复等篇，曰里寒外热，曰内寒外热者，异其句法，是其文辞不繁多，而明其阳明证之最多，难取治于少阴，而却取之于少阴者也。此作者临文所苦心而下字者，可以思矣。如少阴厥阴之四逆汤，则固其正证，故曰里寒外热，而先里寒后外热。可见经文立辞，片言双字，其不苟也如此矣。由是推之，则少阴、厥阴之于承气、白虎，亦其示阳明之似少阴、厥阴者，可以观耳。夫如此然后始知三阳三阴，正治应变，法度井井，绳墨不爽，而足观上世遗经之本旨，灿然著明尔。学者潜心而熟读，则知余之言不诬也。

辨阳明、少阳先后

邪之冒人，先中其表而为病，谓之太阳病。更深一层，而入半表半里之分，谓之少阳病。又以次渐入胃，谓之阳明病。而《伤寒论》之立次第，先阳明而后少阳者，何也？《易》曰：有天地然后有万物。又《列子》论三才曰：清轻者上为天，重浊者下为地，冲和者为人。此者先举上下而后中间皆尔。由是观之，先举太阳、阳明，以示其表里，然后举中位之少阳者，此古之义也。又《素问》云：一日巨阳，二日阳明，三日少阳。而论逐日传变者，是固一家言也。张王之徒，未明此义，于《伤寒论》中，补入三日阳明脉大，三日少阳脉小，补入者不深考耳。戴元礼云：太阳在表，少阳表里之间，阳明在里，自外渐入内，次第正当如此。果如《伤寒论》中所说，一日太阳，二日阳明，三日少阳，岂可第二日病在里，而第三日方半表半里者乎？愚固不能辄反其说，然于心终所未安。噫，戴也，已疑之，然未知《内经》与《伤寒论》各一家言，为逐日说所缚束竟不获晰其本旨，惜哉。

表里论

表里也者，乃内外之分也。而其曰表证者，肌肤受病之称，即谓之太阳病，是篇首所谓头项强痛，而恶寒发热，脉浮紧浮缓者，即其证也。其曰里证者，胃中受病之名。而岐为寒热二证，即谓之阳明病，少阴病也。其阳明证，即腹满不大便，身热汗自出，不恶寒反恶热，所谓胃家实是也。其少阴证，即脉沉微细但欲寐、吐利手足寒是也。夫虽有寒与热之异，均统之胃中，故俱谓之里证也。今绎论中所载，其举表里者，凡三十有一，而单曰表者四，曰解表、曰表未解、曰表证仍在、曰攻其表是也。又，表里骈言者十有三，曰无表里证、曰有表里证、曰表里不解、曰表里俱虚、曰表里俱热、曰表虚里实、曰表有热里有寒、曰表热里寒、曰里寒外热、曰内寒外热、曰有表复有里、曰半在里半在表、曰表解里未和是也。又，单称里者，十有五，曰无里证、曰病为在里、曰悉入在里、曰热结在里、曰可攻里、曰里有热、曰里虚、曰温里、曰寒湿在里、曰瘀热在里、曰阳绝于里、曰苦里急、曰沉亦在里、曰紧反入里、曰内拘急是也。夫表即专指太阳，则无复可论焉。然至其谓里，则指胃热与胃寒。而时或又泛言，则不可不辨焉。其指热者，则论曰：太阳病，六七日，表证仍在云云。少腹当硬满，小便自利者，下血乃愈，所以然者。太阳随经，瘀热在里故也，抵当汤主之。又曰：太阳中风，下利呕逆，表解者乃可攻之。其人絷絷汗出，发作有时，头痛，心下痞硬满，引胁下痛，干呕短气，汗出不恶寒者，此表解里未和也，十枣汤主之。又曰伤寒十余日，热在里云云。又曰伤寒若吐若下后，七八日不解，热结在里，表里俱热云云，并白虎加人参汤主之。又曰：伤寒脉浮滑，此表有热里有寒。又曰阳明病，脉迟，虽汗出不恶寒者，其身必重短气腹满而喘，有潮热者，此外欲解，可攻里云云。又曰汗出谵语者，有燥屎在胃中云云，表虚里实故也，下之则愈，大承气汤主之。又曰伤寒四五日，脉沉而喘满，沉为在里云云，表虚里实，久则谵语，大承气汤。又曰阳明病，发热汗出，此为热越，不能发黄也云云，小便不利，渴引水浆者，此为瘀热在里，身必发黄，麻黄连轺赤小豆汤主之。又曰：伤寒脉滑而厥者，里有热，白虎汤主之。可见其谓里者，系之于胃热而言也，其指胃寒而言者。论曰伤寒五六日，头汗出，微恶寒，手足冷云云。假令纯阴结，不得复有外证，悉入在里云云。又曰：少阴病，以二三日无里证，故微发汗，麻黄附子甘草汤。又曰：少阴病，脉细沉数，病为在里，不可证汗。又曰少阴病，下利清谷，里寒外热，手足厥逆云云，通脉四逆汤主之。又曰：下利清谷，里寒外热，汗出而厥者，通脉四逆汤主之。又曰：脉浮而迟，表热里寒，下利清谷者，四逆汤主之。又曰：既吐且利，小便复利，而大汗出，下利清谷，内寒外热，脉微欲绝者，四逆汤主之。又曰：下利腹胀满身体疼痛者，先温其里，乃攻其表，温里四逆汤，攻表桂枝汤。又曰：明日不大便，脉反微涩者，里虚也，为难治也，是岂非系于胃寒者乎。又以谓表里证者，释者或以为柴胡证，谬妄殊甚。论曰：太阳病，外证未除而数下之，遂协热而利，利下不止，心下痞硬，表里不解者，桂枝人参汤主之。又曰：伤寒六七日，不解而烦，有表里证，渴欲饮水，水逆则吐者，名水逆，五苓散主之。今以斯三表里证参考诸其他谓表里者，盖表即太证里，里即专指下利呕逆，而或又指手足寒者无疑焉，何则承气证？已曰无表里证，则里之非胃热者，可以知也，且观霍乱病用五苓散，则里证之为吐利益可以确也，岂得谓为柴胡证哉？其以表里证为柴胡证者，盖彼承气汤曰无表里证者眩感，而为之说，岂理乎哉？其论柴胡证者，论曰伤寒五六日云云，此为半在里半在外云云。若直曰：柴胡证，则胡可以称表里证者混于是乎哉。诸家解表里有证数说，今不繁引。又若指里而泛言者，则论曰阳脉实因发其汗亦为太过，太过为阳绝于里云云。又曰：伤寒发汗已身目为黄，所以然者，以寒湿在里不解故也，以为不可下也。又曰：大汗出热不去，内拘急，四肢疼，又下利厥逆而恶寒者，四逆汤主之。

又曰：太阳病饮水利者，以饮水多，必心下悸，小便少者，必苦里急也，此虽皆统于胃中，亦凡泛者耳。其他紧反入里一条，当是言浮紧脉变于沉紧者，较诸少阴篇脉暴出文，则谓脉之入者或亦有之，然未稳当，姑存疑而已。夫邪之在表者，不拘于三阳三阴，总取治法于汗解，故阳明之有表证也，尚用桂枝麻黄。至于太阴有表证者，尚犹用桂枝汤，则固不与太阳治法异也。特观少阴篇举麻黄射干细辛汤、麻黄附子甘草汤，而治其表证，是亦以附子伍于麻黄，则亦唯不过发其肌表而顾其里寒耳，是以凡表证也者，唯偏于汗解，故不须费辨也。至谓里者则证有寒热之差，治有攻补之殊，乃指阳明与三阴，则不可不辨白也。又至谓表里证者，则其称里者，其指寒乎？其指热乎？人或眩惑，是所以不厌繁杂，审列数条以证焉也。

医家常识　第十五期

会稽张介宾会卿　著

脉神章上

《内经》脉义

部位一　部位解见后章

《脉要精微论》曰：尺内两傍，则季胁也。尺外以候肾，尺里以候腹。中附上，左外以候肝，内以候膈。右外以候胃，内以候脾。上附上。右外以候肺，内以候胸中。左外以候心，内以候膻中。前以候前，后以候后。上竟上者，胸喉中事也。下竟下者，少腹腰股膝胫中事也。

脉度二

《五十营篇》曰：天周二十八宿，人经二十八脉，周身十六丈二尺，以应二十八宿，漏水下百刻以分昼夜。故人一呼，脉再动，气行三寸；一吸，脉亦再动，气行三寸；呼吸定息，气行六寸；十息，气行六尺；

二百七十息，气行十六丈二尺，一周于身；五百四十息，气行再周于身；二千七百息，气行十周于身；一万三千五百息，气行五十周于身。水下百刻日行二十八宿，漏水皆尽，脉终矣。故五十营备，得尽天地之寿，凡行八百一十丈也。

三部九候三

《三部九候论》：帝曰：愿闻天地之至数，合于人形血气，通决死生，为之奈何？岐伯曰：天地之至数，始于一，终于九焉。一者天，二者地，三者人，因而三之，三三为九，以应九野。故人有三部，部有三候，以决死生，以处百部，以调虚实，而除邪疾。帝曰：何谓三部？曰：有下部、有中部、有上部。部各有三候。三候者，有天、有地、有人也。上部天，两额之动脉。上部地，两颊之动脉。上部人，耳前之动脉。中部天，手太阴也。中部地，手阳明也。中部人，手少阴也。下部天，足厥阴也。下部地，足少阴也。下部人，足太阴也。故下部之候，天以候肝，地以候肾，人以候脾胃之气。中部之候，天以候肺，地以候胸中之气，人以候心。上部之候，天以候头角之气，地以候口齿之气，人以候耳目之气。帝曰：以候奈何？岐伯曰：必先度其形之肥瘦，以调其气之虚实。实则泻之，虚则补之。

按：寸口脉亦有三部九候。三部者，寸关尺也。九候者，三部中各有浮中沉也。察三部可知病之高下。

如，寸为阳，为上部，主头项以至心胸之分也。关为阴阳之中，为中部，主脐腹胠胁之分也。尺为阴，为下部，主腰足胫股之分也。三部中各有三候，三而三之，是为九候。如，浮主皮肤，候表及腑。中主肌肉，以候胃气。沉主筋骨，候里及脏。此皆诊家之枢要，当与本篇互相求察也。

七诊四

《三部九候论》：帝曰：何以知病之所在？岐伯曰：察九候。独小者病，独大者病，独疾者病，独迟者病，独热者病，独寒者病，独陷下者病。

详此独字，即医中精一之义。诊家纲领，莫切于此。今见诸家言脉，悉以六部浮沉，凿分虚实，顾不知病本何在，既无独见，焉得确真。故《宝命全形论》曰：众脉不见，众凶弗闻，外内相得，无以形先，是诚察病之秘旨。必知此义，方可言诊。外有独论在后中卷，当参阅之。

六经脉体五

《平人气象论》曰：太阳脉至，洪大以长。少阳脉至，乍疏乍数，乍短乍长。阳明脉至，浮大而短。

《至真要大论》曰：厥阴之至，其脉弦。少阴之至，其脉钩。太阴之至，其脉沉。少阳之至，大而浮。阳明之至，短而涩。太阳之至，大而长。

按：此二篇之论，盖前言阴阳之盛衰，后分六气之专主。辞若稍异，义实相符。详具《类经·脉色类第十四》篇，所当兼阅。

四时脉体六

《玉机真藏论》：岐伯曰：春脉如弦。春脉者，肝也，东方木也，万物之所以始生也。故其气来软弱轻虚而滑，端直以长，故曰弦，反此者病。帝曰：何如而反？岐伯曰：其气来实而强，此谓太过，病在外。其气来不实而微，此谓不及，病在中。夏脉如钩。夏脉者，心也，南方火也，万物之所以盛长也。故其气来盛去衰，故曰钩。反此者病。何如而反？曰：其气来盛去亦盛，此谓太过，病在外。其气来不盛去反盛，此谓不及，病在中。秋脉如浮。秋脉者肺也，西方金也，万物之所以收成也。故其气来轻虚以浮，来急去散，故曰浮。反此者病。何如而反？曰：其气来毛，而中央坚，两傍虚，此谓太过，病在外。其气来毛而微，此谓不及，病在中。冬脉如营。冬脉者肾也，北方水也，万物之所以合脏也。故其气来沉以搏，故曰营。反此者病。何如而反？曰：其气来如弹石者，此谓太过，病在外。其去如数者，此谓不及，病在中。帝曰：四时之序，脾脉独何主？岐伯曰：脾脉者土也，孤脏以灌四傍者也。帝曰：脾之善恶可得见乎？曰：善者不可得见，恶者可见。其来如水之流者，此谓太过，病在外。如鸟之喙者，此谓不及，病在中。

按：本篇中外二字，乃指邪正为言也。盖邪气来于外，元气见于中。邪气之中皆有余，故太过则病在外。元气之伤惟不足，故不及则病在中也。又，凡脾家有病，必有形见，故恶者可见。若其无病则阴行灌濡，五脏攸赖，而莫知其然，故善者不可得见。是即所谓胃气也。

《玉机真脏论》曰：所谓逆四时者，春得肺脉，夏得肾脉，秋得心脉，冬得脾脉。其至皆悬绝沉涩者，命曰逆四时，未有脏形，于春夏而脉沉涩、秋冬而脉浮大，名曰逆四时也。

《宣明五气篇》曰：春得秋脉，夏得冬脉，长夏得春脉，秋得夏脉，冬得长夏脉，是谓五邪。皆同全，死不治。

胃气七　又胃气解见后章

《玉机真脏论》曰：脉弱以滑，是有胃气，命曰易治。《终始篇》曰：邪气来也紧而疾，谷气来也徐而和。

《平人气象论》曰：平人之常气于胃。胃者，平人之常气也。人无胃气曰逆，逆者死。春，胃微弦曰平，弦多胃少曰肝病，但弦无胃曰死。胃而有毛曰秋病，毛甚曰今病。脏真散于肝，肝脏筋膜之气也。夏，胃微钩曰平，钩多胃少曰心病，但钩无胃曰死。胃而有石曰冬病，石甚曰今病。脏真通于心，心脏血脉之气也。长夏，胃微软弱曰平，弱多胃少曰脾病，但弱无胃曰死。软弱有石曰冬病，弱甚曰今病。脏真濡于脾，脾脏肌肉之气也。秋，胃微毛曰平，毛多胃少曰肺病，但毛无胃曰死。毛而有弦曰春病，弦甚曰今病。脏真高于肺，以行营卫阴阳也。冬，胃微石曰平，石多胃少曰肾病，但石无胃曰死。石而有钩曰夏病，钩甚曰今病。脏真下于肾，肾脏骨髓之气也。胃之大络名曰虚里，贯膈络肺，出于左乳下，其动应衣，脉宗气也。盛喘数绝者，则病在中，结而横，有积矣。绝不至曰死，乳之下其动应衣，宗气泄也。

详代脉之义，本以更代为言。如《宣明五气篇》曰：脾脉代者，谓胃气随时而更。此四时之代也。《根结篇》曰：五十动而不一代者，谓五脏受气之盛衰。此至数之代也。本篇曰：但代无胃曰死者，谓代无真脏不死也。由此观之，则凡见忽大忽小，乍迟乍数，倏而更变不常者，均谓之代。自王叔和云：代脉来数中止，不能自还，脉代者死。自后以此相传，遂失代之真义。

《平人气象论》曰：人以水谷为本，故人绝水谷则死。脉无胃气亦死。所谓无胃气者，但得真脏脉，不得胃气也。所谓脉不得胃气者，肝不弦，肾不石也。

凡肝脉但弦，肾脉但石，名为真脏者，以其无胃气也。若肝当弦而不弦，肾当石而不石，总由谷气不至，亦以其无胃气也。此举肝肾而言，则五脏皆然。

六变八

《邪气脏腑病形篇》曰：诸急者多寒，缓者多热。大者多气少血，小者气血皆少。滑者阳气盛，微有热。

涩者少血少气，微有寒。诸小者，阴阳形气俱不足。勿取以针，而调以甘药者也。

按：本篇正文曰：涩者多血少气，微有寒。多血二字，乃传写之误也。观本篇下文曰：刺涩者无令其血出。其为少血可知。仲景曰：涩者营气不足。是亦少血之谓。

内外上下九

《脉要精微论》曰：推而外之，内而不外，有心腹积也。推而内之，外而不内，身有热也。推而上之，上而不下，腰足清也。推而下之，下而不上，头项痛也。

脉色十

《邪气脏腑病形篇》曰：见其色，知其病，命曰明；按其脉，知其病，命曰神；问其病，知其处，命曰工。夫色脉与尺之相应也，如桴鼓影响之不得相失也。此亦本末根叶之出候也，根死则叶枯矣。故知一则为工，知二则为神，知三则神且明矣。

色青者其脉弦也，赤者其脉钩也，黄者其脉代也，白者其脉毛，黑者其脉石。见其色而不得其脉，反得其相胜之脉，则死矣。得其相生之脉，则病已矣。

人迎气口①十一

《五色篇》雷公曰：病之益甚，与其方衰，如何？

---

① 气口：原作“脉其”，据张景岳《景岳全书·脉神章》改。

黄帝曰：外内皆在焉。切其脉口，滑小紧以沉者，病益甚，在中。人迎气大紧以浮者，其病益甚，在外。其脉口浮滑者，病日进。人迎沉而滑者，病日损。其脉口滑以沉者，病日进，在内。其人迎脉滑盛以浮者，其病日进，在外。人迎盛坚者，伤于寒。气口盛坚者，伤于食。

详人迎本足阳明之经脉，在结喉两傍。气口乃手太阴之经脉，在两手寸口。人迎为腑脉，所以候表。气口为脏脉，所以候里。故曰：气口独为五脏主。此《内经》之旨也。所以后世但诊气口，不诊人迎。盖以脉气流经，经气归于肺，而肺朝百脉。故寸口为脉之大会，可决死生，而凡在表在里之病，但于寸口诸部皆可察也。自王叔和误以左手为人迎、右手为气口，且云左以候表、右以候里，岂左无里而右无表乎。讹传至今，其误甚矣。详义见后十六卷《劳倦内伤门》及《类经·脏象类第十一篇》。

脉从病反十二

《至真要大论》：帝曰：脉从而病反者，其诊如何？岐伯曰：脉至而从，按之不鼓，诸阳皆然。帝曰：诸阴之反，其脉何如？曰：脉至而从，按之鼓甚而盛也。

脉至而从者，如阳证见阳脉，阴证见阴脉，是皆谓之从也。若阳证虽见阳脉，但按之不鼓，而指下无力，则脉虽浮大，便非真阳之候，不误认为阳证。凡诸脉之似阳非阳者皆然也。或阴①证虽见阴脉，但按之鼓甚而盛者，亦不得认为阴证。

搏坚软散十三

《脉要精微论》曰：心脉搏坚而长，当病舌卷不能言。其软而散者，当消环自已。肺脉搏坚而长，色不青，当病坠若搏。因血在胁下，令人喘逆。其软而散、色泽者，当病溢饮。溢饮者，渴暴多饮，而易入肌皮肠胃之外也。胃脉搏坚而长，其色赤，当病折髀。其软而散者，当病食痹。脾脉搏坚而长，其色黄，当病少气。其软而散、色不泽者，当病足胻肿若水状也。肾脉搏坚而长、其色黄而赤者，当病折腰；其软而散者，当病少血，至令不复也。帝曰：诊得心脉而急，此为何病？岐伯曰：病名心疝。心为牡脏，小肠为之使，故少腹当有形也。帝曰：诊得胃脉何如？曰：胃脉实则胀，虚则泄。

寸口诸脉十四

《平人气象论》曰：寸口之脉中手短者，曰头痛。寸口脉中手长者，曰足胫痛。寸口脉中手促上击者，曰肩背痛。寸口脉沉而坚者，曰病在中。寸口脉浮而盛者，曰病在外。寸口脉沉而弱，曰寒热及疝瘕、少腹痛。寸口脉沉而横，曰胁下有积，腹中有横积痛。

① 阴：原脱，据张景岳《景岳全书·脉神章》补。

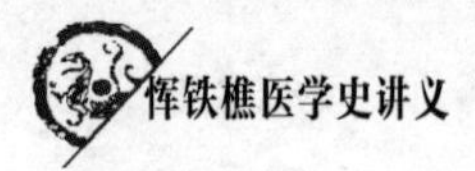

寸口脉沉而喘，曰寒热。脉盛滑坚者，病在外。脉小实而坚者，病在内。脉小弱以涩，谓之久病。脉滑浮而疾者，谓之新病。脉急者，曰疝瘕、少腹痛。脉滑曰风，脉涩曰痹。缓而滑曰热中。盛而紧曰胀。臂多青脉曰脱血。尺脉缓涩，谓之解。安卧脉盛，谓之脱血。尺涩脉滑，谓之多汗。尺寒脉细，谓之后泄。脉尺粗常热者，谓之热中。

诸脉证十五

《脉要精微论》曰：夫脉者，血之府也。长则气治，短则气病，数则烦心，大则病进，上盛则气高，下盛则气胀，代则气衰，细则气少，涩则心痛。浑浑革至如涌泉，病进而色弊，绵绵其去如弦绝者死。粗大者，阴不足，阳有余，为热中也。来疾去徐，上实下虚，为厥巅疾；来徐去疾，上虚下实，为恶风也。故中恶风者，阳受气也。有脉俱沉细数者，少阴厥也。沉细数散者，寒热也。浮而散者，为眴仆。诸浮不躁者，皆在阳，则为热；其有躁者在手。诸细而沉者，皆在阴，则为骨痛；其有静者在足。数动一代者，病在阳之脉也，泄及便脓血。涩者，阳气有余也；滑者，阴气有余也。阳气有余，为身热无汗；阴气有余，为多汗身寒；阴阳有余，则无汗而寒。按之至骨，脉气少者，腰脊痛而身有痹也。

《阴阳别论》曰：阴阳虚，肠辟死。阳加于阴谓之汗，阴虚阳搏谓之崩。

病治易难十六

《平人气象论》曰：风热而脉静，泄而脱血脉实，病在中脉虚，病在外脉涩坚者，皆难治，命曰反四时也。

《玉机真脏论》曰：凡治病，察其形气色泽，脉之盛衰，病之新故，乃治之，无后其时。形气相得，谓之可治；色泽以浮，谓之易已；脉从四时，谓之可治；脉弱以滑，是有胃气，命曰易治。形气相失，谓之难治。色夭不泽，谓之难已；脉实以坚，谓之益甚；脉逆四时，为不可治。必察四难而明告之。病热脉静，泄而脉大，脱血而脉实，病在中脉实坚，病在外脉不实坚者，皆难治。

按：此二篇之义，如前篇言病在中脉虚者为难治，后篇言病在中脉实坚者为难治；前言病在外脉涩坚者为难治，后言病在外脉不实坚者为难治，前后若乎相反，何也？盖实邪在中者，脉不宜虚；虚邪在中者，脉不宜实也。阳邪在表者，宜滑而软，不宜涩而坚；外邪方盛者，宜实而大，不宜虚而小也。此中各有精义，或者以其为误，是不达耳。

真脏脉十七

《阴阳别论》曰：脉有阴阳。知阳者知阴，知阴者知阳。凡阳有五，五五二十五阳。所为阴者，真脏也。见则为败，败必死也。所为阳者，胃脘之阳也。

别于阳者，知病处也。别于阴者，知死生之期。

《玉机真脏论》曰：真肝脉至，中外坚，如循刀刃，责责然，如按琴瑟弦，色青白不泽，毛折乃死。真心脉至，坚而搏，如循薏苡子，累累然，色赤黑不泽，毛折乃死。真肺脉至，大而虚，如以毛羽中人肤，色白赤不泽，毛折乃死。真肾脉至，搏而绝，如指弹石，辟辟然，色黑黄不泽，毛折乃死。真脾脉至，弱而乍数乍疏，色黄青不泽，毛折乃死。诸真脏脉见者，皆死不治也。黄帝问曰：见真脏者死，何也？岐伯曰：五脏者，皆禀气于胃。胃者，五脏之本也。脏气者，不能自致于手太阴，必因于胃气，乃至于手太阴也。故邪气胜者，精气衰也。病甚者，胃气不能与之俱至于手太阴，故真脏之气独见。独见者，病胜脏也，故曰死。

按：此胃气即人之阳气，阳气衰则胃气弱，阳气败则胃气绝矣，此即死生之大本也。所谓凡阳有五者，即五脏之阳也。凡五脏之气，必互相灌濡，故五脏之中，必各兼五气，此所谓五五二十五阳也。是可见无往而非阳气，亦无往而非胃气，无胃气即真脏独见也，故曰死。

关格十八

《六节脏象论》曰：人迎一盛，病在少阳，二盛病在太阳，三盛病在阳明，四盛以上为格阳。寸口一盛，病在厥阴，二盛病在少阴，三盛病在太阴，四盛以上为关阴。人迎与寸口俱盛四倍以上为关格，关格之脉羸，不能极于天地之精气则死矣。本篇脉证具载《关格门》，当详察之。

孕脉十九

《平人气象论》曰：妇人手少阴脉动甚者，任子也。

《阴阳别论》曰：阴搏阳别，谓之有子。

《腹中论》帝曰：何以知怀子之且生也？岐伯曰：身有病而无邪脉也。本篇诸义，具详《妇人门胎孕条》中。

乳子脉二十

《通评虚实论》帝曰：乳子而病热，脉悬小者何如？岐伯曰：手脚温则生，寒则死。帝曰：乳子中风热，喘鸣肩息者，脉如何？曰：喘鸣肩息者，脉实大也，缓则生，急则死。此条详义，具载《小儿本门》。

医家常识　第十六期

会稽张介宾会卿　著

脉神章中

通一子脉义

脉神一

脉者，血气之神，邪正之鉴也。有诸中，必形诸外。故血气盛者，脉必盛；血气衰者，脉必衰；无病者，脉必正；有病者，脉必乖。矧人之疾病，无过表、里、寒、热、虚、实，只此六字，业已尽之。然六者之中，又惟虚实二字为最要。盖凡以表证、里证、寒证、热证，无不皆有虚实。既能知表里寒热，而复能以虚实二字决之，则千病万病，可以一贯矣。且治病之法，无逾攻补。用攻用补，无逾虚实。欲察虚实，无逾脉息。虽脉有二十四名，主病各异，然一脉能兼诸病，一病亦能兼诸脉，其中隐微，大有玄秘。正以诸脉中，亦皆有虚实之变耳。言脉至此，有神存矣。倘不知要，而泛焉求迹，则毫厘千里，必多迷误，故予特表此义。有如洪涛巨浪中，则在乎牢执柁杆，而病值危难处，则在乎专辨虚实，虚实得真，则标本阴阳，万无一失。其或脉有疑似，又必兼证兼理，以察其孰客孰主，孰缓孰急，能知本末先后，是即神之至也矣。

部位解二

左寸心部也，其候在心与心包络，得南方君火之气，脾土受生，肺金受制，其主神明清浊。

右寸肺部也，其候在肺与膻中，得西方燥金之气，肾水受生，肝木受制，其主情志善恶。

上二部，所谓上以候上也，故凡头面、咽喉、口齿、颈项、肩背之疾，皆候于此。

左关肝部也，其候在肝胆，得东方风木之气，心火受生，脾土受制，其主官禄贵贱。

右关脾部也，其候在脾胃，得中央湿土之气，肺金受生，肾水受制，其主财帛厚薄。

上二部居中，所以候中焦也，故凡于胁肋腹背之疾，皆候于此。

左尺肾部也，其候在肾与膀胱、大肠，得北方寒水之气，肝木受生，心火受制，其主阴气之寿元。

右尺三焦部也，其候在肾与三焦、命门、小肠，得北方天一相火之气，脾土受生，肺金受制，其主阳气之寿元。

上二部，所谓下以候下也，故凡于腰腹、阴道及脚膝之病，皆候于此。

按：本经曰：上竟上者，胸喉中事；下竟下者，少腹腰股膝胫中事。所以脉之形见上者候上，下者候下，此自然之理也。

自王叔和云：心与小肠合于左寸，肺与大肠合于右寸，以至后人遂有左心小肠、右肺大肠之说，其谬甚矣。

夫小肠、大肠皆下部之腑，自当应于两尺。然脉之两尺，左为水位，乃真阴之舍也；右为火位，乃元阳之本也。小肠属火，而火居火位，故当配于下之右；大肠属金而金木相从，故当配于下之左，此亦其当然也。但二肠连胃，气本一贯，故在《内经》亦不言其定处，而但曰大肠小肠皆属于胃，是又于胃气中，总可察二肠气也。然凡在下焦脏腑，无不各具阴阳。若欲察下部之阳者，当总在右尺；察下部之阴者，当总在左尺，则尽其要矣。或问曰：何以右尺为阳而属火？曰：尺为蛇武之乡而地之刚居西北，所以手足之右强于左，是即左阴右阳之义也。此篇尚有详论，具载《类经·求正录》中，所当参阅。

正脉十六部三　浮沉迟数洪微滑涩，弦芤紧缓结伏虚实①

浮脉　举之有余，按之不足。浮脉为阳。凡洪大

① 虚实：原在“三”前，据张景岳《景岳全书·脉神章》移至此。

芤革之属，皆其类也。为中气虚，为阴不足，为风，为暑，为胀满，为不食，为表热，为喘急。浮大为伤风，浮紧为伤寒，浮滑为宿食，浮缓为湿滞，浮芤为失血，浮数为风热，浮洪为狂躁。虽曰浮为在表，然真正风寒外感者，脉反不浮。但其紧数而略兼浮者，便是表邪，其证必发热无汗，或身有酸疼，是其候也。若浮而兼缓，则非表邪矣，大都浮而有力有神者，为阳有余。阳有余，则火必随之，或痰见于中，或气壅于上，可类推也。若浮而无力空豁者，为阴不足。阴不足，则水亏之候，或血不营心，或精不化气，中虚可知也。若以此等为表证，则害莫大矣。其有浮大弦硬之极，甚至四倍以上者，《内经》谓之关格。此非有神之谓，乃真阴虚极，而阳亢无根，大凶之兆也。凡脉见何部，当随其部，而察其证。诸脉皆然。

沉脉　轻手不见，重取乃得。沉脉为阴。凡细小隐伏反关之属，皆其类也。为阳郁之候，为寒，为水，为气，为郁，为停饮，为癥瘕，为胀实，为厥逆，为洞泄。沉细为少气，为寒饮，为胃中冷，为腰脚痛，为痃癖。沉迟为痼冷，为精寒。沉滑为宿食，为伏痰。沉伏为霍乱，为胸腹痛。沉数为内热。沉弦、沉紧为心腹小肠疼痛。沉虽属里，然必察其有力无力，以辨虚实。沉而实者，多滞多气，故曰下手脉沉，便知是气。气停积滞者，宜消宜攻。沉而虚者，因阳不达，因气不舒，阳虚气陷者，宜温宜补。其有寒邪外感，阳为阴蔽。脉见沉紧而数，及有头疼身热等证者，正属表邪，不得以沉为里也。

迟脉　不及四至者皆是也。迟为阴脉。凡代缓结涩之属，皆其相类。乃阴盛阳亏之候。为寒，为虚。浮而迟者，内气虚。沉而迟者，表气虚。迟在上，则气不化精。迟在下，则精不化气。气寒则不行，血寒则凝滞。若迟兼滑大者，多风痰顽痹之候。迟兼细小者，必真阳亏弱而然。或阴寒留蓄于中，则为泄为痛。或元气不荣于表，则寒栗拘挛。大都脉来缓慢者，总由元气不充，不可妄施攻击。

数脉　五至六至以上。凡急疾紧促之属，皆其类也。为寒热，为虚劳，为外邪，为痈疡。滑数洪数者多热，涩数细数者多寒，暴数者多外邪，久数者必虚损。数脉有阴有阳。今后世相传，皆以数为热脉。及详考《内经》，则但曰：诸急者多寒，缓者多热，滑者阳气盛，微有热。曰粗大者，阴不足，阳有余，为热中也。曰缓而滑者，曰热中。舍此之外，则并无以数言热者。而缓冷数热之说，乃始自《难经》。云数则为热，迟则为寒，今举世所宗，皆此说也。不知数热之说，大有谬误，何以见之？盖自余历验以来，凡见内热伏火等证，脉反不数，而惟洪滑有力，如经文所言者是也。至如数脉之辨，大约有七，此义失真，以至相传遗害者，弗胜纪矣，兹列其要者如下，诸所未尽，可以类推。一外邪有数脉。凡寒邪外感，脉必暴见紧数。然初感便数者，原未传经，热自何来？所以只宜温散。即或传经日久，但其数而滑实，方可言热。若数而无力者，到底仍是阴证，只宜温中。此外感之数，不可尽以为热也。若概用寒凉，无不杀人。一虚损有数脉。凡患阳虚而数者，脉必数而无力，或兼细小，而证见虚寒。此则温之且不暇，尚堪作热治乎。又有阴虚之数者，脉必数而弦滑，虽有烦热诸证，亦宜慎用寒凉。若但清火，必至脾泄而败。且凡患虚损者，脉无不数。数脉之病，惟损之多，愈虚则愈数，愈数则愈危，岂数皆热病乎。若以虚数作热数，则万无不败者矣。一疟疾有数脉。凡疟作之时，脉必紧数，疟止之时，脉必和缓，岂作即有火，而止即无火乎？且火在人身，无则无矣，有则无止时也。能作能止者，惟寒邪之进退耳。真火真热，则不然也。此疟疾之数，故不可尽以为热。一痢疾有数脉。凡痢疾之作，率由寒湿内伤，脾肾俱损，所以脉数。但兼弦涩细弱者，总皆虚数，非热数也。悉宜温补命门，百不失一。其有形证多火，年力强壮者，方可以热数论治。然必见洪滑实数之脉，方是其证。一痈疡有数脉。凡脉数身无热而反恶寒，饮食如常者，或身有热而得汗不解者，即痈疽之候也。然疮疡之发，有阴有阳，可攻可补，亦不得尽以脉数者为热证。一痘疹有数脉。以邪毒未达也，达则不数矣。此当以虚实大小分阴阳，亦不得以数为热脉。一癥癖有数脉。凡胁腹之下，有块如盘者，以积滞不行，脉必见数。若积久成疳，阳明壅滞，而致口臭、牙疳、发热等证者，乃宜清胃清火。知无火证，而脉见细数者，亦不得认以为热。一胎孕有数脉。以冲任气阻，所以脉数，本非火也。此当以强弱分寒热，不可因其脉数，而执以黄芩为圣药。按：以上数脉诸证，凡邪盛者多数脉，虚甚者，尤多数脉，则其是热非热，从可知矣。

洪脉　大而实也，举按皆有余。洪脉为阳。凡浮芤实大之属，皆其类也。为血气燔灼，大热之候。浮洪为表热，沉洪为里热，为胀满，为烦渴，为狂躁，为斑疹，为头疼面热，为咽干喉痛，为口疮痈肿，为大小便不通，为动血。此阳实阴虚、气实血虚之候。若洪大至极甚，至四倍以上者，是即阴阳离绝，关格之脉也，不可治。

微脉　纤细无神，柔弱之极，是为阴脉。凡细小虚濡之属，皆其类也。乃血气俱虚之候。为畏寒，为恐惧，为怯弱，为少气，为中寒，为胀满，为呕哕，为泄泻，为虚汗，为食不化，为腰腹疼痛，为伤精失血，为眩运厥逆。此虽气血俱虚，而尤为元阳亏损，最是阴寒之候。

滑脉　往来流利，如盘走珠。凡洪大芤实之属，皆其类。乃气实血壅之候。为痰逆，为食滞，为呕吐，为满闷。滑大滑数为内热。上为心肺头目咽喉之热，下为小肠膀胱二便之热。妇人脉滑数而经断者，为有孕。若平人脉滑而和缓，此自营卫充实之佳兆。若过于滑大，则为邪热之病。又，凡病虚损者，多有弦滑之脉，此阴虚然也。泻痢者，亦多弦滑之脉，此脾肾受伤也。不得通以火论。

涩脉 往来艰涩，动不流利，如雨沾沙，如刃刮竹，言其象也。涩为阴脉。凡虚细微迟之属，皆其类也。为血气俱虚之候。为少气，为忧烦，为痹痛，为拘挛，为麻木，为无汗，为脾寒少食，为胃寒多呕，为二便违和，为四肢厥冷。男子为伤精，女子为失血、为不孕、为经脉不调。凡脉见涩滞者，多由七情不遂，营卫耗伤，血无以充，气无以畅，其在上则有上焦之不舒，在下则有下焦之不运，在表则有筋骨之疲劳，在里则有精神之短少。凡此总属阳虚。诸家言气多血少，岂以脉之不利，犹有气多者乎？

弦脉 按之不移，硬如弓弦。凡滑大坚搏之属，皆其类也。为阳中伏阴，为血气不和，为气逆，为邪胜，为肝强，为脾弱，为寒热，为痰饮，为宿食，为积聚，为胀满，为虚劳，为疼痛，为拘急，为疟痢，为疝痹，为胸胁痛。《疮疽论》曰：弦洪相搏，外紧内热，欲发疮疽也。弦从木化，气通乎肝，可以阴，亦可以阳。但其弦大兼滑者，便是阳邪。弦紧兼细者，便是阴邪。凡脏腑间胃气所及，则五脏俱安。肝邪所侵，则五脏俱病，何也？盖木之滋生在水，培养在土，若木气过强，则水因食耗，土为克伤，水耗则肾亏，土伤则胃损。肾为精血之本，胃为水谷之本，根本受伤，生气败矣，所以木不宜强也，矧人无胃气曰死。故脉见和缓者吉，指下弦强者凶，盖肝邪与胃气不和，缓与弦强相左，弦甚者，土必败。诸病见此，总非佳兆。

芤脉　浮大中空，按如葱管。芤为阳脉。凡浮豁弦洪之属，皆相类也。为孤阳脱阴之候。为失血脱血，为气无所归，为阳无所附，为阴虚发热，为头晕目眩，为惊悸怔忡，为喘急盗汗。芤虽阳脉，而阳实无根，总属大虚之候。

紧脉　急疾有力，坚搏抗指，有转索之状。凡弦数之属，皆相类也。紧脉阴多阳少，乃阴邪激搏之候。主为痛，为寒。紧数在表，为伤寒发热，为浑身筋骨疼痛，为头痛项强，为咳嗽鼻塞，为瘴，为疟。沉紧在里，为心胁疼痛，为胸腹胀满，为中寒逆冷，为吐逆出食，为风痫反张，为痃癖，为泻痢，为阴疝。在妇人为气逆经滞，在小儿为惊风抽搐。

缓脉　和缓不紧也。缓脉有阴、有阳，其义有三：凡从容和缓浮沉得中者，皆自平人之正脉；若缓而滑大者，多实热，如《内经》所言者是也；缓而迟细者，多虚寒，即诸家所言者是也。然实热者必缓大有力，多为烦热，为口臭，为腹满，为痈疡，为二便不利，或伤寒温疟初愈而余热未清者，多有此脉。若虚寒者，必缓而迟细，为阳虚，为畏寒，为气怯，为疼痛，为眩晕，为痹弱，为痿厥，为怔忡健忘，为食饮不化，为鹜溏飧泄，为精寒肾冷，为小便频数；女人为经迟血少，为失血下血，凡诸疮毒外证，及中风产后，但得脉缓者皆易愈。

结脉 脉来忽止而复起，总谓之结。旧以数来一止为促，促者为热，为阳极；缓来一止为结，结者为寒，为阴极。通谓其为气，为血，为食，为痰，为积聚，为癥瘕，为七情郁结。浮结为寒邪在经，沉结为积聚在内，此固结促之旧说矣。然以予之验，则促，类数也，未必热；结，类缓也，未必寒。但见中止者，总是结脉，多由血气渐衰，精力不继。所以断而复续，续而复断，常见久病者多有之，虚劳者多有之，或误用攻击消伐者亦有之。但缓而结者为阳虚，数而结者为阴虚。缓者犹可，数者更剧。此可以结之微甚，察元气之消长，最显最切者也。至如留滞郁结等病，本亦此脉之证，然必其形缓气实而举按有力，此多因郁滞者也。又有无病而一生脉结者，此其素禀之异常，无足怪也。舍此之外，凡病有不退，而渐见脉结者，此必气血衰残，首尾不继之候，速宜培本，不得妄认为留滞。

伏脉 如有如无，附骨乃见。此阴阳潜伏、阻隔闭塞之候，或火闭而伏，或寒闭而伏，或气闭而伏。为痛极，为霍乱，为疝瘕，为闭结，为气逆，为食滞，为忿怒，为厥逆、水气。

凡伏脉之见，虽与沉微细脱者相类，而实有不同也。盖脉之伏者，以其本有如无，而一时隐蔽不见耳。此有胸腹痛剧而伏者，有气逆于经、脉道不通而伏者，有偶因气脱、不相接续而伏者，然此必暴病暴逆者乃有之。调其气，而脉自复矣。若此数种之外，其有积困延绵，脉本细微，而渐至隐伏者，此自残烬将绝之兆，安得尚有所伏。常见庸人诊此，无论久暂虚实，动称伏脉，而破气导痰等剂，犹然任意。此恐其就道稽迟，而复行催牒耳。闻见略具，谅不至此。

虚脉　正气虚也，无力也，无神也。有阴有阳。浮而无力为血虚，沉而无力为气虚，数而无力为阴虚，迟而无力为阳虚。虽曰微濡迟涩之属，皆为虚类。然而无论诸脉，但见指下无神者，总是虚脉。《内经》曰：按之不鼓，诸阳皆然。即此谓也。故凡洪大无神者，即阴虚也。细小无神者，即阳虚也。阴虚则金水亏残，龙雷易炽，而五液神魂之病生焉。或盗汗遗精，或上下失血，或惊忡不宁，或咳喘劳热。阳虚则火土受伤，真气日损，而君相化源之病生焉。或头目昏眩，或膈塞胀满，或呕恶亡阳，或泻痢疼痛。救阴者壮水之主，救阳者益火之源。渐长则生，渐消则死。虚而不补，元气将何以复？此实死生之关也。医不识此，尚何望其他焉？

实脉　邪气实也，举按皆强，鼓动有力。实脉有阴有阳，凡弦洪紧滑之属，皆相类也。为三焦壅滞之候。表邪实者，浮大有力，以风寒暑湿外感于经。为伤寒瘴疟，为发热头痛鼻塞头肿，为筋骨肢体酸疼痈毒等证。里邪实者，沉实有力，因饮食七情内伤于脏，为胀满，为闭结，为癥瘕，为瘀血，为痰饮，为腹痛，为喘呕咳逆等证。火邪实者，洪滑有力，为诸实热等证。寒邪实者，沉弦有力，为诸痛滞等证。凡其在气在血，脉有兼见者，当以类求。然实脉有真假，真实者易知，假实者易误。故必问其所因，而兼察形证，必得其神，方是高手。

常变四

持脉之道，须明常变。凡众人之脉，有素大素小、素阴素阳者。此其赋自先天，各成一局也。邪变之脉，有倏缓倏疾、乍进乍退者。此其病之骤至，脉随气见也。故凡诊脉者，必须先识脏脉，而后可以察病脉；先识常脉，而后可以察变脉。于常脉中，可察人之器局寿夭；于变脉中，可察人之疾病吉凶。诊家大要，当先识此。

医家常识　第十七期

会稽张介宾会卿　著

脉神章中

通一子脉义续

四诊五

凡诊病之法，固莫妙于脉。然有病脉相符者，有脉病相左者，此中大有玄理。故凡值疑似难明处，必须用四诊之法，详问其病由，兼辨其声色，但于本末先后中，正之以理，斯得其真。若不察此，而但谓一诊可凭，信手乱治，亦岂知脉证最多真假。见有不确，安能无误。且常诊者知之犹易，初诊者决之甚难，此四诊之所以不可忽也。故《难经》以切居四诊之末，其意深矣。陶节菴亦曰：问病以知其外，察脉以知其内，全在活法二字，乃临证切脉之要诀也。此义惟汪石山言之最详，并附于后卷。

独论六

脉义之见于诸家者，六经有序也，脏像有位也，三部九候有则也。昭然若此，非不既详且备矣。及临证用之，则犹如望洋莫测。其孰为要津？孰为彼岸？予于初年，亦尝为此所迷者，盖屡屡矣。今而熟察其故，乃知临歧亡羊，患在不得其独耳。兹姑以部位言之，则无不曰心肝肾居左之三部，脾肺命居右之三部，而按部以索脏，按脏以索病，咸谓病无遁情矣。故索部位者，审之寸，则似乎病在肺也；审之关，则似乎病在肝脾也；审之尺，又似乎病在两肾也。既无无脉之部又无无病之脉，而病果安在哉。孰是孰非，此难言也。再察其病情，则有如头痛者一证耳。病本在上，两寸其应也。若以经脏言之，则少阳阳明之痛，不应在两关乎？太阳之痛不应在左尺乎？上下无分，此难言也。又如淋遗一证耳，病本在下尺中所主也，若气有不摄病在右寸矣，神有不固，病在左寸矣。源流无辨，此难言也。诸如此类，百病皆然。使必欲以部位言，则上下相关，有不可泥也；使必欲以经脏言，则承制相移，有不可执也。言难尽意，绘难尽神，无弗然矣。是可见诸家之所胪列者，亦不过描摸影响，言此失彼，而十不得一。第觉其愈多愈繁，愈繁愈失，而迷津愈甚矣。故善为脉者，贵在察神，不在察形。察形者，形千形万，不得其要。察神者，惟一惟精，独见其真也。独之为义，有部位之独也，有脏气之独也，有脉体之独也。部位之独者，谓诸部无恙，惟此稍乖，乖处藏奸，此其独也。脏气之独者，不得以部位为拘也。如诸见洪者，皆是心脉；诸见弦者，皆是肝脉。肺之浮、脾之缓、肾之石。五脏之中，各有五脉。五脉互见，独乖者病。乖而强者，即本脏之有余；乖而弱者，即本脏之不足。此脏气之独也。脉体之独者，如经所云独小者病，独大者病，独疾者病，独迟者病，独热者病，独寒者病，独陷下者病。此脉体之独也。总此三者，独义见矣。夫既谓之独，何以有三，而不知三者之独，亦总归于独小独大、独疾独迟之类。但得其一，而即见病之本矣。故经曰：得一之精，以知死生。又曰：知其要者，一言而终；不知其要，则流散无穷。正此之谓也。虽然，独不易言也，亦不难言也。独之为德，为群疑之主也，为万象之源也。其体至圆，其用至活也。欲得之者，犹纵目于泰山之顶，则显者显，隐者隐。固若易中有难也，犹认针于沧海之中，则左之左，右之右，还觉难中有易也。然不有无歧之目，无二之心，诚不足以因彼之独，而成我之独也。故曰：独不难知也，而惟恐知独者之难其人也。独自有真也，而又恐伪辩者假借以文其僻也。真独者，兼善成于独善。伪独者，毒己由于独人。独之与毒，音虽若同，而利害则天渊矣。故并及之，以识防于此。

上下来去至止又六

上下来去至止，此六字者，深得诊家之要，乃滑伯仁所创言者。第滑氏之说，未尽其蕴，此中犹有精义。余并续而悉之，盖此六字之中，具有三候之法。

如，初诊之先，即当详审上下。上下之义，有升降焉，有阴阳焉，有脏象焉，有补泻焉。上下昭然，则证治条分，而经济自见，此初候之不可不明也。及诊治之后，即当详察来去。来去之义，或指下之和气未来，形证之乖气未去，此进退可别矣；或何者为邪气渐去，何者为生气渐来，此消长有征矣。来去若明，则吉凶可辨，而权衡在我，此中候之不可不察也。再统初中之全局，犹当详见至止。至止之义，即凡一举一动，当料其势所必至；一闻一见，当思其何所底止，知始知终庶乎近神矣。此末候之不可不察也。凡此六字之义，其真诊家之纲领乎。故余续之如此，并附滑氏原论于后。滑氏曰：察脉须识上下来去至止六字，不明此六字，则阴阳虚实不别也。上者为阳，来者为阳，至者为阳；下者为阴，去者为阴，止者为阴也。上者自尺部上于寸口，阳生于阴也；下者自寸口下于尺部，阴生于阳也。来者自骨肉之分，而出于皮肤之际、气之升也。去者自皮肤之际，而还于骨肉之分、气之降也。应曰至，息曰止也。

胃气解七

凡诊脉须知胃气。如，经曰：人以水谷为本，故人绝水谷则死，脉无胃气亦死。又曰：脉弱以滑，是有胃气。又曰：邪气来也，紧而疾。谷气来也，徐而和。又曰：五味入口，藏于胃以养五脏气。是以五脏六腑之气味，皆出于胃，而变见于气口。是可见谷气即胃气，胃气即元气也。夫元气之来，力和而缓。邪气之至，力强而峻。高阳生曰：阿阿软若春杨柳。此是脾家脉四季，即胃气之谓也。故凡诊脉者，无论浮沉迟数，虽值诸病叠见，而但于邪脉中，得兼软滑徐和之象者，便是五脏中俱有胃气，病必无害也。何也？盖胃气者，正气也；病气者，邪气也。夫邪正不两立，一胜则一负。凡邪气胜，则正气败；正气至，则邪气退矣。若欲察病之进退吉凶者，但当以胃气为主。察之之法，如今日尚和缓，明日更弦急，知邪气之愈进。邪愈进，则病愈甚矣。今日甚弦急，明日稍和缓，知胃气之渐至，胃气至则病渐轻矣。即如顷刻之间，初急后缓者，胃气之来也；初缓后急者，胃气之去也。此察邪正进退之法也。至于死生之兆，亦惟以胃气为主。夫胃气中和，王于四季，故春脉微弦而和缓，夏脉微钩而和缓，秋脉微毛而和缓，冬脉微石而和缓。此胃气之常，即平人之脉也。若脉无胃气，即名真脏。脉见真脏何以当死？盖人有元气出自先天，即天气也，为精神之父。人有胃气，出乎后天，即地气也，为血气之母。其在后天必本先天为主持，在先天必赖后天为滋养。无所本者死，无所养者亦死。何从验之？如但弦但钩、但毛但石之类，皆真脏也，此以孤脏之气独见，而胃气不能相及，故当死也。且脾胃属土，脉本和缓，土惟畏木，脉则弦强。凡脉见弦急者，此为土败木贼，大非佳兆。若弦急之微者，尚可救疗；弦急之甚者，胃气其穷矣。

真辨八

据脉法所言，凡浮为在表，沉为在里；数为多热，迟为多寒；弦强为实，微细为虚。是固然矣。然疑似中尤有真辨，此其关系非小，不可不察也。如浮虽属表，而凡阴虚血少、中气亏损者，必浮而无力，是浮不可以概言表。沉虽属里而凡表邪初感之深者，寒束皮毛，脉不能达，其必沉紧，是沉不可以概言里。数为热，而真热者未必数。凡虚损之证，阴阳俱困，气血张皇，虚甚者数必甚，是数不可以概言热。迟虽为寒，凡伤寒初退，未热未清，脉多迟滑，是迟不可以概言寒。弦强类实，而真阴胃气大亏，及阴阳关格等证，脉必豁大而弦健，是强不可以概言实。微细类虚，而凡痛极气闭、营卫壅滞不通者，脉必伏匿，是伏不可以概言虚。由此类推，则不止是也，凡诸脉中皆有疑似，皆有真辨。诊能及此，其必得鸢鱼之学者乎！不易言也！不易言也！

从舍辨九　共三条

凡治病之法，有当舍证从脉者，有当舍脉从证者，何也？盖证有真假，脉亦有真假。凡见脉证有不相合者，则必有一真一假，隐乎其中矣。故有以阳证见阴脉者，有以阴证见阳脉者，有以虚证见实脉者，有以实证见虚脉者。此阴彼阳，此虚彼实，将何从乎？病而遇此，最难下手，最易差错。不有真见，必致杀人。矧今人只知见在，不识隐微，凡遇证之实，而脉之虚者，必直攻其证，而忘其脉之真虚也；或遇脉之弦大，而证之虚者，亦必直攻其脉，而忘其证之无实也。此其故正以似虚似实，疑本难明，当舍当从，孰知其要，医有迷途，莫此为甚。余尝熟察之矣，大都证实脉虚者，必其证为假实也；脉实证虚者，必其脉为假实也。何以见之？如外虽烦热，而脉见微弱者，必火虚也。腹虽胀满，而脉见微弱者，必胃虚也。虚火虚胀，其堪攻乎？此宜从脉之虚，不从证之实也。其有本无烦热，而脉见洪数者，非火邪也。本无胀滞，而脉见弦强者，非内实也。无热无胀，其堪泻乎？此宜从证之虚，不从脉之实也。凡此之类，但言假实，不言假虚，果何意也？盖实有假实，虚无假虚。假实者，病多变幻，此其所以有假也；假虚者，亏损既露，此其所以无假也。大凡脉证不合者，中必有奸，必先察其虚，以求根本，庶乎无误。此诚不易之要法也。

一真实假虚之候，非曰必无。如，寒邪内伤，或食停气滞，而心腹急痛，以致脉道沉伏，或促或结一证，此以邪闭经络而然，脉虽若虚，而必有痛胀等证可据者，是诚假虚之脉，本非虚也。又，若四肢厥逆，或恶风怯寒，而脉见滑数一证，此由热极生寒，外虽若虚，而内有烦热便结等证可据者，是诚假虚之病，本非虚也。大抵假虚之证，只此二条。若有是实脉，而无是实证，即假实脉也；有是实证，而无是实脉，即假实证也。知假知真，即知所从舍矣。近见有治伤寒者，每以阴脉作伏脉，不知伏脉之体虽细虽微，亦必隐隐有力，亦必明明有证，岂容任意胡猜，以草菅人命哉。仁者必不然也。

一又有从脉从证之法，乃以病有轻重为言也。如病本轻浅，别无危候者，但因见在，以治其标，自无不可，此从证也。若病关脏气，稍见疑难，则必须详辨虚实，凭脉下药方为切当。所以轻者从证，十惟一二；重者从脉，十当八九。此脉之关系非浅也，虽曰脉有真假，而实由人见之不真耳，脉亦何从假哉。

逆顺十　五条

凡内出不足之证，忌见阳脉，如浮洪紧数之类是也；外入有余之病，忌见阴脉，如沉细微弱之类是也。如此之脉，最不易治。

一凡有余之病，脉宜有力有神，如微涩细弱而不应手者，逆之兆也。凡不足之病，脉宜和缓柔软，若洪大搏坚者，亦为逆也。

一凡暴病，脉来浮洪数实者为顺。久病，脉来微缓软弱者为顺。若新病而沉微细弱，久病而浮洪数实者，皆为逆也。凡脉证贵乎相合，设若证有余而脉不足，脉有余而证不足，轻者亦必延绵，重者即危亡之兆。

一经曰：脉小以涩，为之久病。脉浮而滑，谓之新病。故有余之病，忌见阴脉；不足之病，忌见阳脉。

久病忌见数脉。新暴之病，而见形脱脉脱者死。

一凡元气虚败之证，脉有微极欲绝者，若用回阳救本等药，脉气徐徐渐出渐复者，乃为佳兆。若涉然暴出，忽如复元者，此假复也，必于周日之后，复脱如故，是必不治之证。若全无渐复生意者，自不必治。若各部皆脱，而惟胃脉独存者，犹可冀其万一。

脉要歌十一

脉有三部，部有三候。逐部先寻，次①宜总究。左寸心经火位，脉宜流利洪强。左关肝胆，弦而且长。尺部膀胱，沉静弥良。右寸肺金之主，轻浮充畅为宗。脾胃居于关部，和缓胃气常充。右尺三焦连命，沉滑而实则降。四时相代，脉状靡同。秋微毛而冬石，则春弦而夏洪。滑而微浮者肺恙，弦中兼细者脾殃。心病则血衰脉小，肝证则脉弦且长。大而兼紧，肾疾奚康？寸口多弦，头面何曾舒泰？关前着紧，胸中定是癥殃。急则风上攻而头痛，缓则皮顽痹而不昌。微是厥逆之阴，数为亏损之阳。滑则痰涎，而胸膈气壅。涩缘血少，而背膊疼伤。沉是背心之气，洪乃胸胁之妨。若夫关中，缓则饮食必少，滑实胃火煎熬，小弱胃寒逆冷，细微食少膨胀。卫之虚者涩候②，气之滞

---

① 次：原作“此”，据张景岳《景岳全书·脉神章》改。

② 虚者涩候：原作“虚涩者候”，据张景岳《景岳全书·脉神章》改。

者沉当。左关微涩兮血少，右关弦急兮过劳。洪实者血结之瘀，迟紧者脾冷之殃。至于尺内，洪大则阴虚可凭。或微或涩，便浊遗精。弦者腹痛，伏者食停。滑兮小腹急胀，妇则病在月经。涩兮呕逆翻胃，弦强阴疝血崩。紧兮小腹作痛，沉微必主腰疼。紧促形于寸，此气满于心胸。紧弦见于关，斯痛攻乎腹胁。两寸滑数兮，呕逆上奔。两关滑数兮，蛔虫内啮。心胸留饮，寸口沉潜。脐腹成癥，关中促结。左关弦紧兮，缘筋脉之拘挛。右关沉滑兮，因食积之作孽。

脉有浮沉迟数，诊有提纲大端。浮而无力为虚，有力为邪所搏。浮大伤风兮浮紧伤寒，浮数虚热兮浮缓风涎。沉缓滑大兮多热，沉迟紧细兮多寒。沉健须知积滞，沉弦气病淹淹。沉迟有力，疼痛使然。迟弦数弦兮疟寒疟热之辨，迟滑洪滑兮胃冷胃温之愆。数而有痛，恐发疮疡。若兼洪滑，热甚宜凉。阴数阴虚必发热，阳数阳强多汗黄。

脉有七情之伤，而为九气之列。怒伤于肝者，其脉促而气上冲。惊伤于胆者，其气乱而脉动掣。过于喜者伤于心，故脉散而气缓。过于思者伤于脾，故脉短而气结。忧伤于肺兮，脉必涩而气沉。恐伤于肾兮，脉当沉而气怯。若脉促而人气消，因悲伤而心系挈。伤于寒者脉迟，其为人也气收。伤于热者脉数，其为人也气泄。

脉体须明，脉证须彻。浮为虚而表显，沉乃实而里决。滑是多痰，芤因失血，濡散总因虚而冷汗，弦紧其为寒而痛切。洪则躁烦，迟为冷别。缓则风而顽木，实则胀而秘结。涩兮血少而寒，长兮痫而又热。短小元阳必病，坚强患乎满急。伏因痛痹伏藏，细弱真元内伤。结促惟虚断续，代去变易不常。紧急或缘泻痢，紧弦癥痞相妨。数则心烦，大则病进。上盛则气高，下盛则气胀。大是血虚之候，细为气少之恙。浮洪则外证推测，沉弦为内疾斟量。阳芤兮吐衄立至，阴芤兮下血须防。盛滑则外疼可别，实紧则内痛多伤。弱小涩弦为久病，滑浮数疾是新殃。沉而弦紧，痃癖内痛。脉来缓滑，胃热宜凉。长而滑大者酒病，浮而缓豁者湿伤。坚而疾者为癫，迟而伏者必厥。洪大而疾则发狂，紧滑而细为呕哕。脉洪而疾兮，因热结以成痈；脉微而涩兮，必崩中而脱血。阴阳皆涩数，知溲屎之艰难；尺寸俱虚微，晓精血之耗竭。

脉见危机者死。只因指下无神，不问何候，有力为神。按之则隐，可见无根。盖元气之来，力和而缓。邪气之至，力强而峻。弹石硬来即去，解索散乱无绪。屋漏半日而落，雀啄三五而住。鱼翔似有如无，虾游进退难遇。更有鬼贼，虽如平类，土败于木，真弦可畏，是亦危机，因无胃气。诸逢此者，见几当避。

宜忌歌十二

伤寒病热兮，洪大易治，而沉细难医；伤风咳嗽兮，浮濡可攻，而沉牢当避。肿胀宜浮大，颠狂忌虚细。下血下痢兮，浮洪可恶；消渴消中兮，实大者利。霍乱喜浮大而畏微迟，头疼爱浮滑而嫌短涩。肠澼脏毒兮，不怕沉微；风痹足痿兮，偏嫌数急。身体中风，缓滑则生；腹心作痛，沉细则良。喘急浮洪者危，咳血沉弱者康。脉细软而不弦洪，知不死于中恶；脉微小而不数急，料无忧于金疮。吐血鼻衄兮，吾不喜其实大；跌扑损伤兮，吾则畏其坚强。痢疾身热而脉洪，其灾可恶；湿病体烦而脉细，此患难当。水泻脉大者可怪，亡血脉实者不祥。病在中兮，脉虚为害；病在外兮，脉涩为殃。腹中积久而脉虚者死，身表热甚而脉静者亡。

死脉歌十三　出《权舆》

雀啄连来三五啄，屋漏半日一点落。鱼翔似有又如无，虾游静中忽一跃。弹石硬来寻即散，搭指散乱为解索。寄语医家仔细看，六脉一见休下药。

医家常识　第十八期

会稽张介宾会卿　著

脉神章下

《难经》脉义

独取尺寸一

《一难》曰：十二经皆有动脉，独取寸口以决五脏六腑死生吉凶之法，何谓也？然。寸口者，脉之大会，手太阴之脉动也。

《二难》曰：脉有尺寸，何谓也？从关至尺是尺内，阴之所治也；从关至鱼际是寸口内，阳之所治也。故分寸为尺，分尺为寸。

脉有轻重二

《五难》曰：脉有轻重，何谓也？然。初持脉如三菽之重，与皮毛相得者，肺部也；如六菽之重，与血脉相得者，心部也；如九菽之重，与肌肉相得者，脾部也；如十二菽之重，与筋平者，肝部也；按之至骨，举指来疾者，肾部也。故曰轻重也。

阴阳呼吸三

《四难》曰：脉有阴阳之法，何谓也？然。呼出心与肺，吸入肾与肝。呼吸之间，脾受谷味也。其脉在中，浮者阳也，沉者阴也，故曰阴阳也。心肺俱浮，何以别之？然浮而大散者，心也；浮而短涩者，肺也。肾肝俱沉，何以别之？然牢而长者，肝也；按之濡，举指来实者，肾也。脾者中州，故其脉在中，是阴阳之法也。

阴阳虚实四

《六难》曰：脉有阴盛阳虚、阳盛阴虚，何谓也？然。浮之损小，沉之实大，故曰阴盛阳虚；沉之损小，浮之实大，故曰阳盛阴虚。是阴阳虚实之意也。

脉分脏腑五

《九难》曰：何以别知脏腑之病耶？然。数者腑也，迟者脏也；数则为热，迟则为寒；诸阳为热，诸阴为寒。故以别知脏腑之病也。

根本技叶六

《十四难》曰：上部有脉，下部无脉，其人当吐，不吐者死；上部无脉，下部有脉，虽困无能为害。所以然者，人之有尺，譬如树之有根，枝叶虽枯槁，根本将自生。脉有根本，人有元气，故知不死。

仲景脉义

辨脉法七

问曰：脉有阴阳，何谓也？答曰：凡脉浮大数动滑，此名阳也。沉涩弱弦微，此名阴也。阴病见阳脉者生，阳病见阴脉者死。

寸口脉微，名曰阳不足，阴气上入阳中，则洒淅恶寒也。尺脉弱，名曰阴不足，阳气下陷入阴中，则发热也。阳脉浮、阴脉弱者，则血虚，血虚则筋急也。

其脉沉者，荣气之微也。其脉浮而汗出如流珠者，卫气之衰也。

寸口脉浮为在表，沉为在里。数为在腑，迟为在脏。若脉浮大者，气实血虚也。

寸口脉浮而紧，浮则为风，紧则为寒。风则伤卫，寒则伤荣。荣卫俱病，骨节烦疼，当发其汗也。

夏月盛热，欲着复衣。冬月盛寒，欲裸其身。所以然者，阳微则恶寒，阴弱则发热。

寸口脉浮大而医反下之，此为大逆。浮则无血，大则为寒。寒气相搏，则为肠鸣。医乃不知，而反饮冷水。令汗大出，水得寒气，冷必相搏，其人即噎。

诸脉浮数。当发热而反洒淅恶寒。若有痛处，饮食如常者，当发其痈，脉数不时，则生恶疮也。

平脉法八

师曰：脉有三部，道之根源。荣卫流行，不失衡铨。肾沉心洪，肺浮肝弦。此自经常，不失铢分，出入升降，刻漏周旋，水下二刻，一周循环，当复寸口，虚实见焉。变化相乘，阴阳相干。风则浮虚，寒则牢坚。沉潜水滀，支饮急弦。动则为痛，数则热烦。设有不应，知变所缘。三部不同，病各异端。太过可怪，不及亦然。邪不空见，中必有奸。审察表里，三焦别焉。知其所舍，消息诊看。可度脏腑，独见若神。为子条记，传与贤人。

师曰：呼吸者，脉之头也。初持脉来疾去迟，此出疾入迟，名曰内虚外实也。初持脉来迟去疾，此出迟入疾，名曰内实外虚也。

师持脉，病人欠者，无病也。脉之呻者，病也。言迟者，风也。摇头言者，里痛也。行迟者，表强也。坐而伏者，短气也。坐而下一脚者，腰痛也。里实护腹，如怀卵物者，心痛也。

问曰：人病恐怖者，其脉何状？曰：脉形如循丝，累累然，其面白脱色也。人愧者，其脉何类？曰：脉浮而面色乍白乍赤也。

问曰：脉有残贼，何谓也？曰：脉有弦紧浮滑沉涩，此六者，名为残贼，能为诸脉作病也。

问曰：脉有灾怪，何谓也？曰：假令人病，得太阳与形证相应。因为作汤，比还服汤。如食顷，病人乃大吐，若下痢腹中痛。师曰：我前来不见此证，今乃变异，是名灾怪。又问曰：何缘作此吐痢？答曰：

或有旧时服药，今乃发作，故名灾怪耳。

肥人责浮，瘦人责沉。肥人当沉今反浮，瘦人当浮今反沉。故责之。

寸脉下不至关为阳绝，尺脉上不至关为阴绝。此皆不治，决死也。若计其余命，死生之期，期以月节克之也。

脉病人不病，号曰行尸，以无生气，卒眩仆不识人者，短命则死。人病脉不病，名曰内虚，以无谷神，虽困无苦。

问曰：紧脉从何而来？曰：假令亡汗若吐，以肺里寒，故令脉紧也。假令咳者坐饮冷水，故令脉紧也。假令下利，以胃中虚冷，故令脉紧也。

寸口脉缓而迟，缓则阳气长，其色鲜，其颜光，其声商，毛发长。迟则阴气盛，骨髓生，血满，肌肉紧薄鲜硬。阴阳相抱，荣卫俱行，刚柔相搏，名曰强也。

寸口脉浮而大。浮为虚，大为实。在尺为关，在寸为格。关则不得小便，格则吐逆。

寸口脉弱而迟，弱者卫气微，迟者营中寒。营为血，血寒则发热；卫为气，气微者心内饥，饥而虚满，不能食也。

寸口脉弱而缓，弱者阳气不足，缓者胃气有余，噫而吞酸，食卒不下，气填于膈上也。

寸口脉微而涩，微者卫气不行，涩者营气不足，营卫不能相将，三焦无所仰，身体痹而不仁。营气不足则烦疼，口难言。卫气虚则恶寒数欠，三焦不归其部。上焦不归者，噫而酢吞；中焦不归者，不能消谷引食；下焦不归者，则遗溲。酢，古醋字。

寸口脉微而涩，微者卫气衰，涩者营气不足。卫气衰，面色黄；荣气不足，面色青。荣为根，卫为叶。营卫俱微，则根叶枯槁而寒栗，咳逆吐腥，吐涎沫也。

寸口脉微，尺脉紧，其人虚损多汗，知阴常在，绝不见阳也。

寸口诸微亡阳，诸濡亡血，诸弱发热，诸紧为寒。诸乘寒者则为厥，郁冒不仁，以胃无谷气，脾涩不通，口急不能言，战而栗也。

问曰：何以知乘腑？何以知乘脏？曰：诸阳浮数为乘腑，诸阴尺涩为乘脏。

《金匮》脉法九

问曰：寸口脉沉，大而滑。沉则为实，滑则为气。实气相搏，气血入脏即死，入腑即愈，此谓卒厥。何谓也？师曰：唇口青，身冷，为入脏，即死；身和，汗自出，为入腑，即愈。

问曰：脉脱入脏即死，入腑即愈，何谓也？师曰：非为一病，百病皆然。譬如浸淫疮从口起，流向四肢者，可治。从四肢流来入口者，不可治。病在外者可治，入里者即死。

五邪中人，各有法度。风中于前，寒中于暮，湿伤于下，雾伤于上，风令脉浮，寒令脉急。雾伤皮腠，湿流关节，食伤脾胃，极寒伤经，极热伤络。

夫男子平人，脉大为劳，极虚亦为劳。男子脉浮弱而涩，为无子，精气清冷。脉得诸芤动微紧，男子失精，女子梦交。

男子平人，脉虚弱细微者，喜盗汗也。脉沉小迟名脱气，其人疾行则喘喝，手足逆寒，腹满，甚则溏泄，食不消化也。脉弦而大，弦则为减，大则为芤，减则为寒，芤则为虚，虚寒相搏，此名为革，妇人则半产漏下，男子则亡血失精。

滑氏脉义

持脉十

凡诊脉先须识时脉胃脉与脏腑平脉，然后及于病脉。时脉谓春三月六部中俱带弦，夏三月俱带洪，秋三月俱带浮，冬三月俱带沉。胃脉谓中按得之，脉见和缓。凡人脏腑，胃脉既平，又应时脉，乃无病者也；反此为病。

持脉之要有三：曰举、曰按、曰寻。轻手循之曰举，重手取之曰按，不轻不重委曲求之曰寻。初持脉，轻手候之，脉见皮肤之间者，阳也，腑也，亦心肺之应也；重手得之，脉附于肉下者，阴也，脏也，亦肝肾之应也；不轻不重，中而取之，其脉应于血肉之间者，阴阳相适，中和之应，脾胃之候也。若委曲寻之，而若隐若见，则阴阳伏匿之脉也。

表里虚实十一

明脉须辨表里虚实四字。表，阳也，腑也。凡六淫之邪，袭于经络，而未入胃腑及脏者，皆属于表也。里，阴也，脏也。凡七情之气，郁于心腹之内，不能散越，及饮食之伤，留于腑脏之间，不能通泄，皆属于里也。虚者，元气之自虚，精神耗散，气力衰竭也。实者，邪气之实，由正气之本虚，邪得乘之，非元气之自实也。故虚者补其正气，实者泻其邪气。经曰：邪气盛则实，精气夺则虚。此大法也。

脉贵有神十二

东垣曰：不病之脉，不求其神，而神无不在也。有病之脉，则当求其神之有无，谓如六数七极热也。脉中有力，即有神矣，当泄其热，三迟二败寒也。脉中有力，即有神矣，当去其寒。若数极迟败中不复有力，为无神也，将何所恃耶。苟不知此，而泄之去之，神将何以依而为之。故经曰：脉者，血气之先。气血者，人之神也。善夫。

附：诸家脉义

矫世惑脉辨十三　汪石山

夫脉者，本乎营与卫也，而营行脉之中，卫行于脉之外。苟脏腑和平，营卫调畅，则脉无形状之可议矣。或者六淫外袭，七情内伤，则脏腑不和，营卫乖谬，而二十四脉之名状，层出而叠见矣。是故风寒暑湿燥火，此六淫也。外伤六淫之脉，则浮为风，紧为寒，虚为暑，细为湿，数为燥，洪为火，此皆可以脉而别其外感之邪也。喜怒忧思悲恐惊者，此七情也。内伤七情之脉，喜则伤心而脉缓，怒则伤肝而脉急，恐则伤肾而脉沉，悲则气消而脉短，惊则气乱而脉动，此皆可以脉而辨其内伤之病也。然此特举其常，而以脉病相应者为言也。若论其变，则有脉不应病，病不应脉，变出百端，而难一一尽凭乎脉者矣。试举一二言之。如，张仲景云：脉浮大邪在表为可汗。若脉浮大心下硬有热，属脏者，攻之，不令发汗，此又非浮为表邪可汗之脉也。又云：促脉为阳盛，宜用葛根黄芩黄连汤。若脉促厥冷为虚脱，非灸非温不可，此又非促为阳盛之脉也。又曰：迟脉为寒，沉脉为里。若阳明脉迟不恶寒，身体濈濈汗出，则用大承气，此又非诸迟为寒之脉矣。少阴病始得之，反发热而脉沉，宜麻黄细辛汤汗之，此又非沉为在里之脉矣。凡此皆脉难尽凭之明验也。若只凭脉而不问证，未免以寒为热，以表为里，以阴为阳，颠倒错乱，而夭人寿者多矣。是以古人治病，不专于脉，而必兼于审证，良有以也。奈何世人不明乎此，往往有病，讳而不言，惟以诊脉，而试医之能否，脉之而所言偶中，便视为良医，而倾心付托，其余病之根源，一无所告，药之宜否，亦无所审，惟束手听命于医，因循遂至于死，尚亦不悟，深可悲矣！彼庸俗之人，素不嗜学，固无足怪，奈近世士大夫家，亦未免狃于此习，是又大可笑也。夫定静安虑，格物致知，乃《大学》首章第一义。而虑者，谓虑事精详。格物者，谓穷致事物之理。致知者，谓推及吾之所知。凡此数事，学者必尝究心于此矣。先正又言：为人子者，不可不知医。病卧于床，委之庸医，比之不慈不孝。夫望闻问切，医家大节目也。苟于临病之际，惟以切而知之为能，其余三事，一切置而不讲，岂得谓知医乎？岂得为处事精详乎？岂得为穷致事物之理而推及吾之所知乎。且医之良，亦不专于善诊一节，凡动静有常，举止不妄，孝心忠厚，发言纯笃，察病详审，处方精专，兼此数者，庶可谓之良矣。虽据脉①言证，或有少差，然一脉所主非一病，故所言未必尽中也。若以此而遂弃之，所谓有二卵，而弃干城之将，乌可与智者道哉。姑以浮脉言之，《脉经》云：浮为风，为虚，为气，为呕，

① 脉：原脱，据张景岳《景岳全书·脉神章》补。

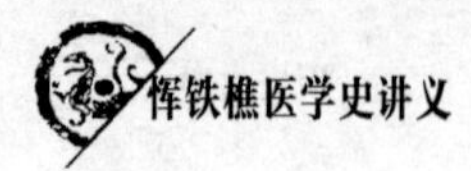

为厥，为痞，为胀，为满不食，为热，为内结等类，所主不下数十余病，假使诊得浮脉，彼将断其为何病耶？苟不兼之以望闻问，而欲的知其为何病，吾为戛戛乎其难矣。古人以切居望闻问之后，则于望闻问之间，已得其病情矣，不过再诊其脉，看病应与不应也。若脉与病应，则吉而易医；脉与病反，则凶而难治。以脉参病，意盖如此，曷以诊脉知病为贵哉。夫《脉经》一书，拳拳示人以诊法，而开卷入首，便言观形察色，彼此参伍，以决死生。可见望闻问切，医之不可缺一也。噫，世称善脉，莫过叔和，尚有待于彼此参伍，况下于叔和者乎。故专以切脉言病，必不能不致于误也，安得为医之良。

抑不特此，世人又有以《太素脉》而言人贵贱穷通者，此又妄之甚也。予尝考其义矣。夫太者，始也，初也，如太极太乙之太。素者，质也，本也，如绘事后素之素。此盖言始初本质之脉也，此果何脉耶，则必指元气而言也。东垣曰：元气者，胃气之别名。胃气之脉，蔡西山所谓不长不短，不疏不数，不大不小，应手中和，意思欣欣，难以名状者是也。无病之人，皆得此脉。以此脉而察人之有病无病则可，以此脉而察人之富贵贫贱，则不可。何也？胃气之脉，难以形容，莫能名状，将何以为贵贱穷通之诊乎？窃观其书名虽《太素》，而中论述略，略无一言及于《太素》之义。所作歌括，率多俚语，全无理趣，原其初意，不过托此以为徼利之媒。后世不察，遂相传习，莫有能辨其非者。又，或为之语曰：《太素》云者，指贵贱穷通，禀于有生之初而言也。然脉可以察而知之，非谓脉名太素也。予曰：固也，然则太素之所诊者，必不出于二十四脉之外矣。夫二十四脉，皆主病言，一脉见则主一病。穷贱富贵，何从而察之哉。假如浮脉，其诊为风。使太素家诊之，将言其为风耶，抑言其为贵贱穷通耶？二者不可得兼，若言其为风，则其所知，亦不过病也；若遗其病而言其为贵贱穷通，则是近而病诸身者，尚不能知，安得谓之太素？则远而违诸身者，必不能知之也。盖贵贱穷通，身外之事，与身之血气，了不相干，安得以脉而知之乎？况脉之变见无常，而天之寒暑不一，故四时各异，其脉必不能久而不变。是以今日诊得是脉，明日诊之而或非。春间诊得是脉，至夏按之而或否。彼太素者，以片时之寻按，而断一生之休咎，殆必无是理。然纵使亿则屡中，亦是捕风捉影，仿佛形容，安有一定之见哉。噫，以脉察病，尚不知病之的，而犹待乎望闻问，况能知其他乎。且脉兆于岐黄，演于秦越，而详于叔和，遍考《素》《难》《脉经》，并无一字言及此者，非隐之也，殆必有不可诬者耳。巢氏曰：太素者，善于相法，特假太素以神其术耳。诚哉言也！足以破天下后世之惑矣。又有善伺察者，以言餂人，阴得其实。故于诊按之际，肆言而为欺妄，是又下此一等无足论也。

虽然，人禀天地之气以生，不能无清浊纯驳之殊。禀之清者，血气清而脉来亦清，清则脉形圆净，至数分明。吾诊乎此，但知其主富贵而已，若曰何年登科，何年升授，何年招财，何年得子，吾皆不得而知矣。禀之浊者，血气浊而脉来亦浊，浊则脉形不清，至数混乱。吾诊乎此，但知其主贫贱而已，若曰某时招悔，某时破财，某时损妻，某时克子，吾亦莫得而知矣。又有形浊而脉清者，此为浊中之清。质清而脉浊者，此谓清中之浊。又有形不甚清，脉不甚浊，但浮沉各得其位，大小不失其等，亦主平稳，而无大得丧也。其他言有所未尽，义有所未备，学者可以类推。是则吾之所谓知人者，一本于理而已矣，岂敢妄为之说，以欺人哉。噫，予所以著为是论者，盖以世之有言太素脉者，靡不翕然称美，不惟不能以理析，又从而延誉于人，纵使其言有谬，又必阴与之委曲影射，此所谓误己而误人者也，果何益之有哉。又有迎医服药者，不惟不先言其所苦，甚至再三询叩，终于默默，至有隐疾而困医者，医固为其所困，不思身亦为医所困矣。此皆世之通患，人所共有，故予不得不详论之以致夫丁宁之意，俾聋瞽者或有所开发焉。孟子曰：予岂好辨哉，予不得已也。

《太素》可采之句十四　吴崐

《太素》之说，固为不经，然其间亦有可采者，如曰：脉形圆净，至数分明，谓之清。脉形散涩，至数模糊，谓之浊。质清脉清，富贵而多喜。质浊脉浊，贫贱而多忧。质清脉浊，此为清中之浊，外富贵而内贫贱，失意处多，得意处少也。质浊脉清，此谓浊中之清，外贫贱而内富贵，得意处多，失意处少也。若清不甚清、浊不甚浊，其得失相半，而无大得丧也。富贵而寿，脉清而长。贫贱而夭，脉浊而促。清而促者，富贵而夭。浊而长者，贫贱而寿。此皆《太素》可采之句也，然亦不能外乎《风鉴》。故业《太素》者，不必师《太素》，但师《风鉴》。《风鉴》精而《太素》之说自神矣。至其甚者，索隐行怪，无所不至，是又巫家之教耳。孔子曰：攻乎异端，斯害也已矣。正士岂为之。

《太素》大要十五　彭用光

论贵贱切脉之清浊，论穷通切脉之滑涩，论寿夭以浮沉，论时运以衰旺，论吉凶以缓急，亦皆仿佛《灵枢》虚实攻补、法天法地法人之奥旨。凡人两手清微如无脉者，此纯阴脉，主贵；有两手俱洪大者，此纯阳脉，主贵。

医家常识　第十九期

阴阳辨　续本讲义第十四期

夫阴阳之义，广大难测，其所指尤多端，大之则天地日月，小之则君臣夫妇，其他天地之间，含气之多，亦莫不有阴阳者。而《伤寒论》之于阴阳亦其所指不一焉，有指表里内外者，有指血气者，有指寒热者，又有血气内外兼言者，有指邪正者，有指三阳三阴者，又有单曰阳气，指邪热与火邪者，或又有指津液而言者，有指元气、正气而言者。关夫三阳三阴者，即寒热之大纲也。太阳、少阴者，阴阳之基本也，而其指表里而言者。论曰：病有发热恶寒者，发于阳也；无热恶寒，发于阴也。又曰：病发于阳而反下之，热入，因作结胸；病发于阴而反下之，因作痞也。又曰：病在阳应以汗解之。又曰：脏结无阴证。此岂非指表里内外者乎？其指气血者，论曰：凡厥者阴阳气不相顺接，便为厥。曰：阴阳俱虚竭则身体枯燥。此岂非指气血者乎？又，其兼血气内外而言者，则论曰：脉微而恶寒者，此阴阳俱虚，不可更发汗更下更吐也。

又曰：凡病若发汗若吐若下若亡津液，阴阳自和者，必自愈。此岂非兼血气内外而言者乎？其指三阳三阴而泛言者，论曰：伤寒六七日，无大热，其人躁烦者，此阳去入阴故也是也。其指邪正者，论曰：伤寒六七日不利，便发热而利，其人汗出不止者死，有阴无阳故也是也。其单曰阳气而指邪热者，论曰：太阳病脉浮紧，无汗发热，身疼痛，八九日不解，表证仍在，此当发其汗，服药已微除。其人发烦目瞑，剧者必衄，衄乃解，所以然者，阳气重故也。又曰：二阳并病；太阳初得病时，发其汗云云。设面色缘缘正赤者，阳气怫郁在表，此岂非指邪热者乎？又有指火邪与邪热者，论曰：太阳中风以火劫发汗，邪风被火热，血气流溢，失其常度，两阳相熏灼云云。而若其曰阳盛则欲衄，阴盛则小便难，则此岂非指邪热与火邪者乎？又其指津液为阳气者，即论曰：病人脉数，数为热，当消谷引食，而反吐者，此以发汗令阳气微云云。其他曰亡阳、曰无阳者，亦皆指津液而言之也。指元气正气而言者，论曰：伤寒厥四日，热反三日，复厥五日，其病为进，寒多热小，阳气退，故为进也。其他若阳微结纯阴结之类，亦指热邪寒邪者也。或又男女大病瘥后，因交接遂为病者谓之阴阳易，此夫妇互相换易之谓也。又若阴中拘挛，阴头微肿，及疼引阴筋之类，并指前阴而言之尔。且夫于脉之阴阳，亦或指尺寸，或指浮沉，则可见其阴阳之义，所指尤广且多也。故《素问》云：阴阳者，数之可十，推之可百，数之可千，推之可万，万之大不可举数也。已上所举，虽有纯古续法，后人续论之殊乎，其阴阳之不可一定者如斯。西京中西子文为表里统名，则未深考耳。学者勿胶柱鼓瑟矣。

用方论

物非由古，则不足以为法焉；事非原圣，则不足以为教焉。故孟轲氏之说时君示门人，其所议论虽丝绪万缕，一篇一论，必引《书》或《诗》而述仲尼之意，以明先王之道矣。是以后世明主贤臣，皆莫不崇三代之法，而奉仲尼之教矣。在吾医亦非由古法以原圣教，则焉能别知病之表里虚实深浅、药之汗下温凉攻补也。而医经之最古，而圣言之存者，即《灵》《素》《难经》与《伤寒论》而已。然而其书大约成于汉人之所编篡而敷演续添固多，又各一家书耳。且《灵》《素》《难经》虽有法论，其治术，则惟详于针灸，而在汤药则略之矣。特《伤寒论》则其法其方，森然具列，而病之表里虚实深浅缓急、药之汗下温凉和解攻补之法，详审辨明，纤悉无遗焉。虽其名之称《伤寒》，实是治百病之规矩准绳，完乎备于兹。则吾将取法于《伤寒论》，而傍援引《灵》《素》《难经》，以羽翼于是矣，是吾门之所道也。虽然，其取法复有道焉。夫法虽诚贵由古，非徒限乎《伤寒论》中汤方用之而已，又非特为以汗吐消息，补泻轻重，先解后攻，先温后解，亡血虚家之不与瓜蒂，表不解之不宜白虎，呕多之不攻阳明。又，初头硬后溏者，与用小承气不转矢气者皆戒攻下，津液内竭便硬者，复禁攻下，得下而谵语止，则止后服。阳明之汗出而渴者，禁猪苓；脉微细之戒汗吐下，又禁大青龙；呕家之不可与建中汤之类，治伤寒之限法也。吾所谓法也者，即以是法方，譬诸木工之有度矣。夫《伤寒论》有表里、虚实、浅深、缓急、汗下、温凉、和解、攻补，及其他诸法者，是犹木工之用度造高堂大厦，作荆室蓬户，或又制琐碎器物乎，虽其大小巨细，事物各异，以规矩绳墨，则高庳阔狭，方圆尖椭，莫不皆成焉。故《伤寒论》有斯法方者，正是视百病之规矩绳墨也，因照之于千状疾患，万家医籍，而详其表里虚实，浅深缓急，与后人立方之寒热温凉，而依据其规矩绳墨，乃遴以用之，而不差不失。则知贵古方而不贱新方，虽夫俗间奇方妙药，亦随病宜采用之也。其由古之法，而用今之方，岂特古之是而今皆非乎哉，惟在其能拣法方也已。

夫奇方也者，谓凡有斯病而与斯药，则必然奏效者也。即《伤寒论》中咽痛用甘草汤、桔梗汤、苦酒汤、阴阳易与烧裩散者，是古昔奇方之最灿然著名者也。若工之不便推刀而用起线铇，不宜铁锤而用攻石推。然推刀岂能为起线铇之用，铁锤又曷胜攻石推之力，烧裈桔梗苦酒之方，俱为一病证而设焉。故吾取后世百病之奇方而用之者，便原于此也。然后能并取古今方酌用之，则又犹公输子鲁班之作具尽备，而良材佳木盛然于其前，乃临百病，彼主古方，此与新方。又，奇疴沉瘵，小恙苛疾，随时用奇方妙药，其如此，而后古方新方，单方众味，奇散妙丸，随宜而行之，应机以施之，取诸左右，无有牴牾。是以公输子鲁班之铇钻锯凿，随宜以施之，百器千屋应手而制之，而其则不爽者，岂非邪，即是吾所谓道也。近代一二老，执于古方之甚，视虚劳咳嗽，即与小青龙汤，如结毒骨痛项背强者，或用葛根汤，有因食积而胸胁苦满者，仍施小柴胡汤，终至其毙，尚恬然不顾曰：我用对证方以治疾，其死也天命尔。自以为非仲景氏之方不敢用矣。呜呼！《伤寒论》所以教人悟示法方之变化转移之书也，彼欲以是限于其汤方，治万病，岂果殚于是否乎。夫仲景所集之方，具载于《伤寒论》中，而《金匮要略》亦载方尤夥矣。虽然，此书宋王洙始得蠹简，其后孙奇之徒，才补缀以所传也。详考之，其可疑者十之七。今举其可采用方，以合之《伤寒》方内而视之，则其方固不为鲜矣。虽然，吾窃熟考之，其祖方则盖不过于三十方而已，其他则增加乎彼，减损乎此，或合二方而作一方，或品味同，增减其分两，而异名与主用者耳。盖以方一定而病无定，乃示随病转移，而方亦有变化者，可以睹焉。《孟子》曰大匠授人以规矩，岂其不然乎。故前辈为群方之鼻祖者，职是故也。是以非究《伤寒论》之法论，则不能以识百病之虚实寒热焉；非极《伤寒论》之汤方，则不能以运后世之方药焉。又，识《伤寒论》有奇方，然后俗间妙方可得而用焉，是谓之取法有道也。故曰：物非由古，则不足以为法焉；事非原圣，则不足以为教焉者。其此之谓也。

《伤寒》百十四方辨

《伤寒》治方古哲皆称以为百十三方，余独以为百十四方矣，何者？与水者，是治疗之一法尔，前哲外是不敢入治法中者，何也？论曰：太阳病，发汗后，大汗出，胃中干，烦躁不得眠，欲饮水者，少少与饮之，令胃气和则愈。又曰：太阳病云云，小便数者，大便必硬，不更衣十日，无所苦也，渴欲饮水者，少少与之，但以法救之。又曰：厥阴病欲饮水者，少少与之愈，此岂非治疗一法耶？夫不论阴阳二证，凡胸中烦热、咽喉干燥、大渴欲饮水者，宜与新汲水一二口，其润燥、生津、除烦、和胃之妙，无过是者，但不欲多与而已。吾门以是姑命曰天生润燥汤。世人最畏新汲水性寒，沸汤而冷之，然后与患者以为稳当，甚不可矣。凡热汤反冷，则其性寒于水，所可深戒也。《汉五行志》云：沸汤之在闭器，而湛于寒泉则为水。不可不察焉。

加减论

姜黄著韬略，而师旅可方焉。张王传汤液，而医事有法焉。则洞其法，然后量病之虚实而药之，攻补可得而发焉。此犹谙兵法奇正而施攻守之方，与夫医之治疾博览医方，该括百家，然后每视百病，将前贤之成方，不擅增损一味，应奇以发之，应正以投之，而其所向多得效功，则此诚可谓博采而能运者也尔。吾少也有志于兹，因遂采集古今方者，无虑向千，乃以为假令行加减法，非前贤之所定，则不肯自移，而及视众疾，患状千变，无有常态，汤药一定，若鼎铭然，虽索搜捃摭数百方，不能悉应万派证，于是乎吾断然为取前贤之成方，而临机自加减者矣。夫太阳病发热汗出恶风脉浮缓者，即桂枝之的证，此诚成方之所宜也。若加之以项背强一证也，便加葛根；兼喘则加厚朴杏子；发汗漏不止，四肢微急者，加附子；其他增减一二味，而改名殊治者，非徒桂枝一方而已也。考凡所加减者，岂限某某方者也乎。由是观之，不论古今汤方，虽无加减例者，不得不临时加减也。若夫执泥而为不可移易，则此赵括读父书，而为妇女子所嗤笑之类耳。是以至其证之变化杂出，则虽用何方，不得弗增加减损也。吾试举对病处方之大概矣。夫医之临病处方，有用古人之成方者，又有采古人之意七八，而用我之意二三者，又有古人之意，与我之意各相半者，又有于古人之成方中换用一二味，而其所治异寒热者竹叶石膏汤，去石膏加附子名既济汤之类是也。又有假古人治彼病之方而施于此证者王硕以真武汤治劳证，江篁南以竹叶石膏汤治霍乱，周用俊以旋覆代赭汤治翻胃之类是也。又有与古人所举主治，其证虽不尽符，依其一二证而用成方者，又有古人所列之证候虽不尽备，用成方者，又有用成方而兼用他方者，有兼施丸散者，又有主丸散而客汤药者，又有晨与暮异用方者薛己旦近益气汤、暮用八味丸之类是也。虽然，以用古人之成方者，与兼我意一二者，为之正法。若其所加味之药，过成方者，吾门之所深戒也。虽然，至变之又变，则有自以意立方者，又有先纯补而后下之者，又有缓补而间取下者，又有用补药而兼补丸者，又有与下剂而兼泻丸荡散者，又有汤主理气而丸开郁者，或汤和胃而丸杀虫，或丸则磨积而汤则温散之类，其他则可以推知矣。又如芩、连、大黄、苦参、龙胆、吴茱萸之苦，当归、地黄、甘草、大枣、天麦二冬之泥膩，川芎、白芷、草果、芜荑之香臭，凡此等药品，可用于病而患者不得于口，则去而不入于汤。乃芩乎、连乎、归乎、地乎，其他或一品或二品，作丸而兼用之，随机应变，随时而行其宜者，此在医人之权，即古人所谓医者意也是也。已上所述吾二十余年所既所亲历验者尔。虽然，反复深思《伤寒论》之要处，然后可始行之；若草草看过，而忘施之，则犹未尝学兵法而帅师而为战邪，其不取败者几稀矣。

分两论

医之临病用古人成方也，其分两不可不审，固矣。虽然，度量之制古今沿革不同，是以《千金》《和剂》《三因》等书，略举其异同，《乾坤生意》亦复载之。如，本邦中村惕斋《三器全书》、荻生徂徕《度量衡考》，俱举周汉魏晋宋齐梁陈隋唐元明之度量，以详与今之度量有异同焉。而二氏之考，虽互不同，实可谓后学指南也。而后之医家，崇古方者，本二氏之说，指摘其一二而驳之，著《伤寒》汤方之分量考者颇多，皆以为用仲景之方而其分两一有差易，为效弥远，乃欲厘毫轻重无差谬焉。以余观之，方之有分两，若军之有阵法然，方之分两虽不差，证之变化无定态，则岂拘挛于分两，而可冀愈病哉。夫军之于阵法，亦古今沿革互不同，有一代之兵戎，则有一代之阵法，若夫泥法律不知变化，则律存而阵愈离。若拘分两不知变化，则方存而病愈增。盖周制车一乘卒百人，三人为甲，士在车上，分为四队，队各二十四人，分布车下，前后左右，挟辕以为战，此一乘法也。今姑举柴胡一方以论之。夫用柴胡、半夏各半斤，参、姜各三两，大枣十二枚，而以水一斗煮取六升，去滓再煎，取三升，温服一升，日三服者。此其定律也，犹阵有一乘法矣。今夫设其乘法，而虽行伍整正，然而平原山泽，异其地势，敌兵多寡，因时殊焉。柴胡分两煎法，虽不差毫厘而临病，然而邪气轻重殊其势，见证错杂，因时异焉。当此之时，分两与乘法，岂得皆确守之哉。于以为医者随病之变态，而减其药增其品，或作大剂，或作小剂，为将者度敌之形势，而行动静疾徐、分合进退之法，此皆临时而施者也。其权固在医与将，故曰善医者不按方以投剂，善将者不泥法而谭兵，何者？病有倏忽变迁之态，而兵有因敌制胜之机也。夫然，则临阵而拘法，兵家之所深戒也；临病泥分两，我之所不敢取也。虽然，知阵有节制，而战始可为焉；知方有分两，而治始可施焉。庸医不啻不知古今分两有异同，或以中华一两十戋也，为本邦一两四戋也，而妄调药者，犹不知阵有节制，而乘敌矣。是以为医者宜折衷前哲所考证之分两，以究其大体，而至其施术，则亦不可深执泥也矣。

知要论

盖医之道虽广乎，一言可以蔽之，曰：治疾而已。然则就古今方汇，而更荟一二奇方妙药，以施之事，则虽不深学问，亦足以为医也。曰否，凡为医者，非读六经则不能以识先王孔子之道。不能识先王孔子之道，则不能以识仁义礼智之教。不能识仁义礼智之教，则不能以识医之本旨。不能识医之本旨，则与售药射利者岂异乎哉。此医不可不读六经者尔。其他如《管》《晏》《老》《列》《庄》《荀》《淮南》之子，班、马、范、陈、欧、宋、三李之史，及历代鸿儒著作之典籍，固非医家专务，则其读之可，不读之亦可矣。《内经》者，医经之最古者，不可以不读矣。夫弗读之，则上而天地阴阳造化发育之原，下而保神练气愈病引年之术，中而经脉荣卫之行腧穴脏腑之数，不能毕识也。不读《伤寒论》，则不能以识病之表里虚实浅深缓急真假疑似之异，与药之寒热攻补汗下温和，及作剂之变化，用方之消息也。不读《本草》，则不能以识药物之所主治矣。不读《病源论》，则不能以识百病之见证矣。此犹儒家有六经乎。读以上书者，须务获其要。获其要而后参之《千金》《外台》，以畅其支。参之《甲乙》《铜人》，以广其针灸。然后取宋元而降百家书读之，则此书本经而立议论，彼书历验而设法方，此方祖彼方而制作，或合某药而作一方，或原何方而增加者，或减损某方而改名者。剽窃者、独得者、发明者，自显明昭著。而辄方治病，知先圣前贤论外，更有官料草药之所各宜，则觉视病有无穷滋味，愈劳愈佚，愈苦愈甜。又，识得脚气痘疹梅疮等，古无有之之类，而洎观后人所著论书，业已先贤矩擭，燎然于吾胸中，则其采用之自有法，或以意立方，亦不失其规摹，或又读书有所发明，则举以更详确。治疾得有奇功，则录以备后证。于是乎又愈学愈不厌，愈思愈不尽。此所以医之不可不学问也。其已学而至能治疾，觉其意味，则虽欲不学，亦不能敢废焉。若夫不学问而唯披索古今方汇等书，以是为足，则不能知应病之变化，有治法之微妙机宜，遂不免胶柱守株之弊也，是犹未能操刀而割锦也，其伤实多。虽然，学问之道，广大浩渺，莫有涯极，若夫欲尽读六经子史，尽究医经经方，然后成医，则虽至白首，竟不能成焉也。是以自古逮今，贯通儒书，精专医伎者，其几欤？今姑以吾井蛙之见论之，凡如儒家书，不欲殚精极微，只得其大要而足焉。在医籍，固不可不读也。虽然，《内经》一书，文气坚峭，持论高远，率皆胜于理而益于术者，什之一二耳，宜择关系于治疾者，最能精核详密，而操其枢要，切于时用者也。如《伤寒论》百病之寒热虚实，治法之温凉攻

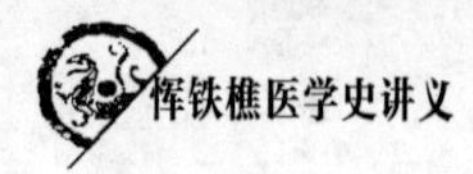

补，尽具于是书，则不可不覃思竭力，参考互观，以究其微奥也。如《本草》龙弔麟凤，厕筹人虫，及一切服器之类，不管医药者，皆不欲极力以详确。近今之为本草学者常辨论草木形状，终身役役于兹，是以视病则茫乎不能疏一方，闻其名则医，而校其行则皆橐驼之徒耳，岂得称医哉。特于日用常施之药物中，宜辨其真赝，因其所出州土，而审功力有优劣也。虽然，在天才卓绝之士，则古今医籍，岂其论焉。又，至于六经子史百家之集，及稗官小说之类，亦不得不尽读之穷究也，曷为博学多识之非也乎哉。唯在先医家要务，而后其他而已。夫医之所以励学问者，固在治疾二字上。故凡读书之法，专求察寒热虚实、表里缓急、死生存亡者，固勿论焉；吐利厥逆，反宜凉解焉；腹满便难，或宜温补焉。又，舍其本而治其标，置其标而疗其本之类，此实治疗之紧要事。仲景一部《伤寒论》，其要处亦不出于此也。又至小恙奇疾，则虽俗间草药，有奇于彼、神于此者，亦宜博集以择用。此谓之知要也。若不察斯等要处，徒涉多歧，检遍群书，而不知纳，或局踏字句间，翻阅经典字书藏经等，以费其力。假令字义精核，无益于医事，则不过使观者目骇而为夸具而已。是故凡观医籍者，先考其文，求其义，可以得其要，然后辨其音，详其字义者，此其次也。若欲铺张博识，而求字义于远，究难穷之物品，或事诗藻，或嗜儒书者，则虽博贯载籍，不能得治疾之要，遂不能免所谓学医指于治疾之讥也。古人云：学贵知要，不在贪多；用贵适时，不专泥古。不可不察焉。

伤寒死证发明

《伤寒论》中举死证难治不治阳绝证者，凡三十有三条，莫不悉具焉。医者常谙记服膺，而临证之际，不可以审焉。余治《伤寒》有年，于兹每临证用意、刻苦不啻也。若遇危笃证，则殊洗心涤虑，沉默涵泳，以详考其可法与不可治。又且扩充论中奥义，乃加减于本方以与之。或取英贤之立方，更增损以投之，奏起死回生之效者，不鲜矣。而其潜心精意，屡验诸病者之间，复得发明死证若干。因姑举于此，同志之士，其或有取于此欤。

伤寒十余日，或发汗，或吐下，或和解后、病尚不解，脉续细数，缨脉瞤动不止者，病为近也。凡伤寒，若其人尝有瘀劳、肺痿、下利、发痿及脾肾虚惫、心气郁结、产后血气不调等证，而罹此病者，多难治，盖旧病本缺也。伤寒七八日过经谵语，大便或下利，或不下利，病人对师对看守而笑，或不对人亦时莞尔笑者必死。不论伤寒杂病，其人精神昏愦不省人事者，手自紧握傍人之衣服，或其手而不欲离之者必死。伤寒十余日，其人精神清爽，反短气肩息者难治。又有蛔上膈上短气呕逆者，四逆加半夏乌梅蜀椒汤主之。伤寒八九日若十余日已发汗复下之，后医诊视问其所苦，病人两目无神漂讯茫洋，与医之眼神不为相对而渐言者多不治。伤寒五六日，自下利后，不论谵语郑声，昼夜无休时者死，烦躁不止者亦死。病人卧而覆被则如无病，起则头眩振振欲扑地，饮食不进肚腹有热，反不渴，舌上干燥无苔赤色者后世谓之镜面舌，多致不起。伤寒十余日后大便下利，其色漆黑者及泻血多者，俱多难治。加哕者亦复然。伤寒十余日已经汗下温补，病尚不解，烦躁闷乱不安谵语者，几在死证中。此证宜采用柴胡加龙骨牡蛎汤、净府汤之类，兼与熊胆间有奏奇效，不可不识焉。

医家常识　第二十期

胸中搅痛

不论伤寒杂病，有其人胸中搅痛、烦闷不宁，不拘其痛时止与否，凡服汤药，则转入转吐者，此不涉于真心痛，亦非水逆证，斯证必吐蛔而始安者也。不可不察矣。

初病呕吐

始得病，头痛、发热、恶寒、脉浮数者，乃与之发汗之剂，而汤入腹中，即呕吐者，此以寒饮在胸膈尔，不必患焉。有之者，邪气去却早矣，所谓吐中有发也。此际之治法，虽古方有葛根加半夏汤，不若《本事方》中竹茹汤稳且妙矣。方，竹茹、葛根、半夏、生姜四味也。

累月瘾疹疾伤寒不永发治验

天明乙巳季春，予举体忽发瘾疹，其形小者如米豆，大者如梅李，或如臂，或如拳，匾压不甚起，其色红赤，瘙痒异于常。又，以被盖覆身体得温，则瘙痒殊难堪焉。乃使人爬搔之，犹且漠然，仍爪肿上，甫觉少定。若其最不可忍，则以三棱针刺其肿上出少血以才就寝矣。如此者，一月一发，或再三发。因服败毒当归之散饮，及升葛苦参之汤丸等，略不见功。商之友朋亦无异见，最后多服独味紫背浮萍，似有少效。然每遇大阴雨必发焉。至丙午初夏，大发如丹毒状，瘙痒尤甚，且头痛、发热、恶寒、项背强急、无汗、脉浮数，乃以葛根汤连饮数服，大汗出而热稍解后，反背恶寒者太甚，余以为是转阴急证，即作芍药甘草附子汤用之二日，更加烦躁筋惕，急嗣用大剂茯苓四逆汤，而灸气海、天枢、少海各三十壮。余语荆妻曰：我今婴于是病，则死生存亡，固不可期焉。若过一二日，恐不省人事。若夫如此，则当请治于桂山刘夫子。其药饵不效，而纵死亦无恨耳，何望生于凡医乎。战果过二日，则昏愦撮空，恶证百出，乃迓夫子。夫子仍以前方，倍参附，复灸前数处，十有余日而神爽，调养数旬而得全愈。自是其后，风疹永不再发。于是昉悟向发隐疹者，盖寒湿在分肉间，时出没者耳，而不取治于温补散寒，而求发散解肌滋血之类，宜哉，其久不瘥焉。今因患大病反失旧疾，是亦不幸中之幸耳。嗟乎！今之所病，实是直中阴证，然以其无下利厥逆等，若委附庸医，岂敢用大剂参附乎哉。况二三日内发热未解之际，岂谁能灸于是哉。故特表而出之，以示同志云。

辨循衣摸床所以

凡病至危笃，则必见循衣摸床撮空等证。医书未尝究其所以，余亦疑之久矣。向余患此证而特始悟之。凡病危随困，则昏昏愦愦，如瘖如寐，如记如失。其睡也，噩梦纷纭。当其不眠之时，亦如梦，而其妄掇空指地，或拈衣寻缝者，何也？是即眼前常见卵桃拳毬等物，转转飞走，或在床边，或在被上，因乃欲手自拂之捉之也。当是时看视人进汤药，或厉声而呼，则遽然如梦始觉。此余之所自疾而自验也。

示伤寒当撰看守人

疾伤寒之人，病势盛，则邪侵其心神也。是故不

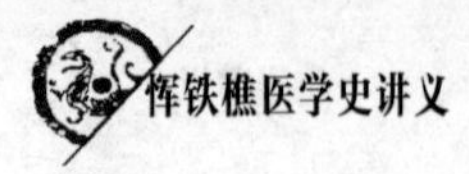

避亲疏，谵言妄语，或弃衣而欲走，或裸体而将入井，其状如狂，又似大醉人矣。凡有此疾之家，须不论证之轻重，使守病者常不离其傍矣。余尝目击本街采段铺，年二十七，伤寒七八日，发热汗自出，脉弦数，有时虽谵语饮食不甚减，亦略议产业事，乃楼居焉，命一仆看守。仆见以为非剧证，其守视亦自粗焉。一日彼仆下楼之厕，患者视傍无人，乃乘其间，窃自开被而离其床，遂出衣箱中所藏之剑，刺结喉傍伏剑而死焉。又一诸侯小臣，丧妻于痘疮，悲怆交集，未月余，而患伤寒。家贫无奴婢，因其宗族佣一老妇，以守视焉。乃迎余治之，而每旦使同僚一奚奴转谕其病状可否，及饮食增减以请药。第四日，余往视之，脉状证候，异于前日，乃诊其腹，皮上涩如拊松树皮，因发开衣被，而熟视之，创瘢一道，在脐上，自右达左，流血干枯，满布于腹部。余愕然问曰：奈何如此也？患者轩渠笑而从容答曰：昨夜我以刃割腹耳。老妇听斯言，惊[illegible]而始得识之。余顾而叱妇曰：汝在傍不知是者，奈何也？嗟乎！曷得谓看视者也。妇默然矣。然幸其伤处以未甚深，不生他证，服药数日，而获安全。是故凡疾伤寒之家，须选细心质直人，而令常在傍，必不容托于戆愚无智人也。假令其病轻，宜一切刀剑以至庖厨琐碎之刃总辨事后即便深藏之，此医病二家之所可最诚慎焉，是亦阴德之一端耳。

伤寒戒忌

陈治道云：伤寒新瘥后，但少吃糜粥，常令稍饥，不得饱食；反此则复。〇不得早起，不得梳头洗面，不得多言，不得劳心费力；反此则复。〇瘥后百日内，气体未得乎复，犯房室者死。忌食羊鸡狗肉肥鱼油腻，诸骨汁，及咸脏鲊脯、油饼面。病再发，余亦有戒忌，以补陈之未备，不得酒酢生蔬早食；反此则复。〇不可大怒大喜，大惊大哀；犯此则复。〇四时衣服，可适其宜；反之则复。〇起则不可中风，卧则必宜覆被；反此则复。〇不得早剃发，不得早浴汤；反此则复。〇瘥后勿欲早出官务，勿劳心于活计；反此则愈迟。

灸　法

观《伤寒论》中举灸法者，曰少阴病当灸之，曰厥冷无脉者灸之，曰灸少阴七壮，曰灸厥阴，曰当温其上灸之之类，未指其穴名，此亦与言针足阳明者不异矣，盖使人临时择其孔穴者耳。余尝少阴危笃证，与四逆辈大剂，则每每灸太溪、肓俞、神阙、气海、关元等，而奏奇效。下三穴虽非少阴经穴，脐者人生蒂脱之痕，凡人之在母腹，取养于脐带详说见《产科发蒙》，故火气之达于五脏六腑莫此捷，关元、气海亦在其傍，能达温温气于里也。近读龚信《古今医鉴》，曰：冷极，唇青厥逆无脉阴囊缩者，急用葱熨法，或吴茱萸熨法，并艾灸脐中与气海、关元三十壮最佳。可见前辈已行是法。

灼艾大小多寡论

凡不论婴孩、丁壮、老羸之殊，有暴疹危疾，而灸于是，则艾炷之大小、壮数之多寡，非医之可预定焉。视病人之胜火气、与不胜，乃其大小多寡自从焉，何则？病虽深笃，其灸于是，而透彻痛楚尤甚，不堪其苦，则虽欲如法悉其壮数，岂可得乎哉。又其诊候以轻浅，便灸于是，艾炷先以雀屎大，而若不彻，则继之以赤豆大，然尚且不透彻，则不得不更以黑豆大、以榧子大也。而其壮数之多寡，亦复然。譬其始将灸五十壮，乃行之，而竟漠乎不彻，则至百壮二百壮可也。若又方灸之时，病者不堪痛楚，则虽欲能尽壮数其可得乎。是以其壮数之多寡、艾炷之大小，非医之所可预定焉。已行是而乃倍多之，实大之，减少之，紧小之，松软之，此即其大小多寡，为病所教，而医乃行之者，可以观焉。故至于暴疹卒疴、危病笃疾、艾火不彻者，则昼夜陆续频频报之，不论日数，至其大彻，而渐小炷减数，而后止焉。余尝治小儿马脾风、慢惊风等，日灸七八百壮，或至十日，或至十余日，而奏奇效甚多，详于《保婴须知》。若夫癥疝癖积、劳瘵虫证等，凡涉缓病者，测其癥之浅深乃定其壮数，或每日，或间日，或间三四日，而复报之，唯不要其炷务大耳。此吾门日常所示子弟辈也。唐孙思邈论灸法甚详审。以上琐说，虽非不载，然其所论，混淆纷杂，不能使后学得其要。且至其曰：凡新生儿，七日以上、周年以远，不过七壮，炷如雀屎大。固不足以为法则焉。今拣一二可取者，以举后顷，其他则学者宜就原书而陶汰焉。

《千金》云：凡点灸法，皆须平直四体，无使倾侧。灸时孔穴不正，无益于事，徒破好肉耳。若坐点则坐灸之，卧点则卧灸之，立点则立灸之，反此则不得其穴矣。又云：凡言壮数者，若丁壮遇病、病根深笃者，可倍多于方数；其人老小羸弱者，可复减半。依扁鹊灸法，有至五百壮千壮，皆临时消息之。《明堂本经》多云，针入六分灸三壮。更无余论。曹氏灸法，有百壮者，有五十壮者，仍须准病轻重以行之，不可胶柱守株。

伤寒汗疹

伤寒病中，有不见三阳三阴正证，似太阳少阳合病而一等殊者。其始有发热头痛恶寒，二三日而头痛恶寒止，唯发热不解，脉亦不甚数，舌上白苔，或微黄，或汗出或无汗，或咳或不咳，大便时泻，而其热虽不甚，经十余日，而依然不解。发汗解肌和解之诸方，并不效。又，欲用清凉则无的证，欲投温补亦复然。因详推之，亦不外于少阳部位，唯和平之剂，宜守而用之。在古方则大小柴胡汤、柴胡桂枝汤之类，俱加鳖甲；于新方则九味清脾汤、桂芍参芪汤、参归鳖甲饮、柴胡梅连加鳖甲汤之类，以意商量而用之可也。若见其邪气寖衰，则用新定益卫煎，增人参以收功也。此证数日后，必发细疹子，其形如砂仁大，而作水泡，即以指擦之，则随手没藏。吾门名之曰汗疹，盖郁伏邪作汗，发而凝结者尔，是非啻发于此等证。又有虽剧证发焉者。凡发是者，向证之稍缓，则为佳兆。若见剧证中，则不足深庆焉，不可不知也。

桂芍参芪汤方 治伤寒里虚表实，行发散药。邪汗不出，身热烦躁，六脉空数。出倪朱谟《本草汇言》。

黄芪一两 桂枝三钱 芍药 人参各二钱 甘草八分 柴胡一钱五分 生姜三片 黑枣三个，水煎服。

参归鳖甲饮 此龚氏治老疟之方。或传云：加柴胡、桂枝、葛根、槟榔。治温疫热久不解者，此方中肯綮，则效功如神。以药繁杂，勿忽诸。方见《万病回春》。

柴胡梅连汤《奇效》 治骨蒸劳久而不痊，三服除根，其效如神。又治五劳七伤虚弱，皆效。

柴胡 前胡 乌梅 胡黄连各三分

上㕮咀，每服八钱。用童子小便二盏、猪胆一个、猪脊骨髓一条、韭白半钱，同煎至一盏，去滓。服无时。

新定益卫煎 治伤寒汗下后，身热而烦，自汗出，四肢怠惰，身体昏倦，脉微细无力，或又洪大而虚，饮食不进，至夜则舌干燥，或恶寒或渴者。

当归 柴胡 黄芪 鳖甲各一钱半 甘草五分 官参即朝鲜种 白术各一钱 生姜五片 大枣六枚

上九味，乌梅一个，水煎服。若阳气大虚者，加熟附子炒干姜。此方周所自制，换用补中益气汤，其效如神。

水升药升

古之谓升者，水升与药升，本各异焉。李时珍曰：古之一升，今之二合半，约今之一瓯也。此即水升也。周按：瓯正字道。瓦盂大口而庳。《淮南子》云：狗彘不择甂瓯而食。俗谓茶杯为瓯。又按：虞天民曰：水一盏，即今之白茶盏也。合而考之，瓯盏，并为茶

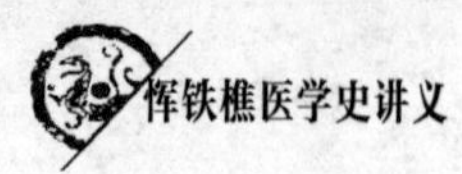

杯无疑矣。而盏之大，虽未可知，观《魏氏家藏方》《圣济总录》等其他诸方书，或曰一大盏，或曰一中盏，则盖其大小异。本邦（指日本）茶杯无定者政同也。又，钱潢注小柴胡汤方后五味子半升云：所谓半升者，非今升斗之升也。古之所谓升者，其大如方寸匕，以铜为之，上口方各一寸，下底各六分，深仅八分，状如小熨斗而方形。当于旧器中见之，而人皆不识，疑其为香炉中之器用，而不知即古人用药之升也。与陶隐居《名医别录》之形像，分寸皆同，但多一柄，想亦所以便用耳。此可见药升与水升异焉。周往岁依沈彤《周官禄田考》古尺图，制此升，以此常调药剂，因今举沈之所考古尺图说，又依钱之所论制药升图于下方。同志君子，依此图式以制之。

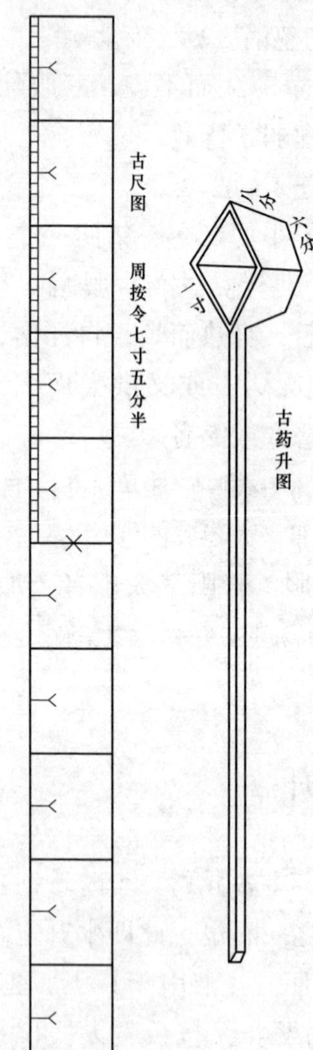

上图摹宋秦烧铸鼎款识

册所载。册又载尺底篆文铭云，一周尺。《汉志》镏歆铜尺，后汉建武铜尺，晋前尺，并同。按：宋高若讷依《隋志》定十五等尺，第一为周尺，即此也。详蔡氏《律吕新书》。盖此于后人所定周尺中为近古，且最著云。上出清吴江沈彤《周官禄田考》。

十阵诸丸方

吾门之临病施术，详望问闻切四诊，胸中先定其可主汤方，后询病人所好恶之五味，然后配药剂。若不揆其所恶，而施纯味汤剂，则往往药下咽即呕。古云：良药虽苦口，利于病。虽然药宜病，而患者不能落咽，则虽有一投伏病之药，岂得能立功哉。又，医虽欲与对证方，若病家畏而不用，则虽扁仓复生，致失机而不救矣，此必然之势耳。是以吾立十阵之丸方，以应无穷之变，临机应变，方施其术，无掣肘之患，乃赖是救人者，不暇枚举。今姑出其方于下方，以示同好诸子，由是扩充，及其他药品，或一品，或二品，为丸兼用者，各存于其人，吾岂敢悉尽哉。古人用丸散汤膏，各异其所主；今尽作丸用之者，临时贵权之术尔。

正阵丸　丸当用参之证，而病家曰激痰饮，而不敢用，则宜兼用此丸。又，正气大虚者，汤剂中虽用参，亦宜兼用是，以强其药力。又，此丸兼治翻胃困强无力，及喘急欲死者，姜汁化下，神验。

人参 上细末，稀糊丸，梧桐子大，每服量人用之。

天阵丸 病家及内医之徒，畏附子辛热，不欲用之，则不入本方中，每服兼用此丸。又，此丸兼治脚气腿肿、大风诸痹、腰脚冷痹。

熟附子《伤寒论》汤方以熟附配生姜，以生附配干姜，此其法也。虽然，作丸用之，则皆宜用熟附子。

上细末，炼蜜丸，梧桐子大，每服量人用。若易瞑眩者，别将一钱许以水三合，煮取一合，本药和服。凡附子、乌头之类，浓煎而用之则不瞑眩；若渍麻沸汤绞去滓而服之，或为丸散，而多服则必瞑眩，须识之而斟酌。

蠲痹丸 宜主甘草之证，而病人恶甘味者，汤剂中减之，每服兼用此丸。又，兼治用苦寒药而腹痛不止者，及伤寒心悸、小儿尿血等证。

甘草炙 上细末，稀糊丸，麻子大，每服量人增减丸数。

风阵丸 宜温补散寒之证。而若病人恶辛辣味，而不堪领服者，宜于汤剂中减之，兼用此丸。又，兼治心气卒痛、中寒水泻、冷气咳嗽、阴阳易病等。

干姜 上细末，稀糊丸麻子大，每服量病轻重，增减丸数。

龙飞丸 病人不堪苦臭之气味者，及病家惧攻下而不欲服者，并不入汤剂，宜别服此丸。又，兼治热痢里急、湿热眩晕、腹中痞块、妇人血癖、小儿无辜、闪癖瘰疬，或乍痢乍瘥，及脑热等证，神效。

大黄 上细末，稀糊丸，桐子大，金银箔为衣。每服量人用之，按《圣惠方》，大黄一味，用酽醋熬膏为丸，名取积丹。

虎翼丸 宜主石膏之证，而病家以畏性寒，难敢用，则须兼用此丸。又，兼治骨蒸劳病、痰热喘嗽、湿温多汗、小便卒数，非淋，令人瘦，及乳汁不下、小儿长热，及伤热吐泻黄色者。

石膏凡以石药配汤剂，吾门常为极细末连滓服之。

上极细末，稀糊丸，桐子大，每服量人用之。青黛为衣。

蛇蟠丸 治寒实结胸。以桔梗、贝母煎汁嚼下此丸。及兼治霍乱病，心腹撮痛，不吐不利者，及大人小儿久痢，尤妙。又，伤寒舌出，摧五六丸，以纸捻卷，内鼻中乃收。

巴豆霜 上细末，稀糊丸，鸡头实大，辰砂为衣，每服量人增损丸数。王硕《易简方》曰：巴豆治挥霍垂死之病，药至疾愈，其效如神，真卫生伐病之妙剂。参术虽号为善良，却能为害。每见尊贵之人，服药只求平稳，而于有瞑眩之功者不敢辄服，医虽知其当用，亦深虑其相信之不笃，稍有变证，或恐归咎于己，姑以参术等药，迎合其意，倘有不虞，亦得以藉口，而不知养病丧身，莫不由此。周曰：和汉古今虽迥异，人情之同于今日者，可以见矣。

车轮丸　古者配芒硝之汤剂，皆煎煮，已成去滓，而后内此药。上微火一两沸，然后与病人。此其法也。然若病家或畏其性之鹹寒，而不敢用，则每服汤韵，宜兼用此丸。又，兼治五种淋疾；又，赤眼肿痛，盐水化开洗之，尤妙。

风化芒硝　上细末，打米糊丸，桐大子，朱砂为衣。每服量病轻重，而增减丸数。

乌翔丸　病人不堪苦味者，汤剂中去之，别作丸而兼用。又，此丸呕涎头痛、呕吐胸满、脚气冲心、心腹冷痛、寒疝往来、霍乱干呕、多年脾泄等证。

吴茱萸　上细末，打糊丸，桐子大。每服二三十丸，随病轻重增减。

云阵丸　此药亦味苦涩，汤剂中多用，则患者多难堪其味，因作丸兼用。又，用之治伤寒发狂及伤寒后盗汗不止者，卒然尿血、蛔虫攻心等证。

龙胆草　上细末，稀糊丸，桐子大，每服三四十丸，汤子吞下，白滚汤亦可。

凡著治验者，盖治荏苒不瘥之病、救危笃向死之证，则纪以备后考，或以示同志者。若夫脉微细、手足厥冷、下利清谷等证，用参附之剂；腹满便难、谵语潮热、烦躁脉实等者，投硝黄之剂，乃虽奏起死回生之候，不足举以示人。此皆古人定法，人所固识也。独阴之似阳者、阳之似阴者，似轻而重者、似重而轻者，临时有所考得奇效，则不得不录以传后世。因录余治验百中之一二，又附前哲医按二三，以示其大意焉。

前大御番松平某君，夏五廿四日，得时病。其证寒热头痛、心烦微渴，医拘时月，过用芩连石膏等之剂，病势增剧，命在须臾。六月三日，其弟扈从人头鹈殿某君，延余求治。诊之身体发热、汗出不止、手足厥冷、舌上黄苔、舌心干燥、饮食不进、谵语烦躁、莫有宁刻，又身目发黄、脉细数而无根，余曰：此少阴正候耳，非务用参附且灼艾，则不可矣。病家问死生，余答曰：不可决。《伤寒论》曰：手足厥冷烦躁，灸厥阴。厥不还者死。今施灸药，而厥还则当生；若不还则死。夫施此法而奏全效，非余之功也，此皆前贤之所固论定也。乃与茯苓四逆汤，日四帖，每用朝鲜种人参一钱、家园附子六分、茯苓二钱、干姜八分、甘草五分，外灸气海、天枢、神阙，日二夜一。次日厥还，而大渴欲饮水。回之家人将冷沸汤以与之，余乃引《汉书·五行志》以止之，且援厥阴病欲饮水者少少与之之文以证焉。便觅井花水半瓯，许以进，病人一啜而尽，曰：如得醍醐味。于此渴顿止。人知白虎证与水，而不知少阴证与水。汤药灼艾，并施者凡五日，诸证大平，而黄尚未去。乃于本方内更加茵陈五分，用此三日，黄悉去而但饮食不进。乃改方用治中汤，然后过二三日，则日晡发热、脉数微、烦心下鼓动弹指。

余以为大邪即去而动气太甚者，盖精液耗散而真元大动脉见者。回窃患正气不能接续，或致不能起矣，又重熟思而以为温补之剂，虽中肯，然以改方之早正气尚不能振，余邪留中位未悉去，其势将复蔓延耳，遂决以新定太乙煎作本药，以真武汤交其间，俱加人参五方分，频与之。次日，战栗大作而俞将绝。病家大惧，走使欲迎余。余适往乃视，谓曰：佳兆也。前贤所谓战而汗出解方者此尔，斯须战止热大发而得大汗于被中，自此诸证脱然如失，饮食渐进，唯苦不大便十余日，与龙飞丸三十粒，次晨得大便二行，乃以七珍散之类调理数日而安全。